藏書

珍藏版

中醫四大名著

于立文 主编

貳

辽海出版社

目　录

本病论篇第七十三 ……………………………………………… 1

卷二十二

至真要大论篇第七十四 ………………………………………… 13

卷二十三

著至教论篇第七十五 …………………………………………… 34

示从容论篇第七十六 …………………………………………… 35

疏五过论篇第七十七 …………………………………………… 37

徵四失论篇第七十八 …………………………………………… 40

卷二十四

阴阳类论篇第七十九 …………………………………………… 42

方盛衰论篇第八十 ……………………………………………… 44

解精微论篇第八十一 …………………………………………… 46

第二篇《灵枢》解读

卷　一

九针十二原第一 ………………………………………………… 50

本输第二 ………………………………………………………… 55

小针解第三 ……………………………………………………… 61

邪气脏腑病形第四 ……………………………………………… 64

中医四大名著

卷　二

根结第五 ·································· 73

寿夭刚柔第六 ···························· 77

官针第七 ······························· 80

本神第八 ······························· 85

终始第九 ······························· 88

卷　三

经脉第十 ······························· 96

经别第十一 ···························· 110

经水第十二 ···························· 112

卷　四

经筋第十三 ···························· 116

骨度第十四 ···························· 121

五十营第十五 ·························· 123

营气第十六 ···························· 124

脉度第十七 ···························· 125

营卫生会第十八 ························ 127

四时气第十九 ·························· 129

卷　五

五邪第二十 ···························· 133

寒热病第二十一 ························ 134

癫狂第二十二 ·························· 136

热病第二十三 ·························· 139

厥病第二十四 ·························· 143

病本第二十五 ·························· 146

杂病第二十六 ·························· 147

周痹第二十七 ·························· 150

卷　六

口问第二十八 ·························· 152

卷 七

师传第二十九 ………………………………… 156

决气第三十 …………………………………… 158

肠胃第三十一 ………………………………… 159

平人绝谷第三十二 …………………………… 160

海论第三十三 ………………………………… 161

五乱第三十四 ………………………………… 163

胀论第三十五 ………………………………… 164

五癃津液别第三十六 ………………………… 167

五阅五使第三十七 …………………………… 168

逆顺肥瘦第三十八 …………………………… 170

血络论第三十九 ……………………………… 172

阴阳清浊第四十 ……………………………… 174

卷 八

阴阳系日月第四十一 ………………………… 176

病传第四十二 ………………………………… 178

淫邪发梦第四十三 …………………………… 180

顺气一日分为四时第四十四 ………………… 181

外揣第四十五 ………………………………… 184

五变第四十六 ………………………………… 185

本脏第四十七 ………………………………… 188

卷 九

禁服第四十八 ………………………………… 192

五色第四十九 ………………………………… 195

论勇第五十 …………………………………… 198

背腧第五十一 ………………………………… 200

卫气第五十二 ………………………………… 201

论痛第五十三 ………………………………… 203

天年第五十四 ………………………………… 204

逆顺第五十五 ………………………………… 205

五味第五十六 ………………………………… 206

卷 十

水胀第五十七 ·· 209

贼风第五十八 ·· 210

卫气失常第五十九 ·· 211

玉版第六十 ·· 213

五禁第六十一 ·· 216

动输第六十二 ·· 217

五味论第六十三 ··· 219

卷十一

五音五味第六十五 ·· 227

百病始生第六十六 ·· 229

上膈第六十八 ·· 234

忧恚无言第六十九 ·· 235

寒热第七十 ·· 236

邪客第七十一 ·· 237

通天第七十二 ·· 241

卷十二

官能第七十三 ·· 245

论疾诊尺第七十四 ·· 248

刺节真邪第七十五 ·· 251

卫气行第七十六 ··· 258

九宫八风第七十七 ·· 261

卷十三

九针论第七十八 ··· 265

岁露论第七十九 ··· 271

大惑论第八十 ·· 275

痈疽第八十一 ·· 278

本病论篇第七十三

【原文】 黄帝问曰：天元九窒，余已知之，愿闻气交，何名失守？岐伯曰：谓其上下升降，迁正退位，各有经论，上下各有不前，故名失守也。是故气交失易位，气交乃变，变易非常，即四时失序，万化不安，变民病也。

帝曰：升降不前，愿闻其故，气交有变，何以明知？岐伯曰：昭乎哉问！明乎道矣。气交有变，是为天地机，但欲降而不得降者，地窒刑之。又有五运太过，而先天而至者，即交不前，但欲升而不得其升，中运抑之，但欲降而不得其降，中运抑。于是有升之不前，降之不下者，有降之不下，升而至天者，有升降俱不前，作如此之分别，即气交之变，变之有异，常各各不同，灾有微甚者也。

帝曰：愿闻气交遇会胜抑之由，变成民病，轻重何如？岐伯曰：胜相会，抑伏使然。是故辰戌之岁，木气升之，主逢天柱，胜而不前。又遇庚戌，金运先天，中运胜之，忽然不前。木欲升天，金乃抑之，升而不前，即清生风少，肃杀于春，露霜复降，草木乃萎。民病温疫早发，咽嗌乃干，两胁满，肢节皆痛。久而化郁，即大风摧拉，折陨鸣紊。民病卒中偏痹，手足不仁。

是故巳亥之岁，君火升天，主窒天蓬，胜之不前。又厥阴未迁正，则少阴未得升天，水运以至其中者。君火欲升，而中水运抑之，升之不前，即清寒复作，冷生旦暮。民病伏阳，而内生烦热，心神惊悸，寒热间作。日久成郁，即暴热乃至，赤风肿翳，化疫，温疠暖作，赤气彰而化火疫，皆烦而躁渴，渴甚治之以泄之可止。

是故子午之岁，太阴升天，主窒天冲，胜之不前。又或遇壬子，木运先天而至者，中木运抑之也。升天不前，即风埃四起，时举埃昏，雨湿不化。民病风厥涎潮，偏痹不随，胀满。久而伏郁，即黄埃化疫也，民病夭亡，脸肢府黄疸满闭，湿令弗布，雨化乃微。是故丑未之年，少阳升天，主窒天蓬，胜之不前。又或遇太阴未迁正者，即少阳未升天也，水运以至者。升天不前，即寒雾反布，凛冽如冬，水复涸，冰再结，暄暖乍作，冷复布之，寒暄不时。民病伏阳在内，烦热生中，心神惊骇，寒热间争，以久成郁，即暴热乃生，赤风气肿翳，化成郁疠，乃化作伏热内烦，痹而生厥，甚则血溢。

是故寅申之年，阳明升天，主窒天英，胜之不前。又或遇戊申戊寅，火运先天而至。金欲升天，火运抑之，升之不前，即时雨不降，西风数举，咸卤燥生，民病上热，喘嗽血溢。久而化郁，即白埃翳雾，清生杀气，民病胁满悲伤。寒飘嚏噏干，手拆皮肤燥。

是故卯酉之年，太阳升天，主窒天芮，胜之不前。又遇阳明未迁正者，即太阳未升天也，土运以至。水欲升天，土运抑之，升之不前，即湿而热蒸，寒生两间。民病注下，食不及化。久而成郁，冷来客热，冰雹卒至。民病厥逆而哕，热生于内，气痹于外，足胫疫疼，反生心悸懊热，暴烦而复厥。

黄帝曰：升之不前，余已尽知其旨。愿闻降之不下，可得明乎？岐伯曰：悉乎哉问！是之谓天地微旨，可以尽陈斯道，所谓升已必降也。至天三年，次岁必降，降而入地，始为左间也。如此升降往来，命之六纪者矣。是故丑未之岁，厥阴降地，主窒地晶，胜而不前。又或遇少阴未退位，即厥阴未降下，金运以至中。金运承之，降之未下，抑之变郁，木欲降下，金承之，降而不下，苍埃远见，白气承之，风举埃昏，清燥行杀，霜露复下，肃杀布令。久而不降，抑之化郁，即作风燥相伏，暄而反清，草木萌动，杀霜乃下，蛰虫未见，惧清伤脏。

是故寅申之岁，少阴降地，主窒地玄，胜之不入。又或遇丙申丙寅，水运太过，先天而至。君火欲降，水运承之，降而不下，即彤云才见，黑气反生，暄暖如舒，寒常布雪，凛冽复作，天云惨凄。久而不降，伏之化郁，寒胜复热，赤风化疫，民病面赤心烦，头痛目眩也，赤气彰而温病欲作也。

是故卯酉之岁，太阴降地，主窒地苍，胜之不入。又或少阳未退位者，即太阴未得降也，或木运以至。木运承之，降而不下，即黄云见而青霞彰，郁蒸作而大风，雾翳埃胜，折损乃作。久而不降也，伏之化郁，天埃黄气，地布湿蒸，民病四肢不举，昏眩肢节痛，腹满填臆。

是故辰戌之岁，少阳降地，主窒地玄，胜之不入。又或遇水运太过，先天而至也。水运承之，降而不下，即彤云才见，黑气反生，暄暖欲生，冷气卒至，甚即冰雹也。久而不降，伏之化郁，冷气复热，赤风化疫，民病面赤心烦，头痛目眩也，赤气彰而热病欲作也。

是故巳亥之岁，阳明降地，主窒地彤，胜而不入。又或遇太阳未退位，即阳明未得降。即火运以至之，火运承之，降而不下，即天清而肃，赤气乃彰，暄热反作。民皆昏倦，夜卧不安，咽干引饮，懊热内烦，大清朝暮，暄还复作。久而不降，伏之化郁，天清薄寒，远生白气。民病掉眩，手足直而不仁，两胁作痛，满目院瞰。

是故子午之年，太阳降地，主窒地阜胜之，降而不入。又或遇土运太过，先天而至。土运承之，降而不下，即天彰黑气，暝暗凄惨，才施黄埃而布湿，寒化令气，蒸湿复令。久而不降，伏之化郁，民病大厥，四肢重怠，阴萎少力，天布沉阴，蒸湿间作。

帝曰：升降不前，晰知其宗，愿闻迁正，可得明乎？岐伯曰：正司中位，是谓迁正位。司天不得其迁正者，即前司天以过交司之日。即遇司天太过有余日也，即仍旧治天数，新司天未得迁正。厥阴不迁正，即风暄不时，花卉萎瘁，民病淋溲，目系转，转筋喜怒，小便赤。风欲令而寒由不去，温暄不正，春正失时。少阴不迁正，即冷气不退，春冷后寒，暄暖不时。民病寒热，四肢烦痛，腰脊强直。木气虽有余，位不过于君火也。太阴不迁正，即云雨失令，万物枯焦，当生不发。民病手足肢节肿满，大腹水肿，填臆不食，飧泄胁满，四肢不举。雨化欲令，热犹治之，温煦于气，亢而不泽。少阳不迁正，即炎灼弗令，苗莠不荣，酷暑于秋，肃杀晚至，霜露不时。民病痎疟骨热，心悸惊骇，甚时血溢。阳明不迁正，则暑化于前，肃杀于后，草木反荣。民病寒热鼽嚏，皮毛折，爪甲枯焦，甚则喘嗽息高，悲伤不乐。热化乃布，燥化未令，即清劲未行，肺金复病。太阳不迁正，即冬清反寒，易令于春，杀霜在前，寒冰于后，阳光复治，凛冽不作，雾云待时。民病温疠至，喉闭嗌干，烦燥而渴，喘息而有音也。寒化待燥，犹治天气，过失序，与民作灾。

帝曰：迁正早晚，以命其旨，愿闻退位，可得明哉？岐伯曰：所谓不退者，即天数未终，即天数有余，名曰复布政，故名曰再治天也，即天令如故而不退位也。厥阴不退位，即大风早举，时雨不降，湿令不化，民病温疫，疵废风生，皆肢节痛，头目痛，伏热内烦，咽喉干引饮。少阴不退位，即温生于春冬，蛰虫早至，草木发生，民病膈热咽干，血溢惊骇，小便赤涩，丹瘤疹疮疡留毒。太阴不退位，而取寒暑不时，埃昏布作，湿令不去，民病四肢少力，食饮不下，泄注淋满，足胫寒，阴萎闭塞，失溺小便数。少阳不退位，即热生于春，暑乃后化，冬温不冻，流水不冰，蛰虫出见，民病少气，寒热更作，便血上热，小腹坚满，小便赤沃，甚则血溢。阳明不退位，即春生清冷，草木晚荣，寒热间作。民病呕吐暴注，食饮不下，大便干燥，四肢不举，目瞑掉眩。太阳不退位，即春寒复作，冰雹乃降，沉阴昏翳，二之气寒犹不去，民病痹厥，阳痿失溺，腰膝皆痛，温疠晚发。

帝曰：天岁早晚，余以知之，愿闻地数，可得闻乎？岐伯曰：地下迁正升天及退位不前之法，即地土产化，万物失时之化也。

帝曰：余闻天地二甲子，十干十二支，上下经纬天地，数有迭移，失守其位，可得昭乎？岐伯曰：失之迭位者，谓虽得岁正，未得正位之司，即四时不节，即生大疫。

假令甲子阳年土运太窒，如癸亥天数有余者，年虽交得甲子，厥阴犹尚治天，地已迁正，阳明在泉，去岁少阳以作右间，即厥阴之地阳明，故不相和奉者也。癸巳相会，土运太过，虚反受木胜，故非太过也，何以言土运太过，况黄钟不应太室，木既胜而金还复，金既复而少阴如至，即木胜如火而金复微，如此则甲己失守，后三年化成土疫，晚至丁卯，早至丙寅，土疫至也，大小善恶，推其天地，详乎太一。又只如甲子年，如甲至子而合，应交司而治天，即下己卯未迁正，而戊寅少阳未退位者，亦甲己未合德也，即土运非太过，而木乃乘虚而胜土也，金次又行复胜之，即反邪化也。阴阳天地殊异尔，故其大小善恶，一如天地之法旨也。

假令丙寅阳年太过，如乙丑天数有余者，虽交得丙寅，太阴尚治天也，地已迁正，厥阴司地，去岁太阳以作右间，即天太阴而地厥阴，故地不奉天化也。乙辛相会，水运太虚，反受土胜，故非太过，即太簇之管，太羽不应。土胜而雨化，木复即风，此者丙辛失守其会，后三年化成水疫，晚至己巳，早至戊辰，甚即速，微即徐，水疫至也，大小善恶，推其天地数及太乙游宫。又只如丙寅年，丙至寅且合，应交司而治天，即辛巳未得迁正，而庚辰太阳未退位者，亦丙辛不合德也，即水运亦小虚而小胜，或有复，后三年化疠，名曰水疠，其状如水疫，治法如前。

假令庚辰旧年太过，如己卯天数有余者，虽交得庚辰年也，阳明犹尚治天，地已迁正，太阴司地，去岁少阴以作右间，即天阳明而地太阴也，故地不奉天也。乙己相会，金运太虚，反受火胜，故非太过也，即姑洗之管，太商不应。火胜热化，水复寒刑，此乙庚失守，其后三年化成金疫也，速至壬午，徐至癸未，金疫至也，大小善恶。推本年天数及太一也。又只如庚辰，如庚至辰，且应交司而治天，即下乙未未得迁正者，即地甲午少阴未退位者，且乙庚不合德也，即下乙未柔干失刚，亦金运小虚也，有小胜或无复，后三年化疠，名曰金疠，其状如金疫也，治法如前。

假令壬午阳年太过，如辛巳天数有余者，虽交得壬午年也，厥阴犹尚治天，地已迁正，阳明在泉，去岁丙申少阳以作右间，即天厥阴而地阳明，故地不奉天者也。丁辛相合会，木运太虚，反受金胜，故非太过也，郎蕤宾之管，太角不应。金行燥胜，火化热复，甚即速，微即徐，疫至大小善恶，推疫至之年天数及太一。又只加壬午，如壬至午，且应交司而治天，即下丁酉未得迁正者，即地下丙申少阳未得退位者，见丁壬不合德也，即丁柔干失刚，亦木运小虚也，有小胜小复，后三年化疠，名曰木疠，其状如风疫，治法如前。

假令戊申阳年太过，如丁未天数太过者，虽交得戊申年也，太阴犹尚治天，地已迁正，厥阴在泉，去岁壬戌太阳以退位作右间，即天丁未，地癸亥，故地不奉天化也。丁癸相会，火运太虚，反受水胜，故非太过也，即夷则之管，上太徵不应，比戊癸失守其会，后三年化疫也，速至庚戌，大小善恶，推疫至之年天数及太一。又只如戊申，如戊至申，且应交司而治天，即下癸亥未得迁正者，即地下壬戌太阳未退位者，见戊癸未合德也，即下癸柔干失刚，见火运小虚也，有小胜或无复也，后三年化疠，名曰火疠也，治法如前，治之法可寒之泄之。

黄帝曰：人气不足，天气如虚，人神失守，神光不聚，邪鬼干人，致有夭亡，可得闻乎？岐伯曰：人之五脏，一脏不足，又会天虚，感邪之至也。人忧愁思虑即伤心，又或遇少阴司天，天数不及，太阴作接间至，即谓天虚也，此即人气天气同虚也。又遇惊而夺精，汗出于心，因而三虚，神明失守。心为君主之官，神明出焉，神失守位，即神游上丹田，在帝太一帝君泥丸宫下，神既失守，神光不聚，却遇火不及之岁，有黑尸鬼见之，令人暴亡。人饮食劳倦即伤脾，又或遇太阴司天，天数不及，即少阳作接间至，即谓天虚也，此即人气虚而天气虚也。又遇饮食饱甚，汗出于胃，醉饱行房，汗出于脾，因而三虚，脾神失守。脾为谏议之官，智周出焉，神既失守，神光失位而不聚也，却遇土不及之年，或己年或甲年失守，或太阴天虚，青尸鬼见之，令人卒亡。人久坐湿地，强力入水即伤肾，肾为作强之官，伎巧出焉，因而三虚，肾神失守，神志失位，神光不聚，却遇水不及之年，或辛不会符，或丙年失守，或太阳司天虚，有黄尸鬼至，见之令人暴亡。人或恚怒，气逆上而不下，即伤肝也。又遇厥阴司天，天数不及，即少阴作接间至，是谓天虚也，此谓天虚人虚也。又遇疾走恐惧，汗出于肝，肝为将军之官，谋虑出焉，神位失守，神光不聚，又遇木不及年，或丁年不符，或壬年失守，或厥阴司天虚也，有白尸鬼见之，令人暴亡。已上五失守者，天虚而人虚也，神游失守其位，即有五尸鬼干人，令人暴亡也，谓之曰尸厥。人犯五神易位，即神光不圆也，非但尸鬼，即一切邪犯者，皆是神失守位故也。此谓得守者生，失守者死，得神者昌，失神者亡。

【解读】 黄帝说：关于天元之气窒抑的情况，我已经知道了，还想听听气交变化，怎样叫失守呢？岐伯说：说的是司天在泉迁正退位与左右间气升降的问题，司天在泉的迁正与退位，各有经文论述之，左右间气各有升降不前的反常现象，所以叫作失守。由于气交失守，不能移易其时位，气交就要发生非常的变化，也就是四时节令失去正常的秩序，万物生化不得平安，人类就要发生疾病。

黄帝说：关于升降不前的问题，我想听听它的原因，气交发生变化，怎样才能晓得呢？岐伯说：你提的问题很高明啊！必须明白其中的道理。气交所以发生一定的变化，乃是天地运转固有的机理，气欲降而不得降的，是由于地之五气窒抑相胜所致。又有五运之气太过，先天时而至，使气交升降不前。岁气但欲升而不能升，是受中运的阻抑，但欲降而不得降，也是受中运的阻抑。于是有升之不前的，有降之不下的，有降之不下而升者至天的，有升降俱不得前进的，做出这样的分别，乃是由于在气交的各种变化中，异常的变化，各不相同，因此，发生的灾害也就有轻有重了。

黄帝说：我想听听关于气交相遇相会相胜相抑的原因，变而为疾，其病情轻重是怎样的呢？岐伯说：气交有胜气相会时，就可以抑伏而使气交有变。因此在辰戌之年，厥阴风木应从上年在泉的右间，升为本年司天的左间，若遇到天柱金气过胜，是木气升之不前。又若遇到庚戌年，金运之气先天时而至，中运之胜气，乃使木气忽然升之不前。木气欲升天，金气抑制之，升而不前，则发生清凉之气，风气反而减少，肃杀之气行于春季，露霜再次降下，草木因而枯萎。人们易患温疫早发，咽喉干燥，两胁胀满，肢节皆痛等病。木气不升，久而化为郁气，郁极则发，就要出现大风摧拉折损，鸣声紊乱。人们易患卒中，半身麻痹，手足不仁等病。

因此在巳亥之年，少阴君火应从上年在泉的右间，升为本年司天的左间，若遇到天蓬水气过胜，则君火升之不前。又若遇到厥阴司天，未得迁居于正位，则少阴君火也就不能升于司天的左间，这是由于水运在中间阻抑所致。少阴君火欲升为司天的左间，受到水运的阻抑，而升之不前，则清凉寒冷的气候再度发作，早晚都有冷气发生。人们易患阳气伏郁于内，而生烦热，心神惊悸，寒热交作等病。君火不升，久而化为郁气，郁极则发，就要出现暴热发作，火热之风气聚积覆盖于上，化为疫气，温疠逢温暖之时乃作，由于火气暴露化为火疫，则可发生心烦而躁动口渴等症，渴甚的，可以泻其火热，则诸证可止。

因此在子午年，太阴湿土应从上年在泉的右间，升为本年司天的左间，若遇到天冲木气过胜，则土气升之不前。又若遇到壬子年，木运之气先天时而至，中运木气阻抑土气。土气升天不前，则风土埃尘四起，时常有埃尘昏暗，雨湿之气不得布化。人们易患风厥，涎液上涌，半身麻痹不随，腹部胀满等病。土气不升，久而化为郁气，郁极则发，就要发生土气尘埃化为疫病，人们患病容易猝然死亡，易患面部四肢六腑胀满闭塞黄疸等病，湿气不能布化，雨水就要减少。

因此在丑未年，少阳相火应从上年在泉的右间，升为本年司天的左间，若遇到天蓬水气过胜，则少阳相火升之不前。又或遇到太阴司天，未得迁居于正位，则少阳相火也就不能升于司天的左间，这是由于水运已至而阻抑所致。少阳之气欲升为司天的左间，受到水运的阻抑升之不前，则寒冷的雾露反而布化，气候凛冽如似冬季，河水又干涸，冰冻再次凝结，突然出现温暖的气候，接着就有寒气的布化，忽冷忽热，发作不时。人们易患阳气伏郁在内，烦热生于心中，心神惊骇，寒热交作等病。相火不繁荣昌盛，久而化为郁气，郁极则发，就要出现暴热之气，风火之气聚积覆盖于上，化为疫疠，变为伏热内烦，肢体麻痹而厥逆，甚则发生血液外溢的病变。

因此在寅申年，阳明燥金应从上年在泉的右间，升为本年司天的左间，若遇到天英火气过胜，则金气升之不前。又或遇到戊申戊寅年，火运之气则先天时而至。金气欲升为司天之左间，中运之火阻抑之，金气升之不前，则应时之雨不得降下，西风频作，土地干燥，咸卤发生。人们易患上部热病，气喘咳嗽，血液外溢等病。燥气不升，久而化为郁气，郁极则发，就要发生白色埃雾，笼罩天空，清冷而生肃杀之气，人们易患胁下胀满，喜悲伤，伤寒鼻塞喷嚏，咽喉干燥，手部拆裂，皮肤干燥等病。

因此在卯酉年，太阳寒水应从上年在泉的右间，升为本年司天的左间，若遇到天芮土气过胜，则太阳寒水升之不前。又或遇到阳明司天，未得迁居于正位，则太阳寒水也就不能升于司天的左间，土运应时而至。寒水之气欲升于司天的左间，受到土运的阻抑，升之不前，则湿热相蒸，寒气发生于天地之间。人们易患泄泻如注，食谷不化等病。寒水不升，久而化为郁气，郁极则发，冷气又胜过客热之气，冰雹突然降下。人们易患厥逆呃逆，热病生于内，阳气痹于外，足胫瘘痠，反而发生心悸懊㤞烦热，暴烦而又厥逆等病。

黄帝说：六气升之不前的问题，我已经完全明白了它的意义。还想听听关于六气降之不下的问题，可以让我明白吗？岐伯说：你问的很全面啊！这其中讲的是天气与地气变化的精妙意义，我可以全面来讲述其道理。简言之，就是说六气上升之后，必然还要下降。六气中的每一气，上升至天，居时三年，至次年即第四年，必然下降入地，成为地之左间，又在地居时三年。这样一升一降，一往一来，共为六年，叫作六纪。因此，丑未之年，厥阴风木应从上年司天的右间，降为本年在泉的左间，若遇到地晶金气过胜，则厥阴风木降之不前。又或遇到少阴司天，不得退位，则厥阴风木也就不能降于在泉的左间，居中的金运则应时而至。金运居于司天之下而承其气，则厥阴风木，降之不下，其气被抑而变为郁气，木被金承，降之不下，则青色的尘埃远见于上，白气承之不下，大风时起，尘埃昏暗，清燥之气行杀令，霜露再次降下，肃杀之气施布其令。若木气日久不降，其气被抑则化为郁气，就会发生风气与燥气伏郁，气才温暖而反见清冷，草木虽已萌芽生长，严寒霜冻又至，蛰虫不能出现，人们也惧怕这种清凉之气要伤害脏气。

因此寅申之年，少阴君火应从上年司天的右间，降为本年在泉的左间，若遇到地玄水气过胜，则少阴君火不得降入地下。又或遇到丙申丙寅年，则水运太过，先天时而至。少阴君火欲降，水运居中承之，使君火不得降下，则赤色之云气始现，黑色云气反生，温暖的气候使万物舒适，又有寒雪降下，严寒发作，天云凄凉。少阴君火久伏而不降，则化为郁气，郁久必发，所以寒气过胜之后，又有热气发生，火风化为疫气，则人们易患面赤心烦，头痛目眩等病，火气暴露之后，温病就要发作。

因此卯酉之年，太阴湿土应从上年司天的右间，降为本年在泉的左间，若遇到地苍木气过胜，则太阴湿土不得降入地下。又或遇到少阳司天不得退位，则太阴湿土也就不能降入在泉的左间，或木运应时已至。木运居于司天之下而承其气，太阴湿土降之不下，则出现黄云而又有青色云霞显露，云气郁蒸而大风发作，雾气遮蔽，尘埃过胜，草木为之折损。若太阴湿土日久不降，伏而不布则化为郁气，天空出现尘埃黄气，地上湿气郁蒸，人们易患四肢不能举动，头晕弦，肢节疼痛，腹胀胸满等病。

因此在辰戌年，少阳相火应从上年司天的右间，降为本年在泉的左间，若遇到地玄水气过胜，则少阳相火不得降入地下。又或遇到水运太过，则先天时而至。水运居中承之，相火欲降而不得降下，则赤云始见，黑气反而发生，温暖之气才欲发生，冷气又突然而至，甚则降下冰雹。若少阳相火日久不得降下，伏而不布则化为郁气，冷气之后随又生热，火风之气化为疫气，人们易患面赤心烦，头痛目眩等病，火气显露则热病即将发作。

因此在巳亥年，阳明燥金应从上年司天的右间，降为本年在泉的左间，若遇到地形火气过胜，则阳明燥金不得降入地下。又或遇到太阳司天不得退位，则阳明燥金也就不能降入在泉的左间，或火运应时而至。火运居于司天之下而承其气，阳明燥金降之不下，则天气清冷而肃降，火气显露则温热反作。人们感到昏沉困倦，夜卧不安，易患咽喉干燥，口渴引饮，懊侬烦热等病，早晚有大凉之气，而湿热之气却又发作。若阳明燥金日久不降，伏而不布则化为郁气，天气清凉而寒冷，远处有白气发生。人们易患眩晕，手足强直，麻木不仁，两胁作痛，双目视物不清等病。

因此在子午年，太阳寒水应从上年司天的右间，降为本年在泉的左间，若遇到地阜土气过则太阳寒水不得降入地下。又或遇到土运太过，则先天时而至。土运居中承之，太阳寒水欲降而不得降下，则天空暴露黑气，昏暗凄惨，才出现黄色尘埃，而又湿气弥漫，寒气布化之后，又出现热化与湿化之令。若太阳寒水日久不得降下，伏而不布则化为郁气，人们易患大厥，四肢沉重倦怠，阴萎少力等病，天气阴沉，热气与湿气交替发作。

黄帝说：关于间气升降不前的问题，我已经明白了它的意义，还想听听有关六气迁正的问题，可以使我明白吗？岐伯说：值年的岁气，迁居于一年的中位，叫作迁正位。司天之气不得迁居于正位，就是上年司天之气超过了交司之日。也就是上年司天之气太过，其值时有余日，仍旧治理着本年的司天之数，所以使新司天不得迁正。巳亥年，若上年太阳不退位，则本年厥阴不得迁正，风木温暖之气不能应时施化，则花卉枯萎，人们易患淋病，目系转，转筋，善怒，小便赤等病。风气欲施其令而寒气不退，温暖的气候不得正时，则失去正常的春令。子午年，苦上年厥阴不退位，则本年少阴不得迁正，冷气不退，春天先冷而后又寒，温暖之气不能应时施化。人们易患寒热，四肢烦痛，腰脊强直等病。上年厥阴木之气虽有余，但其不退位的情况，不能超过主气二之气君火当令之时。丑未年，若上年少阴不退位，则本年太阴不得迁正，雨水不能及时，万物枯焦，应当生长发育的不能生发。人们易患手足肢节肿满，大腹水肿，胸满不食，飧泄胁满，四肢不能举动等病。雨气欲布其令，但由于少阴君火仍居天位而治之，所以温暖之气化亢盛而缺少雨泽。寅申年，若上年太阴不退位，则本年少阳不得迁正，炎热的气候不得施布其令，植物的苗莠不能繁荣，少阳之气晚治，则酷暑见之于秋季，肃杀之气亦必晚至，霜露不得应时而降。人们易患疟疾，骨蒸，心悸惊骇，甚则血液外溢等病。卯酉年，若上年少阳不退位，则本年阳明不得迁正。因而少阳暑热之气施化于前，阳明燥金肃杀之气则见于后，草木反而繁荣，人们易患寒热，鼻塞喷嚏，皮毛脆折，爪甲枯焦，甚则喘嗽上气，悲伤不乐等病。由于热化之令继续施布，燥冷不行，也就是清冷急切之气不行，肺金又要患病。辰戌年，若上年阳明不退位，则本年太阳不得迁正，致使冬季寒冷之令，反而改行于春季，肃杀霜冻之气在前，严寒冰雪之气在后，若阳光之气复得而治，则凛冽之气不得发作，雾云待时而现。人们易患温疬病发作，喉闭咽干，烦躁口渴，喘息有音等病。太阳寒化之令，须待燥气过后，才能司天主治，若燥气过期不退，时令失去正常规律，对人们就会发生灾害。

黄帝说：对于迁正早晚的问题，你已将它的意义告知了我，还想听听有关退位的情况，可以使我明白吗？岐伯说：所谓不退位，就是指司天之数不尽，也就是司天之数有余，名叫复布政，所以也叫再治天，是由于司天之气有余，依然如故而不得退位的缘故。厥阴风木不退位时，则大风早起，时雨不得降下，湿令不能施化，人们易患温疫，斑疹偏废，风病发生，普遍出现肢节痛，头目痛，伏热在内而心烦，咽喉干燥，口渴引饮等病。少阴君火不退位时，则温暖之气发生于春冬季节，蛰虫早期出现，草木提前发芽生长，人们易患膈热咽干，血液外溢，惊骇，小便赤涩，丹瘤疹疮疡留毒等病。太阴湿土不退位时，则寒冷与暑热不时发生，尘埃昏暗弥布天空，湿令不去，人们易患四肢少力，饮食不下，泄泻如注，小便淋沥，腹满，足胫寒冷，阴萎，大便闭塞，小便失禁或小便频数等病。少阳相火不退位时，则炎热的气候发生于春季，由于暑热在后期布化，故冬季温暖而不冻，流水不冰，蛰虫出现，人们易患少气，寒热交替发作，便血，上部发热，小腹坚硬而胀满，小便赤，甚则血液外溢等病。阳明燥金不退位时，则春天发生清冷之气，草木繁荣推迟，寒气与热气相间发作。人们易患呕吐，暴发泄泻，饮食不下，大便干燥，四肢不能举动，头目眩晕等病。

太阳寒水不退位时，则春季又发生寒冷的气候，冰雹降下，阴沉之气昏暗覆盖，至二之气时，寒气尚未退去，人们易患寒痹厥逆，阴痿不用，小便失禁，腰膝皆痛等病，温疠之发作较晚。

黄帝说：岁气司天的早晚，我已经知道了。还想听听在泉之数，你可以告知我吗？岐伯说：地之三气，每年有一气迁正，一气升天，一气退位，其不得前进，便应于土地的生化，使万物的生化失于正常的时令。

黄帝说：我听说天地二甲子，十干与十二支配合。司天在泉，上下相合而主治天地之气，其数能互相更移，有时失守其位，你可以使我明白吗？岐伯说：失其更移之正位的，就是说虽然已得岁时之正位，但是未得司正位之气，就会四时不节，发生大疫。

假如甲子年，本为阳年，而土运受到抑塞，如果上年癸亥年，司天的气数太过而有余，在时间上虽已交得甲子年，但厥阴风木仍居于司天之位，本年地气已经迁正，阳明在泉，去年在泉之少阳，已退为本年在泉的右间，这样，去年司天之厥阴不退位在上，本年在泉之阳明已迁正在下，因此两者不相奉和。由于在上之癸与在下之己反而相会，则本应太过的土运，却变虚而为木气所胜，所以就不是太过了，况且应于土运之黄钟阳年不应受到抑塞，今木气既胜，则土之子金气来复，金气来复，若少阴君火随之而至，则木之胜气随从君火之气，故金之复气乃微，这样，上甲与下己失守其位，其后三年则化成土疫，晚至丁卯年，早在丙寅年，土疫就要发作，发作的大小和善恶，可以根据当年司天在泉之气的盛衰及太乙游宫的情况去推断。又如甲子年，在上的甲与子相结合，交于司天以治天之位，而在下的己卯未得迁正，上年戊寅在泉之少阳不得退位，也属于上甲与下己未能合德，也就是土运不算太过，而木气也要乘虚克土，土之子金气又有复气，以反其邪气之化。司天在泉，阴阳属性不同，其变为疫疠之气的大小善恶，和司天在泉失守其位的变化规律是一致的。

假如丙寅年，本为阳年太过，如果上年乙丑年司天的气数太过而有余，在时间上虽已交得丙寅年，但太阴湿土仍居于司天之位，本年地气已经迁正，厥阴在泉，去年在泉之太阳，已退为本年在泉的右间，这样，去年司天之太阴不退位在上，本年在泉之厥阴已迁正在下，因此，在泉的厥阴不能奉和于司天的气化。由于在上的乙与在下的辛相合，则本应太过的水运，却变虚而为土气所胜，所以就不是太过了，也就是太簇之律管，不应太羽之音。土胜而雨气施化，水之子木气来复为风化，这样，上丙与下辛失守其位而不得相会，其后三年则化成水疫，晚至己巳年，早在戊辰年，水疫甚者发作迅速，水疫微者发作徐缓，水疫发作的大小善恶，可以根据当年司天在泉之气的盛衰及太乙游宫的情况去推断。又如丙寅年，在上的丙与寅相合，交于司天以治天之位，而在下的辛巳未得迁正，上年庚辰在泉的太阳不得退位，也属于上丙与下辛未能合德，便使水运小虚而有小的胜气，或有小的复气，其后三年化而为疠，名叫水疠，其症状如水疫，治法同前。

假如庚辰年，本为阳年太过，如果上年己卯年司天的气数太过而有余，在时间上虽已交得庚辰年，但阳明燥金仍居于司天之位，本年地气已经迁正，太阴在泉，去年在泉的少阴已退为本年在泉的右间，这样，去年司天之阳明不退位在上，本年在泉之太阴已迁正在下，因此，在泉的太阴不能奉和于司天的气化。由于在上的己与在下的乙相会，则本应太过的金运，却变虚而为火气所胜，所以就不是太过了，也就是姑洗之律管，不应太商之音。火之胜气热化，则金之子水气来复，寒而制热，这样上庚与下乙失守其位而不得相会，其后三年化成金疫，迅速的至壬午年，徐缓的至癸未年，金疫就要发作，发作的大小善恶，可以根据当年司天之气的盛衰及太一游宫的情况去推断。又如庚辰年，在上的庚与辰相合，交于司天以治天之位，而在下的乙未未得迁正，也就是上年甲午在泉的少阴未得退位，也属于上庚与下乙未能合德，也就是下乙的柔干失于与上庚刚干的配合，使金运小虚而小有胜气，或虽有胜气而无复气，其后三年化为疫疠，名叫金疠，治法同前。

假使壬午年，本为阳年太过，如果上年辛巳年司天的气数太过而有余，在时间上虽已交得壬午年，但厥阴风木仍居于司天之位，本年地气已经迁正，阳明在泉，去年丙申在泉的少阳已退为本年在泉的右间，这样，去年司天之厥阴不退位在上，本年在泉之阳明已迁正在下，因此，在泉的阳明不能奉和于司天的气化。由于在上的辛与在下的丁相会，则本应太过的木运，却变虚而为金气所胜，所以就不是太过了，也就是蕤宾之律管，不应太角之音。金气行而燥气胜，木之子火气来复则热化，其后化成木疫，疫甚的发作迅速，疫微的发作徐缓，木疫发作的大小善恶，可以根据当年司天之数的盛衰和太一游宫的情况去推断。又如壬午年，在上的壬与午相会，交于司天以治天之位，而在下的丁酉未得迁正，上年丙申在泉的少阳未得退位，也属于上壬与下丁未能合德，也就是下丁的干失于与上壬刚干的配合，也可以使木运小虚，并有小胜气与小复气，其后三年化而为疠，名叫木疠，其症状与风疫相似！治法同前。

假使戊申年，本为阳年太过，如果上年丁未年司天的气数太过而有余，在时间上虽已变得戊申年，但太阴湿土仍居于司天之位，本年地气已经迁正，厥阴在泉，去年壬戌在泉的太阳已经退为本年在泉的右间，这样，去年丁未司天之太阴不退位而仍在上，本年癸亥在泉之厥阴已迁正而在下，因此在泉的厥阴不能奉和于司天的气化。由于在上的丁与在下的癸相会，则本应太过的火运，却变虚而为水气所胜，所以就不是太过了，也就是夷则之律管，不应太徵之音。这样上戊与下癸失守其位而不得相会，其后三

11

年则化为疫，迅速的至庚戌年便要发作，发作的大小善恶，可以根据当年司天之气的盛衰及太一游宫的情况而推断。又如戊申年，在上的戊与申相会，且应交于司天以治天之位，而在下的癸亥未得迁正，也就是上年壬戌在泉的太阳未得退位，属于上戊与下癸未能合德，即下癸的柔干失于与戊刚干的配合，使火运小虚，有小胜气，或虽有胜气而无复气，其后三年化而为疬，名叫火疬，治法同前，其治法可以用寒法与泄法。

黄帝说：人的正气不足，天气如不正常，则神志失守，神光不得聚敛，邪气伤人，导致暴亡，我可以听听这是什么道理吗？岐伯说：人的五脏，只要有一脏不足，又遇上岁气不及，就要感受邪气。人若过度忧愁思虑就要伤心，又或遇少阴司天之年，天气不及，则间气太阴接之而至，这就是所谓天虚，也就是人气与天气同虚。又遇因惊而劫夺精气，汗出而伤心之液，因而形成三虚，则神明失守。心为一身之君主，神明由此而出，神明失守其位，则游离于上丹田，也就是泥丸宫下，神既失守而不得聚敛，却又遇到火运不及之年，必有水疫之邪气发病，使人突然死亡。人若饮食不节，劳倦过度就要伤脾，又或遇太阴司天之年，天气不及，则间气少阳接之而至，这就是所谓天虚，也就是人气虚与天气虚。又遇饮食过饱，汗出伤胃之液，或醉饱行房，汗出伤脾之液，因而形成三虚，则脾之神志失守。脾的职能比之于议，智谋周密自此而出，神既失守其位而不得聚敛，却又遇土运不及之年，或己年或甲年失守其位而天地不能合德，或太阴司天不及之年，必有土疫之邪气发病，使人突然死亡。人若久坐湿地，或强力劳动而又入水则必伤肾脏。肾的职能是作强，一切伎巧都由此而出，由于人虚加以天气虚，因而形成三虚，使肾的神志失守，神志失守其位而不得聚敛，却又遇水运不及之年，或上辛与下丙不相符合，或上丙与下辛失守其位，或太阳司天不及之年，必有土疫雅气发病，使人突然死亡。人或忿怒，气上逆而不下，就要伤肝。又或遇厥阴司天，天气不及，则间气少阴接之而至，这就是所谓天虚，也就是天虚与人虚。又或遇急走恐惧，则汗出而伤肝之液。肝的职能，比之于将军，人的谋虑自此而出，神志失守其位而不聚敛，又遇木运不及之年，或丁年上丁与下壬不相符合，或上壬与下丁失守其位，或厥阴司天天气不及，必有金疫邪气发病，使人突然死亡。上述五种失守其位，乃是由于天气虚与人气虚，致使神志游离失守其位，便会有五疫之邪伤人，使人突然死亡，名叫尸厥。人犯了五脏神志易位，就会使神光不圆，不但是疫邪，一切邪气伤人，都是由于神志失守其位的缘故。所以说，神志内守的就可以生，神志失守的就要死亡，得神者就会安康，失神者就要死亡。

·卷二十二·

至真要大论篇第七十四

【原文】　黄帝问曰：五气交合，盈虚更作，余知之矣。六气分治，司天地者，其至何如？岐伯再拜对曰：明乎哉问也！天地之大纪，人神之通应也。帝曰：愿闻上合昭昭，下合冥冥奈何？岐伯曰：此道之所主，工之所疑也。

帝曰：愿闻其道也。岐伯曰：厥阴司天，其化以风；少阴司天，其化以热；太阴司天，其化以湿；少阳司天，其化以火；阳明司天，其化以燥；太阳司天，其化以寒。以所临脏位，命其病者也。

帝曰：地化奈何？岐伯曰：司天同候，间气皆然。帝曰：间气何谓？岐伯曰：司左右者，是谓间气也。帝曰：何以异之？岐伯曰：主岁者纪岁，间气者纪步也。帝曰：善。岁主奈何？岐伯曰：厥阴司天为风化，在泉为酸化，司气为苍化，间气为动化。少阴司天为热化，在泉为苦化，不司气化，居气为灼化。太阴司天为湿化，在泉为甘化，司气为黅化，间气为柔化。少阳司天为火化，在泉为苦化，司气为丹化，间气为明化。阳明司天为燥化，在泉为辛化，司气为素化，间气为清化。太阳司天为寒化，在泉为咸化，司气为玄化，间气为脏化。故治病者，必明六化分治，五味五色所生，五脏所宜，乃可以言盈虚病生之绪也。

帝曰：厥阴在泉而酸化，先余知之矣。风化之行也何如？岐伯曰：风行于地，所谓本也，余气同法。本乎天者，天之气也，本乎地者，地之气也，天地合气，六节分而万物化生矣。故曰：谨候气宜，无失病机，此之谓也。

帝曰：其主病何如？岐伯曰：司岁备物，则无遗主矣。帝曰：先岁物何也？岐伯曰：天地之专精也。帝曰：司气者何如？岐伯曰：司气者主岁同，然有余不足也。帝曰：非司岁物何谓也。岐伯曰：散也，故质同而异等也，气味有薄厚，性用有躁静，治保有多少，力化有浅深，此之谓也。

帝曰：岁主脏害何谓？岐伯曰：以所不胜命之，则其要也。帝曰：治之奈何？岐伯曰：上淫于下，所胜平之，外淫于内，所胜治之。帝曰：善。平气何如？岐伯曰：谨察阴阳所在而调之，以平为期，正者正治，反者反治。

帝曰：夫子言察阴阳所在而调之，论言人迎与寸口相应，若引绳大小齐等，命曰平，阴之所在寸口何如？岐伯曰：视岁南北，可知之矣。帝曰：愿卒闻之。岐伯曰：北政之岁，少阴在泉，则寸口不应；厥阴在泉，则右不应；太阴在泉，则左不应。南政之岁，少阴司天，则寸口不应；厥阴司天，则右不应；太阴司天，则左不应。诸不应者，反其诊则见矣。帝曰：

尺候何如？岐伯曰：北政之岁，三阴在下，则寸不应；三阴在上，则尺不应。南政之岁，三阴在天，则寸不应；三阴在泉，则尺不应。左右同。故曰：知其要者，一言而终，不知其要，流散无穷，此之谓也。

帝曰：善。天地之气，内淫而病何如？岐伯曰：岁厥阴在泉，风淫所胜，则地气不明，平野昧，草乃早秀。民病洒洒振寒，善伸数欠，心痛支满，两胁里急，饮食不下，鬲咽不通，食则呕，腹胀善噫，得后与气，则快然如衰，身体皆重。

岁少阴在泉，热淫所胜，则焰浮川泽，阴处反明。民病腹中常鸣，气上冲胸，喘不能久立，寒热皮肤痛，目瞑齿痛颇肿，恶寒发热如疟，少腹中痛，腹大，蛰虫不藏。

岁太阴在泉，草乃草荣，湿淫所胜，则埃昏岩谷，黄反见黑，至阴之交。民病饮积，心痛，耳聋，浑浑焞焞，嗌肿喉痹，阴病血见，少腹痛肿，不得小便，病冲头痛，目似脱项似拔，腰似折，髀不可以回，腘如结，腨如别。

岁少阳在泉，火淫所胜，则焰明郊野，寒热更至。民病注泄赤白，少腹痛溺赤，甚则血便，少阴同候。

岁阳明在泉，燥淫所胜，则霧雾清暝。民病喜呕，呕有苦，善大息，心胁痛不能反侧，甚则嗌干面尘，身无膏泽，足外反热。

岁太阳在泉，寒淫所胜，则凝肃惨慄。民病少腹控睾，引腰脊，上冲心痛，血见，嗌痛颔肿。

帝曰：善。治之奈何？岐伯曰：诸气在泉，风淫于内，治以辛凉，佐以苦，以甘缓之，以辛散之。热淫于内，治以咸寒，佐以甘苦，以酸收之，以苦发之。湿淫于内，治以苦热，佐以酸淡，以苦燥之，以淡泄之。火淫于内，治以咸冷，佐以甘辛，以酸收之，以苦发之。燥淫于内，治以苦温，佐以甘辛，以苦下之。寒淫于内，治以苦热，佐以苦辛，以咸泻之，以辛润之，以苦坚之。

帝曰：善。天气之变何如？岐伯曰：厥阴司天，风淫所胜，则太虚埃昏，云物以扰，寒生春气，流水不冰。民病胃脘当心而痛，上支两胁，鬲咽不通，饮食不下，舌本强，食则呕，冷泄腹胀，溏泄，瘕水闭，蛰虫不去，病本于脾。冲阳绝，死不治。

少阴司天，热淫所胜，怫热至，火行其政。民病胸中烦热，嗌干，左肘满，皮肤痛，寒热咳喘，大雨且至，唾血血泄，鼽衄嚏呕，溺色变，甚则疮疡胕肿，肩背臂臑及缺盆中痛，心痛肺胰，腹大满，膨膨而喘咳，病本于肺，尺泽绝，死不治。

太阴司天，湿淫所胜，则沉阴且布，雨变枯槁。肘肿骨痛阴痹，阴痹者按之不得，腰脊头项痛，时眩，大便难，阴气不及，饥不欲食，咳唾则有血，心如悬，病本于肾。太谿绝，死不治。

少阳司天，火淫所胜，则温气流行，金政不平，民病头痛，发热恶寒而疟，热上皮肤痛，色变黄赤，传而为水，身面胕肿，腹满仰息，泄注赤白，疮疡咳唾血，烦心胸中热，甚则鼽衄，病本于肺。天府绝，死不治。

阳明司天，燥淫所胜，则木乃晚荣，草乃晚生，筋骨内变。民病左胠胁痛，寒清于中，感而疟，大凉革候，咳，腹中鸣，注泄鹜溏，名木敛，生菀于下，草焦上首，心胁暴痛，不可反侧，嗌干面尘腰痛，丈夫癫疝，妇人少腹痛，目昧眦，疡疮痤痈，蛰虫来见，病本于肝。太冲绝，死不治。

太阳司天，寒淫所胜，则寒气反至，水且冰，血变于中，发为痈疡。民病厥心痛，呕血血泄鼽衄，善悲，时眩仆，运火炎烈，雨暴乃雹，胸腹满，手热肘挛掖肿，心澹澹大动，胸胁胃脘不安，面赤目黄，善噫，嗌干，甚则色炲，渴而欲饮，病本于心。神门绝，死不治。所谓动气知其脏也。

帝曰：善。治之奈何？岐伯曰：司天之气，风淫所胜，平以辛凉，佐以苦甘，以甘缓之，以酸泻之。热淫所胜，平以咸寒，佐以苦甘，以酸收之。湿淫所胜，平以苦热，佐以酸辛，以苦燥之，以淡泄之。湿上甚而热，治以苦温，佐以甘辛，以汗为故而止。火淫所胜，平以酸冷，佐以苦甘，以酸收之，以苦发之，以酸复之，热淫同。燥淫所胜，平以苦温，佐以酸辛，以苦下之。寒淫所胜，平以辛热，佐以甘苦，以咸泻之。

帝曰：善。邪气反胜，治之奈何？岐伯曰：风司于地，清反胜之，治以酸温，佐以苦甘，以辛平之。热司于地，寒反胜之，治以甘热，佐以苦辛，以咸平之。湿司于地，热反胜之，治以苦冷，佐以咸甘，以苦平之。火司于地，寒反胜之，治以甘热，佐以苦辛，以咸平之。燥司于地，热反胜之，治以平寒，佐以苦甘，以酸平之，以和为利。寒司于地，热反胜之，治以咸冷，佐以甘辛，以苦平之。

帝曰：其司天邪胜何如？岐伯曰：风化于天，清反胜之，治以酸温，佐以甘甘；热化于天，寒反胜之，治以甘温，佐以苦酸辛；湿化于天，热反胜之，治以苦寒，佐以苦酸；火化于天，寒反胜之，治以甘热，佐以苦辛；燥化于天，热反胜之，治以辛寒，佐以苦甘；寒化于天，以胜之，治以咸冷，佐以苦辛。

帝曰：六气相胜奈何？岐伯曰：厥阴之胜，耳鸣头眩，愦愦欲吐，胃鬲如寒，大风数举，倮虫不滋，胠胁气并，化而为热，小便黄赤，胃脘当心而痛，上支两胁，肠鸣飧泄，少腹痛，注下赤白，甚则呕吐，鬲咽不通。

少阴之胜，心下热善饥，脐下反动，气游三焦，炎暑至，木乃津，草乃萎，呕逆躁烦，腹满痛，溏泄，传为赤沃。

太阴之胜，火气内郁，疮疡于中，流散于外，病在胠胁，甚则心痛热格，头痛喉痹项强，独胜则湿气内郁，寒迫下焦，痛留顶，互引眉间，胃满，雨数至，燥化乃见，少腹满，腰脽重强，内不便，善注泄，足下温，头重足胫肘肿，饮发于中，肘肿于上。

少阳之胜，热客于胃，烦心心痛，目赤欲呕，呕酸善饥，耳痛溺赤，善惊谵妄，暴热消烁，草萎水涸，介虫乃屈，少腹痛，下沃赤白。

阳明之胜，清发于中，左胠胁痛溏泄，内为嗌塞，外发癫疝，大凉肃杀，华英改容，毛虫乃殃，胸中不便，嗌塞而咳。

太阳之胜，凝溧且至，非时水冰，羽乃后化，痔疟发，寒厥入胃，则内心生痛，阴中乃疡，隐曲不利，互引阴股，筋肉拘苛，血脉凝泣，络满色变，或为血泄，皮肤否肿，腹满食减，热反上行，头项囟顶脑户中痛，目如脱，寒入下焦，传为濡泻。

帝曰：治之奈何？岐伯曰：厥阴炎胜，治以甘清，佐以苦辛，以酸泻之。少阴之胜，治以辛寒，佐以苦咸，以甘泻之。太阴之胜，治以咸热，佐以辛甘，以甘泻之。少阳之胜，治以辛寒，佐以甘咸，以甘泻之。阳明之胜，治以酸温，佐以辛甘，以苦泄之。太阳之胜，治以甘热，佐以辛酸，以咸泻之。

帝曰：六气之复何如？岐伯曰：悉乎哉问也！厥阴之复，少腹坚满，里急暴痛，偃木飞沙，倮虫不荣，厥心痛，汗发呕吐，饮食不入，入而复出，筋骨掉眩，清厥，甚则入脾，食痹而吐。冲阳绝，死不治。

少阴之复，燠热内作，烦躁鼽嚏，少腹绞痛，火见燔焫，嗌燥，分注时止，气动于左，上行于右，咳，皮肤痛，暴瘖心痛，郁冒不知人，乃洒淅恶寒，振慄谵妄，寒已而热，渴而欲饮，少气骨痿，隔肠不便，外为浮肿，哕噫，赤气后化，流水不冰，热气大行，介虫不复，病痱胕疮疡，痈疽痤痔，甚则入肺，咳而鼻渊。天府绝，死不治。

太阴之复，湿变乃举，体重中满，食饮不化，阴气上厥，胸中不便，饮发于中，咳喘有声。大雨时行，鳞见于陆，头顶痛重，而掉瘛尤甚，呕而密默，唾吐清液，甚则入肾，窍泻无度。太谿绝，死不治。

太阳之复，大热将至，枯燥燔热，介虫乃耗，惊瘛咳衄，心热烦躁，便数憎风，厥气上行，面如浮埃，目乃𥆧瘛，火气内发，上为口糜，呕逆，血溢血泄，发而为疟，恶寒鼓慄，寒极反热，嗌络焦槁，渴引水浆，色变黄赤，少气脉萎，化而为水，传为胕肿，甚则入肺，咳而血泄。尺泽绝，死不治。

阳明之复，清气大举，森木苍干，毛虫乃厉。病生胠胁，气归于左，善太息，甚则心痛否满，腹胀而泄，呕苦咳哕，烦心，病在鬲中头痛，甚则入肝，惊骇筋挛。太冲绝，死不治。

太阳之复，厥气上行，水凝雨冰，羽虫乃死，心胃生寒，胸膈不利，心痛否满，头痛善悲，时眩仆，食减，腰脽反痛，屈伸不便，地裂冰坚，阳光不治，少腹控睾，引腰脊，上冲心，唾出清水，及为哕噫，甚则入心，善忘善悲。神门绝，死不治。

帝曰：善。治之奈何？岐伯曰：厥阴之复，治以酸寒，佐以甘辛，以酸泻之，以甘缓之。少阴之复，治以咸寒，佐以苦辛，以甘泻之，以酸收之，辛苦发之，以咸软之。太阴之复，治以苦热，佐以酸辛，以苦泻之，燥之，泄之。少阳之复，治以咸冷，佐以苦辛，以咸软之，以酸收之，辛苦发之，发不远热，无犯温凉，少阴同法。阳明之复，治以辛温，佐以苦甘，以苦泄之，以苦下之，以酸补之。太阳之复，治以咸热，佐以甘辛，以苦坚之。治诸胜复，寒者热之，热者寒之，湿者清之，清者温之，散者收之，抑者散之，燥者润之，急者缓之，坚者软之，脆者坚之，衰者补之，强者泻之，各安其气，必清其静，则病气衰去，归其所宗，此治之大体也。

帝曰：善。气之上下何谓也？岐伯曰：身半以上，其气三矣，天之分也，天气主之。身半以下，其气三矣，地之分也，地气主之。以名命气，以气命处，而言其病。半，所谓天枢也。故上胜而下俱病者，以地名之，下胜而上俱病者，以天名之。所谓胜至，报气屈服而未发也。复至则不以天地异名，皆如复气为法也。帝曰：胜复之动，时有常乎？气有必乎？岐伯曰：时有常位，而气无必也。帝曰：愿闻其道也。岐伯曰：初气终三气，天气主之，胜之常也。四气尽终气，地气主之，复之常也。有胜则复，无胜则否。帝曰：善。复已而胜伺如？岐伯曰：胜至则复，无常数也，衰乃止耳。复已而胜，不复则害，此伤生也。帝曰：复而反病何也？岐伯曰：居非其位，不相得也。大复其胜则主胜之，故反病也。所谓火燥热也。

帝曰：治之何如？岐伯曰：夫气之胜也，微者随之，甚者制之。气之复也，和者平之，暴者夺之。皆随胜气，安其屈伏，无问其数，以平为期，此其道也。

帝曰：善。客主之胜复奈何？岐伯曰：客主之气，胜而无复也。帝曰：其逆从何如？岐伯曰：主胜逆，客胜从，天之道也。

帝曰：其生病何如？岐伯曰：厥阴司天，客胜则耳鸣掉眩，甚则咳；主胜则胸胁痛，舌难以言。少阴司天，客胜则鼽嚏，颈项强，肩背瞀热，头痛少气，发热耳聋目瞑，甚则肘肿血溢，疮疡咳喘；主胜则心热烦躁，甚则胁痛支满。太阴司天，客胜则首面肿，呼吸气喘；主胜则胸腹满，食已而瞀。少阳司天，客胜则丹胗外发，及为丹熛疮疡，呕逆喉痹，头痛嗌肿，耳聋血溢，内为瘛疭；主胜则胸满咳仰息，甚而有血，手热。阳明司天，清复内余，则咳衄嗌塞，心鬲中热，咳不止而白，血出者死。太阳司天，客胜则胸中不利，出清涕，感寒则咳；主胜则喉嗌中鸣。

厥阴在泉，客胜则大关节不利，内为痉强拘瘛，外为不便；主胜则筋骨繇并，腰腹时痛。少阴在泉，客胜则腰痛，尻股膝髀腨胻足病，瞀热以酸，肘肿不能久立，溲便变；主胜则厥气上行，心痛发热，鬲中众痹皆作，发于胠胁，魄汗不藏，四逆而起。太阴在泉，客胜则足痿下重，便溲不时，湿客下焦，发而濡写，及为肿隐曲之疾；主胜则寒气逆满，食饮不下，甚则为疝。少阳在泉，客胜则腰腹痛而反恶寒，甚则下白溺白；主胜则热反上行而客于心，心痛发热，格中而呕。少阴同候。阳明在泉，客胜则清气动下，少腹坚满而数便写；主胜则腰重腹痛，少腹生寒，下为鹜溏，则寒厥于肠，上冲胸中，甚则喘不能久立。太阳在泉，寒复内余，则腰尻痛，屈伸不利，股胫足膝中痛。

帝曰：善。治之奈何？岐伯曰：高者抑之，下者举之，有余折之，不足补之，佐以所利，和以所宜，必安其主客，适其寒温，同者逆之，异者从之。

帝曰：治寒以热，治热以寒，气相得者逆之，不相得者从之，余以知之矣。其于正味何如？岐伯曰：木位之主，其写以酸，其补以辛。火位之主，其写以甘，其补以咸。水位之主，其写以咸，其补以苦。厥阴之客，以辛补之，以酸写之，以甘缓之。少阴之客，以咸补之，以甘写之，以咸收之。太阴之客，以甘补之，以苦写之，以甘缓之。少阳之客，以咸补之，以甘写之，以咸软之。阳明之客，以酸补之，以辛写之，以苦泄之。太阳之客，以苦补之，以咸写之，以苦坚之，以辛润之。开发腠理，致津液通气也。

帝曰：善。愿闻阴阳之三也何谓？岐伯曰：气有多少，异用也。帝曰：阳明何谓也？岐伯曰：两阳合明也。帝曰：厥阴何也？岐伯曰：两阴交尽也。

帝曰：气有多少，病有盛衰，治有缓急，方有大小，愿闻其约奈何？岐伯曰：气有高下，病有远近，证有中外，治有轻重，适其至所为故也。《大要》曰：君一臣二，奇之制也；君二臣四，偶之制也；君二臣三，奇之制也；君二臣六，偶之制也。故曰：近者奇之，远者偶之，汗者不以奇，下者不以偶，补上治上制以缓，补下治下制以急，急则气味厚，缓则气味薄，适其至所，此之谓也。病所远而中道气味之者，食而过之，无越其制度也。是故平气之道，近而奇偶，制小其服也。远而奇偶，制大其服也。大则数少，小则数多。多则九之，少则二之。奇之不去则偶之，是谓重方。偶之不去，则反佐以取之，所谓寒热温凉，反从其病也。

帝曰：善。病生于本，余知之矣。生于标者，治之奈何？岐伯曰：病反其本，得标之病，治反其本，得标之方。

帝曰：善，六气之胜，何以候之？岐伯曰：乘其至也。清气大来，燥之胜也，风木受邪，肝病生焉。热气大来，火之胜也，金燥受邪，肺病生焉。寒气大来，水之胜也，火热受邪，心病生焉。湿气大来，土之胜也，寒水受邪，肾病生焉。风气大来，木之胜也，土湿受邪，脾病生焉。所谓感邪而生病也。乘年之虚，则邪甚也。失时之和，亦邪甚也。遇月之空，亦邪甚也。重感于邪，则病危矣。有胜之气，其必来复也。

帝曰：其脉至何如？岐伯曰：厥阴之至其脉弦，少阴之至其脉钩，太阴之至其脉沉，少阳之至大而浮，阳明之至短而涩，太阳之至大而长。至而和则平，至而甚则病，至而反者病，至而不至者病，未至而至者病，阴阳易者危。

帝曰：六气标本，所从不同奈何？岐伯曰：气有从本者，有从标本者，有不从标本者也。帝曰：愿卒闻之。岐伯曰：少阳太阴从本，少阴太阳从本从标，阳明厥阴，不从标本从乎中也。故从本者，化生于本，从标本者有标本之化，从中者以中气为化也。帝曰：脉从而病反者，其诊何如？岐伯曰：脉至而从，按之不鼓，诸阳皆然。帝曰：诸阴之反，其脉何如？岐伯曰：脉至而从，按之鼓甚而盛也。

是故百病之起，有生于本者，有生于标者，有生于中气者，有取本而得者，有取标而得者，有取中气而得者，有取标本而得者，有逆取而得者，有从取而得者。逆，正顺也；若顺，逆也。故曰：知标与本，用之不殆，明知逆顺，正行无问。此之谓也。不知是者，不足以言诊，足以乱经。故《大要》曰：粗工嘻嘻，以为可知，言热未已，寒病复始，同气异形，迷诊乱经。此之谓也。夫标本之道，要而薄，小而大，可以言一而知百病之害，言标与本，易而勿损，察本与标，气可令调，明知胜复，为万民式，天之道毕矣。

帝曰：胜复之变，早晏何如？岐伯曰：夫所胜者，胜至已病，病已愠愠，而复已萌也。夫所复者，胜尽而起，得位而甚，胜有微甚，复有少多，胜和而和，胜虚而虚，天之常也。帝曰：胜复之作，动不当位，或后时而至，其故何也？岐伯曰：夫气之生，与其化衰盛异也。寒暑温凉盛衰之用，其在四维。故阳之动，如于温，盛于暑，阴之动，始于清，盛于寒。春夏秋冬，各差其分。故《大要》曰：彼春之暖，为夏之暑，彼秋之忿，为冬之怒，谨按四维，斥候皆归，其终可见，其始可知。此之谓也。帝曰：差同正法，待时而去也。《脉要》曰：春不沉，夏不弦，冬不涩，秋不数，是谓四塞。沉甚曰病，弦甚曰病，涩甚曰病，数甚曰病，参见曰病，复见曰病，未去而去曰病，去而不去曰病，反者死。故曰：气之相守司也，如权衡之不得相失也。夫阴阳之气，清静则生化治，动则苛疾起，此之谓也。

帝曰：幽明何如？岐伯曰：两阴交尽故曰幽，两阳合明故曰明，幽明之配，寒暑之异也。帝曰：分至何如？岐伯曰：气至之谓至，气分之谓分，至则气同，分则气异，所谓天地之正纪也。

帝曰：夫子言春秋气始于前，冬夏气始于后，余已知之矣。然六气往复，主岁不常也，其补写奈何？岐伯曰：上下所主，随其攸利，正其味，则其要也，左右同法。《大要》曰：少阳之主，先甘后咸；阳明之主，先辛后酸；太阳之主，先咸后苦；厥阴之主，先酸后辛；少阴之主，先甘后咸；太阴之主，先苦后甘。佐以所利，资以所生，是谓得气。

帝曰：善。夫百病之生也，皆生于风寒暑湿燥火，以之化之变也。经言盛者写之，虚者补之，余锡以方士，而方士用之，尚未能十全，余欲令要道必行，桴鼓相应，犹拔刺雪污，工巧神圣，可得闻乎？岐伯曰：审察病机，无失气宜，此之谓也。帝曰：愿闻病机何如？岐伯曰：诸风掉眩，皆属于肝。诸寒收引，皆属于肾。诸气膹郁，皆属于肺。诸湿肿满，皆属于脾。诸热瞀瘛，皆属于火。诸痛痒疮，皆属于心。诸厥固泄，皆属于下。诸痿喘呕，皆属于上。诸禁鼓慄，如丧神守，皆属于火。诸痉项强，皆属于湿。诸逆冲上，皆属于火。诸胀腹大，皆属于热。诸躁狂越，皆属于火。诸暴强直，皆属于风。诸病有声，鼓之如鼓，皆属于热。诸病胕酸惊骇，皆属于火。诸转反戾，水液浑浊，皆属于热。诸病水液，澄澈清冷，皆属于寒。诸呕吐酸，暴注下迫，皆属于热。故《大要》曰：谨守病机，各司其属，有者求之，无者求之，盛者责之，虚者责之，必先五胜，疏涤其血气，令其调达，而致和平，此之谓也。

帝曰：善。五味阴阳之用何如？岐伯曰：辛甘发散为阳，酸苦涌泄为阴，咸味涌泄力阴，淡味渗泄为阳，六者或收或散，或缓或急，或燥或润，或软或坚，以所利而行之，调其气使其平也。帝曰：非调气而得者，治之奈何？有毒无毒，何先何后？愿闻其道。岐伯曰：有毒无毒，所治为主，适大小为制也。帝曰：请言其制。岐伯曰：君一臣二，制之小也；君一臣三佐五，制之中也；君一臣三佐九，制之大也。寒者热之，热者寒之，微者逆之，甚者从之，坚者削之，客者除之，劳者温之，结者散之，留者攻之，燥者濡之，急者缓之，散者收之，损者温之，逸者行之，惊者平之。上之下之，摩之浴之，薄之劫之，开之发之，适事为故。帝曰：何谓逆从？岐伯曰：逆者正治，从者反治，从少从多，观其事也。帝曰：反治何谓？岐伯曰：热因寒用，寒因热用，塞因塞用，通因通用，必伏其所主，而先其所因，其始则同，其终则异，可使破积，可使溃坚，可使气和，可使必已。帝曰：善。气调而得者何如？岐伯曰：逆之从之，逆而从之，从而逆之，疏气令调，则其道也。

帝曰：善。病之中外何如？岐伯曰：从内之外者，调其内；从外之内者，治其外；从内之外而盛于外者，先调其内而后治其外；从外之内而盛于内者，先治其外而后调其内；中外不相及，则治主病。

帝曰：善。火热复，恶寒发热，有如疟状，或一日发，或间数日发，其故何也？岐伯曰：胜复之气，会遇之时，有多少也。阴气多而阳气少，则其发日远；阳气多而阴气少，则其发日近。此胜复相薄，盛衰之节。疟亦同法。

帝曰：论言治寒以热，治热以寒，而方士不能废绳墨而更其道也。有病热者寒之而热，有病寒者热之而寒，二者皆在，新病复起，奈何治？岐伯曰：诸寒之而热者取之阴，热之而寒者取之阳，所谓求其属也。帝曰：善。服寒而反热，服热而反寒，其故何也？岐伯曰：治其王气，是以反也。帝曰：不治王而然者何也？岐伯曰：悉乎哉问也！不治五味属也。夫五味入胃，各归所喜，故酸先入肝，苦先入心，甘先入脾，辛先入肺，咸先入肾，久而增气，物化之常也。气增而久，天之由也。

帝曰：善。方制君臣何谓也？岐伯曰：主病之谓君，佐君之谓臣，应臣之谓使，非上下三品之谓也。帝曰：三品何谓？岐岐曰：所以明善恶之殊贯也。

帝曰：善。病之中外何如？岐伯曰：调气之方，必别阴阳，定其中外，各守其乡，内者内治，外者外治，微者调之，其次平之，盛者夺之，汗之下之，寒热温凉，衰之以属，随其攸利，谨道如法，万举万全，气血正平，长有天命。帝曰：善。

【解读】　黄帝问道：五运相互交合主岁，太过不及交替为用，我已经知道了。六气分治在一年中，主管司天在泉，其气来时是怎样的？岐伯再拜而回答说：问得多么英明啊！这是自然变化的基本规律，人体的机能活动是与天地变化相适应的。

黄帝道：人体与司天在泉之气相适应的情况是怎样的？岐伯说：这是受自然规律所主宰的，是一般医生容易疑惑难明的。

黄帝道：我要知道它的道理。岐伯说：厥阴司天，气从风化；少阴司天，气从热化；太阴司天，气从湿化；少阳司天，气从火化；阳明司天，气从燥化；太阳司天，气从寒化。根据客气所临的脏位，来确定其疾病。

黄帝道：在泉之气的气化是怎样的？岐伯说：与司天同一规律，间气也是如此。

黄帝道：间气是怎样的呢？岐伯说：分司在司天和在泉之左右的，就叫做间气。

黄帝道：与司天在泉有何分别？岐伯说：司天在泉主岁之气，主管一年的气化，间气之气，主一步（六十日多）的气化。黄帝道：很对！

一岁之中气化的情况是怎样的呢？岐伯说：厥阴司天为风化，在泉为酸化，岁运为苍化，间气为动化；少阴司天为热化，在泉为苦化，岁运不司气化，间气为灼化；太阴司天为湿化，在泉为甘化，岁运为黅化，间气为柔化；少阳司天为火化，在泉为苦化，岁运为丹化，间气为明化；阳明司天为燥化，在泉为辛化，岁运为素化，间气为清化；太阳司天为寒化，在泉为咸化，岁运为玄化，间气为藏化。所以作为一个治病的医生，必须明了六气所司的气化，以及五味、五色的产生与五脏之所宜，然后才可以对气化的太过、不及和疾病发生的关系有了头绪。

黄帝道：厥阴在泉而从酸化，我早就知道了。风的气化运行又怎样呢？

岐伯说：风气行于地，这是本于地之气而为风化，其他火湿燥寒诸气也是这样。因为本属于天的，是天之气，本属于地的，是地之气，天地之气相互交通化合，六节之气分而后万物才能化生。所以说：要谨慎地察候气宜，不可贻误病机。就是这个意思。

黄帝道：主治疾病的药物怎样？岐伯说：根据岁气来采备其所生化的药物，则药物就不会有所遗略了。

黄帝道：为什么要采备岁气所生化的药物？岐伯说：因其能得天地精专之气，故气全而力厚。

黄帝道：司岁运的药物怎样？岐伯说：司岁运的药物与主岁的药物相同，然而有太过不及的区别。

黄帝道：不属司岁之气生化的药物，又怎样呢？岐伯说：其气散而不专。所以非司岁和司岁的药物相较，形质虽同，却有等级上的差别，气味有厚薄之分，性能有躁静之别，疗效有多少的不同，药力所及也有浅深之异。就是这个道理。

黄帝道：主岁之气伤害五脏，应当怎样来说明？岐伯说：以脏气所不胜之气来说明，就是这个问题的要领。

黄帝道：治疗的方法怎样？岐伯说：司天之气淫胜于下的，以其所胜之气来平调之；在泉之气淫胜于内的，以其所胜之气来治疗之。黄帝道：对。

负气平和之年怎样呢？岐伯说：仔细观察阴阳病变之所在，来加以调整，达到平衡为目的。正病用正治法，反病用反治法。

黄帝道：先生说观察阴阳之所在来调治，医论中说人迎和寸口脉相应。像牵引绳索一样大小相等的，称为平脉。那么阴脉所在寸口应该怎样？岐伯说：看主岁是南政还是北政，就可以知道了。

黄帝道：请你详尽地讲给我听。岐伯说：北政的年份，少阴在泉，则寸口不应；厥阴在泉，则右脉不应；太阴在泉，则左脉不应。南政的年份，少阴司天，则寸口不应；厥阴司天，则右脉不应；太阴司天，则左脉不应。凡是寸口脉不应的，尺寸倒候或复其手就可以见了。

黄帝道：尺部之候怎样？岐伯说：北政的年份，三阴在泉，则寸部不应；三阴司天，则尺部不应。南政的年份，三阴司天，则寸部不应；三阴在泉，则尺部不应。左右脉是相同的。所以说：能掌握其要领的，用很少的语言就可以介绍完了，如果不知其要领，就会茫无头绪。就是这个道理。黄帝道：很对。

司天在泉之气，淫胜于内而发病的情况是怎样的？岐伯说：厥阴在泉之年，风气淫盛，则地气不明，原野昏暗不清，草类提早结实。人们多病洒洒然振栗恶寒，时喜伸腰呵欠，心痛而有撑满感，两侧胁里拘急不舒，饮食不下，胸膈咽部不利，食入则呕吐，腹胀，多嗳气，得大便或转矢气后觉得轻快好像病情衰减，全身沉重。

少阴在泉之年，热气淫盛，川泽中阳气蒸腾，阴处反觉清明。人们多病腹中时常鸣响，逆气上冲胸脘，气喘不能久立，寒热，皮肤痛，眼模糊，齿痛，目下肿，恶寒发热如疟状，少腹疼痛，腹部胀大。气候温热，虫类迟不伏藏。

太阴在泉之年，草类提早开花，湿气淫盛，则岩谷之间昏暗浑浊，黄色见于水位，与至阴之气色相交合。人们多痛饮邪积聚，心痛，耳聋，头目不清，咽喉肿胀，喉痹，阴病而有出血症状，少腹肿痛，小便不通，气上冲头痛，眼如脱出，项部似拔，腰像折断，大腿不能转动，膝弯结滞不灵，小腿肚好像裂开样。

少阳在泉之年，火气淫盛，则郊野烟明，时寒时热。人们多病泄泻如注，下痢赤白，少腹痛，小便赤色，甚则血便。其余症候与少阴在泉之年相同。

阳明在泉之年，燥气淫盛，则雾气清冷昏暗。人们多病喜呕，呕吐苦水，常叹息，心胁部疼痛不能转侧，甚至咽喉干，面暗如蒙尘，身体干枯而不润泽，足外侧反热。

太阳在泉之年，寒气淫盛，则天地间凝肃惨栗。人们多病少腹疼痛牵引睾丸、腰脊，向上冲心而痛，出血，咽喉痛，颌部肿。黄帝道：对。

怎样治疗呢？岐伯说：凡是在泉之气，风气太过而侵淫体内的，主治用辛凉，辅佐用苦味，用甘味来缓和肝木，用辛味来散其风邪：热气太过而侵淫体内的，主治用咸寒，辅佐用甘苦，以酸味收敛阴气，用苦药来发泄热邪；湿气太过而侵淫体内的，主治用苦热，辅佐用酸淡，用苦味药以燥湿，用淡味药以渗泄湿邪；火气太过而侵淫体内的，主治用咸冷，辅佐用苦辛，以酸味药收敛阴气，以苦味药发泄火邪；燥气太过而侵淫体内的，主治用苦温，辅助用甘辛，以苦味泄下；寒气太过而侵淫体内的，主治用甘热，辅助用苦辛，用咸以泻水，用辛味以温润，以苦味来巩固阳气。黄帝道：对。

司天之气的变化又怎样呢？岐伯说：厥阴司天，风气淫胜，则天空尘埃昏暗，云物扰动不宁，寒季行春令，流水不能结冰，蛰虫不去潜伏。人们多病胃脘，心部疼痛，上撑两胁，咽膈不通利，饮食不下，舌本强硬，食则呕吐，冷泻，腹胀，便溏泄，瘕闭，小便不通，病的根本在脾脏。如冲阳脉绝，多属不治的死证。

少阴司天，热气淫胜，则天气郁热，君火行其政令，热极则大雨将至。人们多病胸中烦热，咽喉干燥，右胁上胀满，皮肤疼痛，寒热，咳喘，唾血，便血，衄血，鼻塞流涕，喷嚏，呕吐，小便为色，甚则疮疡，浮肿，肩、背、臂、臑以及缺盆等处疼痛，心痛，肺胀，腹胀满，胸部胀满，气喘咳嗽，病的根本在肺脏。如尺泽脉绝，多属不治的死证。

太阳司天，湿气淫胜，则天气阴沉，乌云满布，雨多反使草木枯槁。人们多病浮肿，骨痛阴痹，阴痹之病按之不知痛处，腰脊头项疼痛，时时眩晕，大便困难，阳痿，饥饿而不欲进食，咳唾则有血，心悸如悬，病的根本在肾脏。如太溪脉绝，多属不治的死证。

少阳司天，火气淫胜，则温热之气流行，秋金之令不平。人们多病头痛，发热恶寒而发疟疾，热气在上，皮肤疼痛，色变黄赤，传于里则变为水病，身面浮肿，腹胀满，仰面喘息，泄泻暴注，赤白下痢，疮疡，咳嗽吐血，心烦，胸中热，甚至鼻流涕出血，病的根本在肺脏。如天府脉绝，多属不治的死证。

阳明司天，燥气淫胜，则树木繁荣推迟，草类生长较晚。筋骨发生变化，大凉之气使天气反常，树木生发之气被抑制而郁伏于下，草类的花叶均现焦枯，应该蛰伏的虫类反而出动。人们多病在胠胁疼痛，寒凉清肃之气感受之后则为疟疾，咳嗽，腹中鸣响，暴注泄泻，大便稀溏，心胁突然剧痛，不能转侧，咽喉干燥，面色如蒙尘，腰痛，男子癞疝，妇女少腹疼痛，眼目昏昧不明，眼角疼痛，疮疡痛痤，病的根本在肝脏。如太冲脉绝，多属不治的死证。

太阳司天，寒气淫胜，则寒气非时而至，水多结冰，如遇戊癸火运炎烈，则有暴雨冰雹。人们多病血脉变化于内，发生痈疡，厥逆心痛，呕血，便血，衄血，鼻塞流涕，善悲，时常眩晕仆倒，胸腹满，手热，肘臂挛急，腋部肿，心悸甚，胸胁胃脘不舒，面赤目黄，善嗳气，咽喉干燥，甚至面黑如炲，口渴欲饮，病的根本在心脏。如神门脉绝，多属不治的死证。所以说，由脉气的搏动，可以测知其脏气的存亡。黄帝道：对。

怎样治疗呢？岐伯说：司天之气，风气淫胜，治以辛凉，佐以苦甘，以甘味缓其急，以酸味泻其邪；热气淫胜，治以咸寒，佐以苦甘，以酸味药收敛阴气；湿气淫胜，治以苦热，佐以酸辛，以苦味药燥湿，以淡味药泄湿邪，如湿邪甚于上部而有热，治以苦味温性之药，佐以甘辛，以汗解法恢复其常态而止；火气淫胜，治以咸冷，佐以苦甘，以酸味药收敛阴气，以苦味药发泄火邪，以酸味药复其真气，热淫与火淫所胜相同；燥气淫胜，治以苦温，佐以酸辛，以苦味下其燥结；寒气淫胜，治以辛热，佐以甘苦，以咸味药泻其寒邪。黄帝：对！

本气不足而邪气反胜所致之病，应当怎样治疗？岐伯说：风气在泉，而反被清气胜的，治以酸温，佐以苦甘，以辛味药平之；热气在泉，而寒气反胜的，治以甘热，佐以苦辛，以咸味药平之；湿气在泉，而热气反胜的，治以苦冷，佐以咸甘，以苦味药平之；火握在泉，而寒气反胜的，治以甘热，佐以苦辛，以咸味之药平之；燥气在泉，而热气反胜的，治以平寒，佐以苦甘，以酸味之药平之，以冷热平和为方制所宜；寒气在泉，而热气反胜的，治以咸冷，佐以甘辛，以苦味药平之。

黄帝问道：司天之气被邪气反胜所致之病，应当怎样治疗？岐伯说：风气司天而清凉之气反胜的，治用酸温，佐以甘苦；热气司天而寒水之气反胜的，治用甘温，佐以苦酸辛；湿气司天而热气反胜的，治用苦寒，佐以苦酸；火气司天而寒气反胜的，治用甘热，佐以苦辛；燥气司天而热气反胜的，治用辛寒，佐以苦甘；寒气司天而热气反胜的，治用咸冷，佐以苦辛。

黄帝道：六气偏胜引起人体发病等情况是怎样的？岐伯说：厥阴风气偏胜，发为耳鸣头眩，胃中翻腾混乱而欲吐，胃脘横隔处寒冷；大风屡起，倮虫不能滋生，人们多病胠胁气滞，化而成热，则小便黄赤，胃脘当心处疼痛，上支两胁，肠鸣飧泄，少腹疼痛，利下赤白，病甚则呕吐，咽膈之间隔塞不通。

少阴热气偏胜，则病心下热，常觉饥饿，脐下有动气上逆，热气游走三焦；炎暑到来，树木因之流津，草类因之枯萎，人们病呕逆，烦躁，腹部胀满而痛，大便溏泄，传变成为血痢。

太阴湿气偏胜，火气郁于内则蕴藏酿成为疮疡，流散在外则病生于胠胁，甚则心痛，热气阻格在上部，所以发生头痛，喉痹，项强；单纯由于湿气偏胜而内郁，寒迫下焦，痛于头顶，牵引至眉间，胃中满闷；多雨之后，湿化之象方始出现，少腹满胀，腰臀部重而强直，妨碍入房，时时泄泻如注，足下温暖，头部沉重，足胫浮肿，水饮发于内而浮肿见于上部。

少阳火气偏胜，热气客于胃，烦心，心痛，目赤，欲呕，呕酸，易饥饿，耳痛，小便赤色，易惊，谵妄；暴热之气消烁津液，草萎枯，水干涸，介虫屈伏，人们病少腹疼痛，下痢赤白。

阳阴燥气偏胜，则清凉之气发于内，左胠胁疼痛，大便溏泄，内则咽喉窒塞，外为癫疝；大凉肃杀之气施布，草木之花叶改色，有毛的虫类死亡，人们病胸中不舒，咽喉窒塞而咳嗽。

太阳寒气偏胜，凝溧之气时至，有非时之冰冻，羽类之虫延迟生化。发病为痔疮，疟疾，寒气入胃则生心痛，阴部生疮疡，房事不利，连及两股内侧，筋肉拘急麻木，血脉凝滞，络脉郁滞充盈而色变，或为便血，皮肤因气血否塞而肿，腹中痞满，饮食减少，热气上逆，而头项巅顶脑户等处疼痛，目珠疼如脱出，寒气入于下焦，传变成为水泻。

黄帝道：怎样治疗？岐伯说：厥阴风气偏胜致病，治用甘清，佐以苦辛，用酸味泻其胜气；少阴热气偏胜致病，治用辛寒，佐以苦咸，用甘味泻其胜气；太阴湿气偏胜致病，治用咸热，佐以辛甘，用苦味泻其胜气；少阳火气偏胜致病，治用辛寒，佐以甘咸，用甘味泻其胜气；阳明燥气偏胜致病，治用酸温，佐以辛甘，用苦味泻其胜气；太阳寒气偏胜致病，治用苦热，佐以辛酸，用咸味泻其胜气。

黄帝道：六气报复引起人体发病等情况是怎样的？岐伯说：问得真详细啊！厥阴风气之复，则发为少腹部坚满，腹胁之内拘急暴痛，树木倒卧，尘沙飞扬，倮虫不得繁荣；发生厥心痛，多汗，呕吐，饮食不下，或食入后又吐出，筋骨抽痛，眩晕，手足逆冷，甚至风邪入脾，食入痹阻不能消化，必吐出而后已。如果冲阳脉绝，多属不治的死证。

少阴火气之复，则懊侬烦热从内部发生，烦躁，鼻塞流涕，喷嚏，少腹绞痛；火势盛而燔的，咽喉干燥，大便时泄时止，动气生于左腹部而向上逆行于右侧，咳嗽，皮肤痛，突然失音，心痛，昏迷不省人事，继则洒淅恶寒，振栗寒战，谵语妄动，寒罢而发热，口渴欲饮水，少气，骨软萎弱，肠道梗塞而大便不通，肌肤浮肿，呃逆，嗳气；少阴火热之气后化，因此流水不会结冰，热气流行过甚，介虫不蛰伏，病多痱疹，疮疡，痈疽，痤，痔等外症，甚至热邪入肺，咳嗽，鼻渊。如果天府脉绝，多属不治的死证。

太阴湿气之复，则湿气变化而大行，于是发生身体沉重，胸腹满闷，饮食不消化，阴气上逆，胸中不爽，水饮生于内，咳喘有声；大雨时常下降，洪水淹没了田地，鱼类游行于陆地，人们病发头顶痛而重，抽痛瘛疭更加厉害，呕吐，神情默默，口吐清水，甚则湿邪入肾，泄泻频甚而不止。如果太溪脉绝，多属不治的死证。

少阳热气之复，则大热将至，干燥灼热，介虫亦死亡。病多惊恐瘛疭，咳嗽，衄血，心热烦躁，小便频数，怕风，厥逆之气上行，面色如蒙浮尘，眼睛因而瞤动不宁，火气内生则上为口糜，呕逆，吐血，便血，发为疟疾，则恶寒鼓栗，寒极转热，咽喉部干槁，渴而善饮，小便变为黄赤，少气，脉萎弱，气蒸热化则为水病，传变成为浮肿，甚则邪气入肺，咳嗽，便血。如果尺泽脉绝，多属不治的死证。

阳明燥气之复，则清肃之气大行，树木苍老干枯，兽类因之多发生瘟。人们的疾病生于胠胁，燥气偏于左侧，善于叹息，甚则心痛痞满，腹胀而泄泻，呕吐苦水，咳嗽，呃逆，烦心，病在膈中，头痛，甚则邪气入肝，惊骇，筋挛。如果太冲脉绝，多属不治的死证。

太阳寒气之复，则寒气上行，水结成雨与冰雹，禽类因此死亡。人们的病是心胃生寒气，胸膈不宽，心痛痞满，头痛，容易伤悲，时常眩仆，纳食减少，腰臀部疼痛，屈伸不便，地裂坼，冰厚而坚，阳光不温暖，少腹痛牵引睾丸并连腰脊，逆气上冲于心，以致唾出清水或呃逆嗳气，甚则邪气入心，善忘善悲。如果神门脉绝，多属不治的死证。黄帝道：对。

怎样治疗呢？岐伯说：厥阴复气所致的病，治用酸寒，佐以甘辛，以酸泻其邪，以甘缓其急；少阴复气所致的病，治用咸寒，佐以苦辛，以甘泻其邪，以酸味收敛，辛苦发散，以咸耎坚；太阴复气所致的病，治用苦热，佐以酸辛，以苦泻其邪、燥其湿、渗其湿；少阳复气所致的病，治用咸冷，佐以苦辛，以咸味耎坚，以酸味收敛，以辛苦发汗，发汗之药不必避忌热天，但不要触犯温凉的药物，少阴复气所致的病，用发汗药物时与此法相同；阳明复气所致的病，治用辛温，佐以苦甘，以苦味渗泄，以苦味通下，以酸味补虚；太阳复气所致的病，治用咸热，佐以甘辛，以苦味坚其脆弱。

凡治各种胜气复气所致之病，寒的用热，热的用寒，温的用清，清的用温，气散的用收敛，气抑的用发散，燥的使用润泽，急的使用缓和，坚硬的使用柔软，脆弱的使用坚固，衰弱的补，亢盛的泻。用各种方法安定正气，使其清静安宁，于是病气衰退，各归其类属，自然无偏胜之害。这是治疗上的基本方法。黄帝道：对。

气有上下之分，是什么意思？岐伯说：身半以上，其气有三，是人身应天的部分，所以是司天之气所主持的；身半以下，其气亦有三，是人身应地的部分，所以是在泉之所主持的。用上下来指明它的胜气和复气，用气来指明人身部位而说明疾病。"半"就是指天枢。所以上部的三气胜而下部的三气都病的，以地气之名来命名人身受病的脏气；下部的三气胜而上部的三气都病的，以天气之名来命名人身受病的脏气。以上所说，是指胜气已经到来，而复气尚届伏未发者而言；若复气已经到来，则不能以司天在泉之名以区别之，当以复气的情况为准则。

黄帝道：胜复之气的运动，有一定的时候吗？到时候是否一定有胜复之气呢？岐伯说：四时有一定的常位，而胜复之气的有无，却不是必然的。

黄帝道：请问是何道理？岐伯说：初之气至三之气，司天之气所主，是胜气常见的时位；四之气到终之气，是在泉气之所主，是复气常见的时位。有胜气才有复气，没有胜气就没有复气。黄帝道：对。

复气已退而又有胜气发生，是怎样的？岐伯说：有胜气就会有复气，没有一定的次数限制，气衰减才会停止。因之复气之后又有胜气发生，而胜气之后没有相应的复气发生，就会有灾害，这是由于生机被伤的缘故。

黄帝道：复气反而致病，又是什么道理呢？岐伯说：复气所至之时，不是它时令的正位，与主时之气不相融洽。所以大复其胜，而反被主时之气所胜，因此反而致病。这是指火、燥、热三气来说的。

黄帝道：治疗之法怎样？岐伯说：六气之胜所致的，轻微的随顺它，严重的制止它；复气所致的，和缓的平调它，暴烈的削弱它。都宜随着胜气来治疗其被抑伏之气，不论其次数多少，总以达到和平为目的。这是治疗的一般规律。黄帝道：对。

客气与主气的胜复是怎样的？岐伯说：客气与主气二者之间，只有胜没有复。黄帝道：其逆与顺怎样区别？岐伯说：主气胜是逆，客气胜是顺，这是自然规律。

黄帝道：客气与主气相胜所致之病是怎样的？岐伯说：厥阴司天，客气胜则病耳鸣，振栗，眩晕，甚至咳嗽；主气胜则病胸胁疼痛，舌强难以说话。

少阴司天，客气胜则病鼻塞流涕，喷嚏，颈项强硬，肩背部闷热，头痛，神疲无力，发热，耳聋，视物不清，甚至浮肿，出血，疮疡，咳嗽气喘；主气胜则心热烦躁，甚则胁痛，支撑胀满。

太阴司天，客气胜则病头面浮肿，呼吸气喘；主气胜则病胸腹满，食后胸腹闷乱。

少阳司天，客气胜则病赤疹发于皮肤，以及赤游丹毒，疮疡，呕吐气逆，喉痹，头痛，咽喉肿，耳聋，血溢，内症为瘕瘕；主气胜则病胸满，咳嗽仰息，甚至咳而有血，两手发热。

阳明司天，清气复胜而有余于内，则病咳嗽，衄血，咽喉窒塞，心膈中热，咳嗽不止，出现吐血就会死亡。

太阳司天，客气胜则病胸闷不畅，流清涕，感寒就咳嗽；主气胜则病咽喉中鸣响。

厥阴在泉，客气胜则病大关节不利，内为痉强拘挛瘕瘕，外为运动不便；主气胜则病筋骨振摇强直，腰腹时时疼痛。

少阴在泉，客气胜则病腰痛，尻、股、膝、髀、腨、胻、足等部位病瞀热而酸，浮肿不能久立，二便失常；主气胜则病逆气上冲，心痛发热，膈内及诸痹都发作，病发于胜胁，汗出不收，四肢厥冷因之而起。

太阴在泉，客气胜则病足痿，下肢沉重，大小便不时而下，湿客下焦，则发为濡泻以及浮肿、前阴病变；主气胜则寒气上逆而痞满，饮食不下，甚至发为疝痛。

少阳在泉，客气胜则病腰腹痛而反恶寒，甚至下痢白沫、小便清白；主气胜则热反上行而侵犯到心胸，心痛，发热，中焦格拒而呕吐。其他各种症候与少阴在泉所致者相同。

阳明在泉，客气胜则清凉之气动于下部，少腹坚满而频频腹泻；主气胜则病腰重，腹痛，少腹生寒，大便溏泄，寒气逆于肠，上冲胸中，甚则气喘不能久立。

太阳在泉，寒气复胜而有余于内，则腰、尻疼痛，屈伸不利，股、胫、足、膝中疼痛。黄帝道：对。

治法应该怎样？岐伯说：上冲的抑之使下降，陷下的举之使上升，有余的折其势，不足的补其虚，以有利于正气的辅助，以适宜的药食来调和，必须使主客之气安泰，根据其寒温，客主之气相同的用逆治法，相反的用从治法。

黄帝道：治寒用热，治热用寒，主客之气相同的用逆治，相反的用从治，我已经知道了。应该用哪些适宜的味呢？岐伯说：厥阴风木主气之时，其泻用酸，其补用辛；少阴君火与少阳相火主气之时，其泻用甘，其补用咸；太阴湿土主气之时，其泻用苦，其补用甘；阳明燥金主气之时，其泻用辛，其补用酸；太阳寒水主气之时，其泻用咸，其补用苦。厥阴客气为病，补用辛，泻用酸，缓用甘；少阴客气为痛，补用咸，泻用甘，收用酸；太阴客气为病，补用甘，泻用苦，缓用甘；少阳客气为病，补用咸，泻用甘，耎坚用咸；阳明客气为病，补用酸，泻用辛，泄用苦；太阳客气为病，补用苦，泻用咸，坚用苦，润用辛。开发腠理，使津液和利阳气通畅。黄帝道：对。

请问阴阳各分之为三，是什么意思？岐伯说：因为阴阳之气各有多少，作用各有不同的缘故。

黄帝道：何以称为阳明？岐伯说：两阳相合而明，故称阳明。黄帝道：何以称为厥阴？岐伯说：两阴交尽，故称厥阴。

黄帝道：气有多少，病有盛衰，因之治疗有缓急，方剂有大小，请问其中的一般规律怎样？岐伯说：病气有高下之别，病位有远近之分，症状有内外之异，治法有轻重的不同，总之以药气适达病所为准则。

《大要》说，君药一，臣药二，是奇方的制度；君药二，臣药四，是偶方的制度；君药二，臣药三，是奇方的制度；君药二，臣药六，是偶方的制度。所以说：病近的用奇方，病远的用偶方；发汗不用奇方，攻下不用偶方；补益与治疗上部的方制宜缓，补益与治疗下部病的方制宜急。急的气味浓厚，缓的气味淡薄。方制用药要恰到病处，就是指此而言。如果病所远，药之气味经中道者，当调剂药食的时间，病在上可先食而后药，病在下可先药而后食，不要违反这个制度。所以适当的治疗方法，病位近用奇方或偶方，宜制小其方药之量；病位远而用奇偶之方，宜制大其方药之量。方剂大的是药味数少而量重，方制小的是药味数多而量轻。味数多的可至九味，味数少的可用两味。用奇方而病不去，则用偶方，叫做重方；用偶方而病不去，则用相反的药味来反佐，以达治疗之目的。所谓反佐，就是佐药的性味，反而与病情的寒热温凉相同。黄帝道：对。

病生于风热湿火燥寒的，我已经知道了。生于三阴三阳之标的怎样治疗？岐伯说：懂得病生于本，反过来就会明白病生于标，治疗病生于本的方法，反过来就是治疗病生于标的方法。黄帝道：对。

六气的胜气，怎样候察呢？岐伯说：当胜气到来的时候进行候察。清气大来是燥气之胜，风木受邪，肝病就发了；热气大来，是火气之胜，燥金受邪，肺病就发生了；寒气大来，是水气之胜，火热受邪，心病就发生了；湿气大来，是土气之胜，寒水受邪，肾病就发生了；风气大来，是木气之胜，土湿受邪，脾病就发生了。这些都是感受胜气之邪而生病的。如果遇到运气不足之年，则邪气更甚；如主时之气不和，也会使邪气更甚；遇月廓空的时候，其邪亦甚。重复感受邪气，其病就危重了。有了胜气，其后必然会有复气。

黄帝道：六气到来时的脉象是怎样的？岐伯说：厥阴之气到来，其脉为弦；少阴之气到来，其脉为钩；太阴之气到来，其脉为沉；少阳之气到来，其脉为大而浮；阳明之气到来，其脉为短而涩；太阳之气到来，其脉为大而长。气至而脉和缓的是平人，气至而脉应过甚的是病态，气至而脉相反的是病态，气至而脉不至的是病态，气未至而脉已至的是病态，阴阳交错更易的其病危重。

黄帝道：六气各有标本，变化所从不同，是怎样的？岐伯说：六气有从本化的，有从标本的，有不从标本的。

黄帝道：希望听你详细地讲讲。岐伯说：少阳、太阴从本化，少阴、太阳既从本又从标，阴明、厥阴不从标本而从其中气。所以从本的化生于本；从标本的或化生于本，或化生于标；从中气的化生于中气。

黄帝道：脉与病似相同而实相反的，怎样诊察呢？岐伯说：脉至与症相从，但按之不鼓击于指下，诸似阳证的，都是这样。黄帝道：凡是阴证而相反的，其脉象怎样？岐伯说：脉至与证相从，但按之却鼓指而强盛有力。

所以各种疾病开始发生，有生于本的，有生于标的，有生于中气的；治疗时有治其本而得愈的，有治其标而得愈的，有治其中气而得愈的，有治其标本而得愈的，有逆治而得愈的，有从治而得愈的。所谓逆其病气而治，其实是顺治；所谓顺其病气而治，其实是逆治。

所以说：知道了标与本的理论，用之于临床就不会有困难；明白了逆与顺的治法，就可正确的进行处理而不至产生疑问。就是这个意思。不知道这些理论，就不足以谈论诊断，却足以扰乱经旨。故《大要》说：技术粗浅的医生，沾沾自喜，以为什么病都能知道了，结果他认为是热证的，言语未了，而寒病又开始显露出来了。他不了解同是一气所生的病变而有不同的形证，诊断迷惑，经旨错乱。就是这个道理。

标本的理论，扼要而广博，从小可及大，举一个例子可以了解许多病的变化。所以懂得了标与本，就易于掌握而不致有所损害，察知属本与属标，就可以使病气调和，明确胜复之气，就可以为群众的榜样。天道的学问，就算得彻底了。

黄帝道：胜气复气的变化，时间的早晚怎样？岐伯说：大凡所胜之气，胜气到来就发病，待病气积聚之时，而复气就开始萌动了。复气，是胜气终了的时候开始的，得其气之时位则加剧。胜气有轻重，复气也有多少，胜气和缓，复气也和缓，胜气虚，复气也虚，这是自然变化的常规。

黄帝道：胜复之气的发作，萌动之时不当其时位，或后于时位而出现，是什么缘故？岐伯说：因为气的发生和变化，盛和衰有所不同。寒暑温凉盛衰的作用，表现在辰戌丑未四季月之时。故阳气的发动，始于温而盛于暑；阴气的发动，始于凉而盛于寒。春夏秋冬四季之间，有一定的时差。故《大要》说：因春天的温暖，成为夏天的暑热，因秋天的肃杀，成为冬天的凛冽。谨慎体察四季月的变化，伺望气候的回归，如此可以见到气的结束，也可以知道气的开始。就是这个意思。

黄帝道：四时之气的差分有常数否？岐伯说：大多是三十天。黄帝道：其在脉象上的反应是怎样的？岐伯说：时差与正常时相同，待其时过而脉亦去。《脉要》说：春脉无沉象，夏脉无弦象，冬脉无涩象，秋脉无数象，是四时生气闭塞。沉而太过的是病脉，弦而太过的是病脉，涩而太过的是病脉，数而太过的是痛脉，参差而见的是病脉，去而复见的是病脉，气未去而脉先去的是病脉。气去而脉不去的是病脉，脉与气相反的是死脉。所以说：气与脉之相守，像权衡之器一样不可有所差失。大凡阴阳之气，清静则生化就正常，扰动则导致疾病发生。就是这个道理。

黄帝道：幽和明是什么意思？岐伯说：太阴、少阴两阴交尽，叫做幽；太阳、少阳两阳合明，叫做明。幽和明配合阴阳，就有寒暑的不同。

黄帝道：分和至是什么意思？岐伯说：气来叫做至，气分叫做分；气至之时其气同，气分之时其气就异。所以春分秋分的二分和夏至冬至的二至，是天地正常气化纪时的纲领。

黄帝道：先生所说的春秋之气开始在前，冬夏之气开始于后，我已知道了。然而六气往复运动，主岁之时又非固定不变，其补泻方法是怎样的？岐伯说：根据司天、在泉之气所主之时，随其所宜，正确选用药味，是治疗上的主要关键。左右间气的治法与此相同。《大要》说：少阳主岁，先甘后咸；阳明主岁，先辛后酸；太阳主岁，先咸后苦；厥阴主岁，先酸后辛；少阴主岁，先甘后咸；太阴主岁，先苦后甘。佐以所宜的药物，助其生化之源泉，就掌握了治疗六气致病的规律。黄帝道：讲得对！

许多疾病的发生，都由于风寒暑湿燥火六气的变化。医经上说：实证用泻法治疗，虚证用补法治疗，我把它告诉了医工，但是医工们运用了它，还不能收到十全的效果。我要这些重要的理论得到普遍运用，并且能够收到桴鼓相应的效果，如拔刺、雪污一样，对于望闻问切的诊察方法和技术，可以告诉我吗？岐伯说：审察疾病发生和发展变化的机理，切勿失却气宜。就是这个意思。

黄帝道：请问疾病发生和发展变化的机理是怎样的？岐伯说：凡是风病，振摇眩晕，都属于肝。凡是寒病，收引拘急，都属于肾。凡是气病，喘急胸闷，都属于肺。凡是湿病，浮肿胀满，都属于脾。凡是热病，神志昏乱，肢体抽搐，都属于火。凡是疼痛瘙痒的疮疡，都属于心。凡是厥逆，二便不通或失禁，都属于下焦。凡是痿症，喘逆呕吐，都属于上焦。凡是口噤不开，鼓颌战抖，神志不安，都属于火。凡是痉病，颈项强急，都属于湿。凡是气逆上冲，都属于火。凡是胀满腹大，都属于热。凡是躁动不安，发狂越常，都属于火。凡是突然发生的强直，都属于风。凡是因病有声，叩之如鼓，都属于热。凡是浮肿，疼痛酸楚，惊骇不宁，都属于火。凡是转筋反折，排出的水液混浊，都属于热。凡是排泄的水液澄明清冷，都属于寒。凡是呕吐酸水，急剧的下利，都属于热。所以《大要》说：谨慎地掌握病机，分别观察其所属关系，有邪、无邪均必须加以推求，实证、虚证都要详细研究，首先分析五气中何气所胜，然后疏通其血气，使之调达舒畅，而归于和平。就是这个意思。黄帝道：讲得对。

药物五味有阴阳之分，它们的作用怎样？岐伯说：辛甘发散的属阳，酸苦涌泄的属阴，咸味涌泄的属阴，淡味渗泄的属阳。辛甘酸苦咸淡六者，或收敛，或发散，或缓和，或急暴，或燥湿，或润泽，或柔软，或坚实，根据病情之所宜运用，以调理气机，使阴阳归于平衡。

黄帝道：有的病不是用调气之法所能治愈的，应该怎样治疗？有毒无毒之药，哪种先用，哪种后用？我想知道它的方法。岐伯说：有毒无毒药物的使用，以适应所治病证的需要为原则，根据病情的轻重制定方剂的大小。

黄帝道：请你讲讲方剂的制度。岐伯说：君药一，臣药二，是小方的组成法；君药一，臣药三，佐药五，是中等方的组成法；君药一，臣药三，佐药九，是大方的组成法。寒病用热药治疗，热病用寒药治疗，病轻的逆其病气而治，病重的从其病气而治，坚实的削弱它，有客邪的驱除它，因劳所致的温养它，郁结的疏散它，滞留的攻逐它，干燥的滋润它，拘急的缓和它，耗散的收敛它，虚损的温补它，安逸的通行它，惊悸的平静它，在上者使之上越，在下者使之下夺，或用按摩，或用汤浴，或迫使其外出，或劫截其发作，或用开导，或用发泄，以适合病情为度。

黄帝道：什么叫逆从？岐伯说：逆就是正治法，从就是反治法。反治药的多少，要根据病情而定。

黄帝道：反治是怎样的？岐伯说：就是热因寒用，寒因热用，塞因塞用，通因通用。要制伏疾病的本质，必先探求发病的原因。反治法开始时药性与病性似乎相同，但最终其药性与病性是相反的。可以用来破除积滞，消散坚块，调畅气机，使疾病痊愈。黄帝道：对。

调畅气机而病得痊愈的是怎样的呢？岐伯说：或用逆治，或用从治，或先逆后从，或先从后逆，疏通气机，使其调达，这就是调气的治法。黄帝道：对。

　　病有内脏与体表相互影响的，如何治疗？岐伯说：从内脏影响到体表的，先治其内脏病；从体表影响到内脏的，先治其体表病；从内脏影响到体表而偏重于体表的，先治其内脏病，后治其体表病；从体表影响到内脏而偏重于内脏的，先治其体表病，后治其内脏病；内脏与体表没有相互影响的，就治其发病部位所主之病。黄帝道：对。

　　火热之病，反复恶寒发热，有如疟疾之状，或一天一发，或间隔数天一发，这是什么缘故？岐伯说：因为胜复之气相遇的时候，阴阳之气有多少的关系。阴气多而阳气少，则发作的间隔时日就长；阳气多而阴气少，则发作的间隔时日就短。这是胜气与复气的相互搏斗，也是寒热盛衰的关键。疟疾的原理也是这样。

　　黄帝道：医论上说，治寒证当用热药，治热证当用寒药，医工是不能违背这些准则而改变其规律的。但是有些热病，服寒药后而更热；有些寒病，服热药后而更寒。不但原有的寒与热证仍旧存在，而且更有新病增加，这应该怎样治疗呢？岐伯说：凡是用寒药而反热的，应该滋其阴，用热药而反寒的，应该补其阳，这就是探求其根本而治的方法。黄帝说：对。

　　服寒药而反热，服热药而反寒，是什么原因呢？岐伯说：仅注意治疗其亢盛之气，而忽略了虚弱之根本，所以有相反的结果。

　　黄帝道：有的并非由于治疗亢盛之气所造成的，是什么道理？岐伯说：问得真详尽啊！没有治疗亢盛之气，那就是由于不知道五味所属的关系。大凡五味入胃之后，各归入所喜的脏。所以酸味先入肝，苦味先入心，甘味先入脾，辛味先入肺，咸味先入肾。服用日久便能增强各脏之气，这是药物在人体气化的一般规律；若使脏气增强过久，又是导致死亡的原因。黄帝道：对。

　　方剂的制度分君臣，是什么意思？岐伯说：主治疾病的药叫做君，辅助君药的叫做臣，应顺臣药的叫做使，并不是指上、中、下三品的意思。

　　黄帝道：什么叫三品？岐伯说：三品是用来说明药性有毒无毒的分类法。

　　黄帝道：对。疾病的在内在外怎样分别治疗？岐伯说：调治病气的方法，必须辨别阴阳，确定它在内还是在外，根据病之所在，在内的治内，在外的治外。轻微的调理它，较盛的平静它，亢盛的劫夺它，在表的汗之，在里的下之，根据寒热温凉的不同属性，而衰减其所属的病证，随其所宜为准。谨慎地遵守如上的法则，可以万治万全，使气血和平，确保他的天年。黄帝道：讲得好极了。

·卷二十三·

著至教论篇第七十五

【原文】　黄帝坐明堂，召雷公而问之曰：子知医之道乎？雷公对曰：诵而颇能解，解而未能别，别而未能明，明而未能彰。足以治群僚，不足至侯王，愿得受树天之度，四时阴阳合之，别星辰与日月光，以彰经术，后世益明，上通神农，著至教，疑于二皇。帝曰：善！无失之，此皆阴阳表里上下雌雄相输应也，而道上知天文，下知地理，中知人事，可以长久，以教众庶，亦不疑殆，医道论篇，可传后世，可以为宝。

雷公曰：请受道，讽诵用解。帝曰：子不闻《阴阳传》乎！曰：不知。曰：夫三阳天为业，上下无常，合而病至，偏害阴阳。雷公曰：三阳莫当，请闻其解。帝曰：三阳独至者，是三阳并至，并至如风雨，上为巅疾，下为漏病，外无期，内无正，不中经纪，诊无上下，以书别。雷公曰：臣治疏愈，说意而已。帝曰：三阳者，至阳也，积并则为惊，病起疾风，至如礔砺，九窍皆塞，阳气滂溢，干嗌喉塞，并于阴，则上下无常，薄为肠澼，此谓三阳直心，坐不得起，卧者便身全。三阳之病，且以知天下，何以别阴阳，应四时，合之五行。

雷公曰：阳言不别，阴言不理，请起受解，以为至道。帝曰：子若受传，不知合至道以惑师教，语子至道之要，病伤五脏，筋骨以消，子言不明不别，是世主学尽矣。肾且绝，惋惋日暮，从容不出，人事不殷。

【解读】　黄帝坐于明堂之上，召见雷公问道：你懂得医学的道理吗？雷公回答说：我诵读医书不能完全理解，有的虽能粗浅的理解，但不能分析辨别，有的虽能分析辨别，但不能深入了解其精奥，有的虽了解其精奥，但不能加以阐发和应用，所以我的医学，只足以治疗一般官吏的病，不足以治疗侯王之疾。我很希望你能给我关于树立天之度数，如何合之四时阴阳，测日月星辰之光等方面的知识，以进一步阐发其道理，使后世更加明了，可以上通于神农，并让这些精确的道理得到发扬，其功可比拟于二皇。黄帝说：好。不要忘掉，这些都是阴阳表里上下雌雄相互联系相互应合的道理，就医学而言，必须上通天文，下通地理，中知人事，才能长久流传下去，用以教导群众，也不致发生疑惑，只有这样的医学论篇，才能传于后世，而作为宝贵的遗产。

雷公说：请把这些道理传授给我，以便背诵和理解。黄帝说：你没听说过有《阴阳传》这部书吗？雷公说：不知道。黄帝说：三阳之气，主护卫人一身之表，以适应天气的变化，若人之上下经脉的循行失其常度，则内外之邪相合而病至，必使阴阳有所偏盛而为害。雷公说："三阳莫当"这句话，应当怎样理解。黄帝说：所谓三阳独至，实为三阳之气合并而至，并至则阳气过盛，其病来疾如风雨，犯于上则发为头巅部疾病，犯于下则发为大小便失禁的漏病。由于这种病变化无常，外无明显的气色变化等症状可察，内无一定的征象可以预期，其病又不符合于一肌的发病规律，所以在诊断时，也就无法记录分辨其病变的属上属下。雷公说：我治疗这类病，很少治愈，请你详细解释一下，以解除我的疑惑。黄帝说：三阳是极盛之阳，若三阳之气积并而至，则发而为惊，病起迅如疾风，病至猛如霹雳，九窍皆因之闭塞，因阳气滂渍盈溢，而咽干喉塞。若并于阴，则为盛阳之气内薄于脏，病亦上下无常，如果迫于下，则发为肠澼。若三阳之气直冲心膈，使人坐而不得起，卧下觉得舒适，这是三阳积并而至之病。由此而知，欲通晓人与天地相应的关系，必须知道如何辨别阴阳，及其上应天之四时，下合地之五行等道理。

雷公说：对于这些道理，明显的讲，我不能辨别，讲隐晦的，我更不能理解，请你再解释一下其中的精微，使我能更好地领会这一深奥的道理。黄帝说：你受老师的传授，若不知与至道相合，反而会对老师的传授产生疑惑，我现在告诉你至道的要点。若人患病伤及了五脏，筋骨日渐瘦削，如果像你所说的那样不能辨别，世上的医学岂不失传了吗。例如肾气将绝，则终日心中惋惋不安，欲静处不欲外出，更不欲频繁的人事往来。

示从容论篇第七十六

【原文】 黄帝燕坐，召雷公而问之曰：汝受术诵书者，若能览观杂学，及于比类，通合道理，为余言子所长，五脏六腑，胆胃大小肠脾胞膀胱，脑髓涕唾，哭泣悲哀，水所从行，此皆人之所生，治之过失，子务明之，可以十全，即不能知，为世所怨。雷公曰：臣请诵《脉经》上下篇甚众多矣，别异比类，犹未能以十全，又安足以明之。

帝曰：子别试通五脏之过，六腑之所不和，针石之败，毒药所宜，汤液滋味，具言其状，悉言以对，请问不知。雷公曰：肝虚肾虚脾虚，皆令人体重烦冤，当投毒药刺灸砭石汤液，或已，或不已，愿闻其解。帝曰：公何年之长而问之少，余真问以自谬也。吾问子窈冥，子言"上下篇"以对，何也？夫脾虚浮似肺，肾小浮似脾，肝急沉散似肾，此皆工之所时乱也，然从容得之。若夫三脏土木水参居，此童子之所知，问之何也。

雷公曰：于此有人，头痛筋挛骨重，怯然少气，哕噫腹满，时惊，不嗜卧，此何脏之发也？脉浮而弦，切之石坚，不知其解，复问所以三脏者，以知其比类也。帝曰：夫从容之谓也。夫年长则求之于府，年少则求之于经，年壮则求之于脏，今子所言皆失。八风菀熟（一作热），五脏消烁，传邪相受。夫浮而弦者，是肾不足也，沉而石者，是肾气内著也，怯然少气者，是水道不行，形气消索也，咳嗽烦冤者，是肾气之逆也，一人之气，病在一脏也，若言三脏俱行。不生法也。

雷公曰：于此有人，四肢解惰，喘咳血泄，而愚诊之，以为伤肺，切脉浮大而紧，愚不敢治，粗工下砭石，病愈多出血，血止身轻，此何物也？帝曰：子所能治，知亦众多，与此病失矣。譬以鸿飞，亦冲于天。夫圣人之治病，循法守度，援物比类，化之冥冥，循上及下，何必守经。今夫脉浮大虚者，是脾气之外绝，去胃外归阳明也，夫二火不胜三水，是以脉乱而无常也。四支解惰，此脾精之不行也。喘咳者，是水气并阳明也。血泄者，刀血无所行也，若夫以为伤肺者，由失以狂也，不引比类，是知不明也。夫伤肺者，脾气不守，胃气不清，经气不为使，真脏坏决，经脉傍绝，五脏漏泄，不衄则呕，此二者不相类也。譬如天之无形，地之无理，白与黑相去远矣。是失，吾过矣。以子知之，故不告子，明引比类、从容，是以名曰诊轻，是谓至道也。

【解读】　黄帝坐好后，召唤雷公问道：你是学习医术，也读了许多的医书，或能广泛阅览群书，并能取象比类，贯通融汇医学的道理。跟我说说你的专长吧。五脏六腑、胆、胃、大小肠、脾、胞、膀胱、脑髓、涕唾，哭泣悲哀，皆五液所从运行，这一切都是人体赖以生存，治疗中易于产生过失的，你务必明了，治病时就方可十全，若不能通晓，就不免要出差错，而为世人抱怨。雷公回答说：我诵读过《脉经》上下篇的内容已经很多了，但对辨别异同，取象比类，还不能十全，又怎能说完全明白呢。

黄帝说：你试用《脉经》上、下篇以外，以素所通晓的理论，来解释五脏之所病，六腑之所不和，针石治疗之所败，毒药治疗之所宜，以及汤液滋味等方面的内容，并具体说明其症状，详细地作出回答，如果有不知道的地方，请提出来问我。雷公说：肝虚、肾虚、脾虚都能使人身体沉重和烦冤，当施以毒药、刺灸、砭石、汤液等方法治疗后，有的治愈，有的不愈，想知道这应如何解释。

黄帝说：你已经年长了，为什么提的问题这么幼稚呢，这是由于我的发问而招来的错误回答。我本来想问你比较深奥的道理，而你却从《脉经》上、下篇的内容来回答我，是什么缘故呢？脾脉本宜微软，今病而现虚浮，与肺脉相似，肾脉本应微沉，今病而现小浮，与脾脉相似，肝脉本应微弦，今病而现急沉散，与肾脉相似，这些都是医生时常所易于混乱的，然而如能从容不迫地去诊视，还是可以分辨清楚的。至于脾、肝、肾三脏，分属于土、木、水，三者均居膈下，部位相近，这是小孩子都知道的，你问它有什么意义呢？

雷公说：在此有这样的病人，头痛，筋脉拘挛，骨节沉重，畏怯少气，哕噫腹满，时常惊骇，不欲卧，这是那一脏所发的病呢？其脉象浮而弦，重按则坚硬如石，我不知应如何解释，故再问三脏，以求能知如何比类辨析。黄帝说：这应从容进行分析。一般的说，老年人的病，应从六腑来探求；少年人的病，应从经络来探求；壮年人的病，应从五脏来探求。现在你只讲脉证，不谈致病的根由。如外而八风之都热，内而五脏的消烁，以及邪传相受的次第等，这样就失去了对疾病全面的理解。脉浮而弦的，是肾气不足。脉沉而坚硬如石的，是肾气内著而不行。畏怯少气的，是因为水道不行，而形气消散。

咳嗽烦闷的，是肾气上逆所致。这是一人之气，其病在肾一脏，如果说是三脏俱病，是不符合诊病法则的。

雷公问：在此有这样的病人，四肢懈怠无力，气喘咳嗽而血泄，我诊断了一下，以为是伤肺，诊其脉浮大而紧，我未敢治疗，一个粗率的医生治之以砭石，病愈，但出血多，血止以后，身体觉得轻快，这是什么病呢？黄帝说：你所能治的和能知道的病，已是很多的了，但对这个病的诊断却错了。医学的道理是非常深奥的，好比鸿雁的飞翔，虽亦能上冲于天，却得不到浩渺长空的边际。所以圣人治病，遵循法度，引物比类，掌握变化于冥冥莫测之中，察上可以及下，不一定拘泥于常法。今见脉浮大而虚。这是脾气外绝，去胃而外归于阳明经。由于二火不能胜三水，所以脉乱而无常。四肢懈怠无力，是脾精不能输布的缘故。气喘咳嗽，是水气泛溢于胃所致。

血泄，是由于脉急而使血液失常。假如把本病诊断为伤肺，是错误的说法。诊病不能引物比类，是知之不明。如果肺气受伤。则脾气不能内守，致胃气不清，经气也不为其所使，肺脏损坏，则治节不通，致经脉有所偏绝，五脏之气俱漏泄，不衄血则呕血，病在肺在脾，二者是不相类同的。如果不能辨别，就如天之无形可求，地之无位可理，黑白不分，未免相距太远了。这个失误是我的过错，我以为你已经知道了，所以没有告诉你，由于诊病必须明晓引物比类，以求符合从容篇的说法，所以叫做真经，这是至真至确的道理所在。

疏五过论篇第七十七

【原文】　黄帝曰：呜呼远哉！闵闵乎若视深渊，若迎浮云，视深渊尚可测，迎浮云莫知其际。圣人之术，为万民式，论裁志意，必有法则，循经守数，按循医事，为万民副，故事有五过四德，汝知之乎？雷公避席再拜曰：臣年幼小，蒙愚以惑，不闻五过与四德，比类形名，虚引其经，心无所对。

帝曰：凡未诊病者，必问尝贵后贱，虽不中邪，病从内生，生曰脱营；尝富后贫，名曰失精；五气留连，病有所并。医工诊之，不在脏腑，不变躯形，诊之而疑，不知病名；身体日减，气虚无精，病深无气，洒洒然时惊，病深者，以其外耗于卫，内夺于荣。良工所夫，不知病情，此亦治之一过也。

凡欲诊病者，必问饮食居处，暴乐暴苦，始乐后苦，皆伤精气，精气竭绝，形体毁沮。暴怒伤阴，暴喜伤阳，厥气上行，满脉去形。愚医治之，不知补泻，不知病情，精华日脱，邪气乃并，此治之二过也。

善为脉者，必以比类奇恒从容知之，为工而不知道，此诊之不足贵，此治之三过也。

诊有三常，必问贵贱，封君败伤，及欲侯王。故贵脱势，虽不中邪，精神内伤，身必败亡。始富后贫，虽不伤邪，皮焦筋屈，痿躄为挛。医不能严，不能动神，外为柔弱，乱至失常，病不能移，则医事不行，此治之四过也。

凡诊者，必知终始，有知余绪。切脉问名，当合男女。离绝菀结，忧恐喜怒，五脏空虚，血气离守，工不能知，何术之语。富大伤，斩筋绝脉，身体复行，令泽不息，故伤败结，留薄归阳，脓积寒暑，粗工治之，亟刺阴阳，身体解散，四支转筋，死日有期，医不能明，不问所发，唯言死日，亦为粗工，此治之五过也。

凡此五者，皆受术不通，人事不明也。故曰：圣人之治病也，必知天地阴阳，四时经纪；五脏六腑，雌雄表里；刺灸砭石，毒药所主：从容人事，以明经道，贵贱贫富，各异品理，问年少长，勇怯之理；审于分部，知病本始，八正九候，诊必副矣。

治病之道，气内为宝，循求其理，求之不得，过在表里；守数据治，无失俞理，能行此术，终身不殆。不知俞理，五脏菀熟，痈发六腑，诊病不审，是谓失常。谨守此治，与经相明。《上经》、《下经》，揆度阴阳，奇恒五中，决以明堂，审于终始，可以横行。

【解读】　黄帝说：深远的道真是远大幽深，好像视探深渊，又好像迎看浮云，但渊虽深，尚可以测量，迎看浮云，却不到其边际。圣人的医术，是万民学习的榜样，论裁人的志意，必有法则，因循遵守医学的常规和法则，审查医事，为万民的辅助，所以医事有五过和四德，你知道吗？雷公站起来再拜回答说：我年幼小，蒙昧无知，不曾听说过五过和四德，虽然也能从病的症状和名目上来比类，但只是虚引经义而已，心里还不明白，回答不了。

黄帝说：在未诊病前，应问病人的生活改变情况，如果是先贵后贱，虽然没有感受外邪，也会病从内生，这种病叫"脱营"。如果是先富后贫，发病叫做"失精"，由于五脏之气留连不运，积并而为病。医生诊察这种病，病的初期，由于病不在脏腑，形体也无改变，医生常诊而疑之，不知是什么病。日久则身体逐渐消瘦，气虚而精无以生，病势深重则真气被耗，阳气日虚，因洒洒恶寒而心怯时惊，其所以病势日益深重，是因为在外耗损了卫气，在内劫夺了营血。这种病即便是技术高明的医生，若不问明病人的情况，不知其致病原因，更不能治愈，这是治疗上的第一个过失。

　　凡欲诊治疾病时，一定要问病人的饮食和居住环境，以及是否有精神上的突然欢乐、突然忧苦，或先乐后苦等情况，因为突然苦乐都能损伤精气，使精气竭绝，形体败坏。暴怒则伤阴，暴喜则伤阳，阴阳俱伤，则使人气厥逆而上行，充满于经脉，而神亦浮越，去离于形体。技术低劣的医生，在诊治这种疾病时，既不能恰当地运用泻治法，又不了解病情，致使精气日渐耗散，邪气得以积并，这是诊治上的第二个过失。

　　善于诊脉的医生，必将病之奇恒，比类辨别，从容分析，得知其病情，如果医生不懂得这个道理，他的诊治技术就没有什么可贵之处，这是治疗上的第三个过失。

　　诊病时须注意三种情况，即必须问其社会地位的贵贱，及是否曾有被削爵失势之事，以及是否有欲作侯王的妄想。因为原来地位高贵，失势以后，其情志必抑郁不伸，这种人，虽然未中外邪，但由于精神已经内伤，身体必然败亡。先富后贫的人，虽未伤于邪气，也会发生皮毛憔枯，筋脉拘屈，足痿弱拘挛不能行走。

　　对这类病人，医生如果不能严肃地对其开导，不能动其思想改变其精神面貌，而一味的对其柔弱顺从，任其发展下去，则必然乱之而失常，致病不能变动，医治也不发生效果，这是治疗上的第四个过失。

　　凡诊治疾病，必须了解其发病初期和现在的病情，又要知其病之本末，在诊脉问证时，应结合男女在生理及脉证上的特点。如因亲爱之人分离而怀念不绝，致情志郁结难解，及忧恐喜怒等，都可使五脏空虚，血气离守，医生如不知道这些道理，还有什么诊治技术可言。尝富之人，一旦失去财势，必大伤其心神，致筋脉严重损伤，形体虽然依能够行动，但津液已不再滋生了。若旧伤败结，致血气留聚不散，郁而化热，归于阳分，久则成脓，脓血蓄积，使人寒热交作。粗率的医生治疗这种病，由于他不了解病系劳伤脓积，而多次刺其阴阳经脉，使其气血更虚，致身体懈散，四肢转筋，死期已不远了，医生对此既不能明辨，又不问其发病原因，只是说病已危重，这是粗率的医生，这是治疗上的第五个过失。

　　上面所说的五种失误过失，都是由于医生的学术不精，人情事理不明所造成的。所以说：圣人的治病，必知自然界阴阳的变化，四时寒暑的规律，五脏六腑之间的关系，经脉之阴阳表里，刺灸、砭石、毒药治病之所宜，能周密详审人情事理，有诊治之常道，从病人的贵贱贫富，区分其体制裁及发病的各自特点，问其年龄之长幼，知其性情勇怯之理，审察病色出现的部位，以知其病之本始，并结合四时八风正气及三部九候脉象进行分析，所以他的诊疗技术是全备的。治病的道理，应重视病人元气的强弱，从其元气的强弱变化中，探求其病，如果求之不得，其病便是在阴阳表里之间。治病时应遵守气血多少及针刺深浅等常规，不要失去取穴的理法，能这样来进行医疗，则终生可不发生差错。如果不知取穴的理法，而妄施针石，可使五脏积热，痈发于六腑。若诊病不能详审周密，便是失常，若能谨守这些诊治法则，自会与经旨相明，能通晓《上经》、《下经》之义，及如何揣测度量阴阳的变化，诊察奇恒之疾和五脏之病，而取决于明堂之色，审知疾病的始终等道理，便可随心所欲而遍行于天下。

徵四失论篇第七十八

【原文】　黄帝在明堂，雷公侍坐。黄帝曰：夫子所通书受事众多矣，试言得失之意，所以得之。所以失之。雷公对曰：循经受业，皆言十全，其时有过失者，请闻其事解也。

帝曰：子年少智未及邪？将言以杂合耶？夫经脉十二，络脉三百六十五，此皆人之所明知，工之所循用也。所以不十全者，精神不专，志意不理，外内相失，故时疑殆。诊不知阴阳逆从之理，此治之一失也。

受师不卒，妄作杂术，谬言为道，更名自功，妄用砭石，后遗身咎，此治之二失也。

不适贫富贵贱之居，坐之薄厚，形之寒温，不适饮食之宜，不别人之勇怯，不知比类，足以自乱，不足以自明，此治之三失也。

诊病不问其始，忧患饮食之失节，起居之过度，或伤于毒，不先言此，卒持寸口，何病能中，妄言作名，为粗所穷，此治之四失也。

是以世人之语者，驰千里之外，不明尺寸之论，诊无人事。治数之道，从容之葆，坐持寸口，诊不中五脉，百病所起，始以自怨，遗师其咎。是故治不能循理，弃术于市，妄治时愈，愚心自得。呜呼！窈窈冥冥，孰知其道！

道之大者，拟于天地，配于四海，汝不知道之谕，受以明为晦。

【解读】　黄帝坐在明堂，雷公坐在黄帝的旁边，黄帝说：先生所通晓的医书和所从事的医疗工作，已经是很多的了，你试谈谈对医疗上的成功与失败的看法，为什么能成功，为什么会失败。雷公说：我遵循医经学习医术，书上都说可以得到十全的效果，但在医疗中有时还是有过失，请问这应怎样解释呢？

黄帝说：你是由于年岁轻智力不足，考虑不及呢？还是对众人的学说缺乏分析呢？经脉有十二，络脉有三百六十五，这是人们所明白知道的，也是医生所遵循应用的。治病所以不能收到十全的疗效，是由于精神不能专一，志意不够条理，不能将外在的脉证与内在病情综合一起分析，所以时常发生疑惑和危殆。诊病不知阴阳逆从的道理，这是治病失败的第一个原因。

随师学习没有卒业，学术未精，乱用杂术，以错误为真理，变易其说，而自以为功，乱施砭石，给自己遗留下过错，这是治病失败的第二个原因。

治病不能适宜于病人的贫富贵贱生活特点、居处环境的好坏、形体的寒温，不能适合饮食之所宜，不区别个性的勇怯，不知道用比类异同的方法进行分析，这种作法，只能扰乱自己的思想，不足以自明，这是治病失败的第三个原因。

诊病时不问病人开始发病情况，及是否曾有过忧患等精神上刺激，饮食是否失于节制，生活起居是否超越正常规律，或者是否曾伤于毒，如果诊病时不首先问清楚这些情况，便仓促去诊视寸口。怎能诊中病情，只能是乱言病名，使病为这种粗率医疗作风所困，这是治病失败的第四个原因。

所以社会上的一些医生，虽学医术很好，但却不明白尺寸的道理，诊治疾病，不知参考人事。更不知诊病之道应以能作到比类从容为最宝贵的道理，只知诊察寸口。这种作法，既诊不中五脏之脉，更不知疾病的起因，开始埋怨自己的学术不精，继而归罪于老师传授不明。所以治病如果不能遵循医理，必为群众所不信任，乱治中偶然治愈疾病，不知是侥幸，反自鸣得意。医道之精微深奥，有谁能彻底了解其中的道理？

医道之大，可比拟于天地，配于四海，你若不能通晓道之教谕，则所接受之道理，虽很明白，必反成暗晦不明。

·卷二十四·

阴阳类论篇第七十九

【原文】 孟春始至，黄帝燕坐，临观八极，正八风之气，而问雷公曰：阴阳之类，经脉之道，五中所主，何脏最贵？雷公对曰：春，甲乙青，中主肝，治七十二日，是脉之主时，臣以其脏最贵。帝曰：却念《上下经》，阴阳从容，子所言贵。最其下也。

雷公致斋七日，旦复待坐。帝曰：三阳为经，二阳为维，一阳为游部，此知五脏终始。三阴为表，二阴为里，一阴至绝作朔晦，却具合以正其理。雷公曰：受业未能明。

帝曰：所谓三阳者，太阳为经，三阳脉至手太阴，弦浮而不沉，决以度，察以心，合之阴阳之论。所谓二阳者，阳明也，至手太阴，弦而沉急不鼓，炅至以病皆死。一阳者，少阳也，至手太阴，上连人迎，弦急悬不绝，此少阳之病也，专阴则死。

三阴者，六经之所主也，交于太阴，伏鼓不浮，上空志心。二阴至肺，其气归膀胱，外连脾胃。一阴独至，经绝，气浮不鼓，钩而滑。此六脉者，乍阴乍阳，交属相并。缪通五脏，合于阴阳，先至为主，后至为客。

雷公曰：臣悉尽意，受传经脉，颂得从容之道，以合《从容》，不知阴阳，不知雌雄。帝曰：三阳为父，二阳为卫，一阳为纪；三阴为母，二阴为雌，一阴为独使。

二阳一阴，阳明主病，不胜一阴，软而动，九窍皆沉。三阳一阴，太阳脉胜，一阴不能止，内乱五脏，外为惊骇。二阴二阳，病在肺，少阴脉沉，胜肺伤脾，外伤四支。二阴二阳皆交至，病在肾，骂詈妄行，巅疾为狂。二阴一阳，病出于肾，阴气客游于心脘，下空窍堤，闭塞不通，四支别离。一阴一阳代绝，此阴气至心，上下无常，出入不知，喉咽干燥，病在土脾。二阳三阴，至阴皆在，阴不过阳，阳气不能止阴，阴阳并绝，浮为血瘕，沉为脓胕。阴阳皆壮，下至阴阳。上合昭昭，一合冥冥，诊决死生之期，遂合岁首。

雷公曰：请同短期。黄帝不应。雷公复问。黄帝曰：在经论中。雷公曰：请闻短期。黄帝曰：冬三月之病，病合于阳者，至春正月脉有死征，皆归出春。冬三月之病，在理已尽，草与柳叶皆杀，春阴阳皆绝，期在孟春。春三月之病，曰阳杀，阴阳皆绝，期在草干。夏三月之病，至阴不过十日；阴阳交，期在溓水。秋三月之病，三阳俱起，不治自己。阴阳交合者，立不能坐，坐不能起，三阳独至，期在石水；二阴独至，期在盛水。

【解读】　立春这天，黄帝安闲地坐着，观看八方的景色，伺察着八风所至的方向，问雷公说：按照阴阳的分析方法，经脉的循行道理，配合五脏主时，你认为哪一脏最重要？雷公回答说：春为四时之首，属甲乙木，色青，五脏中主肝，肝旺于春季七十二日，也是肝脉当令的时候，我认为肝脏是最重要的。黄帝说道：我依据上下经阴阳比类分析的理论来体会，你认为最重要的，实际上却是最次要的。雷公斋戒了七天，早晨又侍坐于黄帝的身边。黄帝说道：三阳为经纶，二阳为维系，一阳为游部，懂得这些，就可以知道五脏之气运行的终始了。三阴为表，二阴为里，一阴为阴气之最终，也是阳气的开始，如同朔晦的交界，符合于天地阴阳终始的道理。

雷公说道：我还是没有明白其中的意义。黄帝解释说：所谓三阳是指太阳，太阳为经，其脉至于手太阴寸口，见弦浮不沉之象，应当度量其衰旺，细心诊察，参合阴阳之论，以确知它的好坏。所谓二阳，是指阳明，其脉至于手太阴寸口，见弦而沉急，不鼓击于指，火热大至之时而有此病脉，大都有死亡的危险。所谓一阳，是指少阳，其脉至于手太阴寸口，上连人迎，见弦急悬而不绝，这是少阳经的病脉，如见有阴而无阳的真脏脉象，就要死亡。

"三阴"为手太阴肺经，肺朝百脉，所以为六经之主，其气交于太阴寸口，脉象沉伏鼓动而不浮，是太阴之气陷下而不能上升，以致心志空虚。"二阴"是少阴，其脉至于肺，其气归于膀胱，外与脾胃相连。"一阴"是厥阴，其脉独至于太阴寸口，经气已绝，故脉气浮而不鼓，脉象如钩而滑。以上六种脉象，或阳脏见阴脉，或阴脏见阳脉，相互交错，会聚于寸口，都和五脏相通，与阴阳之道相合。如出现此种脉象，凡先见于寸口的为主，后见于寸口的为客。

雷公说：我已经完全懂得您的意思了，把您以前传授给我的经脉道理，以及我自己从书本上读到的从容之道，和今天您所讲的从容之法相结合的话，我还不明白其中阴阳雌雄的意义。黄帝道：三阳如父亲那样高尊，二阳如外卫，一阳如枢纽；三阴如母亲那样善于养育，二阴如雌性那样内守，一阴如使者一般，能交通阴阳。

二阳一阴是阳明主病，二阳不胜一阴，阳明脉软而动，九窍之气沉滞不利。三阳一阴为病，则太阳脉胜，寒水之气大盛，一阴之气不能制止，而内乱五脏，外现惊骇。二阴二阳则病在肺，少阴脉沉，少阴之气胜肺伤脾，在外伤及四肢。二阴与二阳皆交至，则土邪侮水，其病在肾，骂詈妄行，癫疾狂乱。

二阴一阳则阴胜于阳，病由肾水上凌，阴气客游在心脘，因此阳气不能敷布，汗孔被阻隔闭塞不通，四肢就好像和躯体别离一样。一阴一阳，如果木盛克土而见代绝之脉，这是厥阴之气上至于心发生的病变，或上或下，而无定处，饮食无味，大便泄泻无度，咽喉干燥，病在脾土。二阳三阴为病，包括至阴脾土在内，阴气不能至于阳，阳气不能达于阴，阴阳相互隔绝，阳浮于外则内成血瘕，阴沉于里则外成脓肿；若阴阳之气都盛壮，而病变趋向下，在男子则阳道生病，在女子则阴道生病。上观天道，下察地理，参合诊察来决断病者死生之期。这样，才能懂得一岁之中何气为首，五脏之中何脏为重要的道理。

雷公说：请问疾病的死亡日期。黄帝没有回答。雷公又问。黄帝道：在医书上有说明。雷公又说：请问疾病的死亡日期。黄帝道：冬季三月的病，如病症脉象都属阳盛，则春季正月见脉有死征，那末到出春交夏，阳盛阴衰之时，便会有死亡的危险。冬季三月的病，根据天理，势必将尽，草和柳叶都枯死了，如果到春天阴阳之气都绝，那么其死期就在正月。春季三月的病，名为"阳杀"。阴阳之气都绝，死期在冬天草木枯干之时。夏季三月的病，若不愈，到了至阴之时，那么其死期在至阴后不超过十日；若脉见阴阳交错，则死期在初冬结薄冰之时。冬季三月的病，表现了手足三阳的脉证，不给治疗也会自愈。若是阴阳交错合而为病，则立而不能坐，坐而不能起。若三阳脉独至，则独阳无阴，死期在冰结如石之时。三阴脉独至，则独阴无阳，死期在正月雨水节。

方盛衰论篇第八十

【原文】 雷公请问：气之多少，何者为逆？何者为从？黄帝答曰：阳从左，阴从右，老从上，少从下。是以春夏归阳为生，归秋冬为死，反之，则归秋冬为生，是以气多少，逆皆为厥。

问曰：有余者厥耶？答曰：一上不下，寒厥到膝，少者秋冬死，老者秋冬生；气上不下，头痛巅疾，求阳不得，求阴不审，五部隔无征，若居旷野，若伏空室，绵绵乎属不满日。

是以少气之厥，令人妄梦，其极至迷，三阳绝，三阴微，是为少气。

是以肺气虚，则使人梦见白物，见人斩血藉藉，得其时则梦见兵战。肾气虚，则使人梦见菌香生草，得其时则梦伏树下不敢起。心气虚则梦救火阳物，得其时则梦燔灼。脾气虚则梦饮食不足，得其时则梦筑垣盖屋。此皆五脏气虚，阳气有余，阴气不足，合之五诊，调之阴阳，以在《经脉》。

诊有十度，度人脉度、脏度、肉度、筋度、俞度，阴阳气尽人，人病自具。脉动无常，散阴颇阳，脉脱不具。诊无常行，诊必上下，度民君卿。

受师不卒，使术不明，不察逆从，是为妄行，持雌失雄，弃阴附阳，不知并合，诊故不明，传之后世，反论自章。

至阴虚，天气绝；至阳盛，地气不足；阴阳并交，至人之所行；阴阳并交者，阳气先至，阴气后至。是以圣人持诊之道，先后阴阳而持之，《奇恒之势》乃六十首，诊合微之事，追阴阳之变，章五中之情，其中之论，取虚实之要，定五度之事，知此乃足以诊。是以切阴不得阳，诊消亡。得阳不得阴，守学不湛，知左不知右，知右不知左，知上不知下，知先不知后，故治不久。知丑知善，知病知不病，知高知下，知坐知起，知行知止，用之有纪，诊道乃具，万世不殆。

起所有余，知所不足，度事上下，脉事因格。是以形弱气虚，死；形气有余，脉气不足，死。脉气有余，形气不足，生。是以诊有大方，坐起有常，出入有行，以转神明，必清必净，上观下观，司八正邪，别五中部，按脉动静，循尺滑涩，寒温之意，视其大小，合之病能，逆从以得，复知病名，诊可十全，不失人情。故诊之，或视息视意，故不失条理，道甚明察，故能长久；不知此道，失经绝理，亡言妄期，此谓失道。

【解读】　雷公请问道：气的盛衰，哪一种是逆？哪一种是顺？黄帝回答道：阳气主升，其气从左而右；阴气主降，其气从右而左。老年之气先衰于下，其气从上而下；少年之气先盛于下，其气从下而上。因此春夏之病见阳证阳脉，以阳归阳，则为顺为生，若见阴证阴脉，如秋冬之令，则为逆为死。反过来说，秋冬之病见阴证阴脉，以阴归阴，则为顺为生。所以不论气盛或气衰，逆则都成为厥。

雷公又问：气有余也能成厥吗？黄帝答道：阳气一上而不下，阴阳两气不相顺接，则足部厥冷至膝，少年在秋冬见此病则死，而老年在秋冬见此证却可生。阳气上而不下，则上实下虚，为头痛巅顶疾患，这种厥病，谓其属阳，本非阳盛，谓其属阴，则又非阴盛，五脏之气隔绝，没有显著征象可，好象置身于旷野，伏居于空室，无听见闻，而病势绵绵一息，视其生命，已不满一天了。

因此，肺气虚，便会使人梦见白色悲惨的事物，或梦见杀人，流血狼藉，当金旺的时候，就会梦见战争。肾气虚，便会梦见舟船淹死人，当水旺的时候，就会梦见自己潜伏在水里，好象遇到很害怕的事。肝气虚，便会梦见菌香草木，当木旺的时候，就会梦见伏在树下不敢起来。心气虚，便会梦见救火和见到雷电，当火旺的时候，就会梦见大火燔烧。脾气虚，便会梦见饮食不足，在其当旺的时候，就会梦见筑墙盖房。这些都是五脏气虚，六腑的阳气有余，五脏的阴气不足，阴虚阳亢，所以才魂梦纷乱。应当参合五内见证，调其阴阳，审察十二经脉而加以治疗。

诊法有五度，就是揆度人的脉度、脏度、肉度、筋度、俞度，揆度它的阴阳虚实，对病情便可以得到全面了解。脉息之动本无常体，阴气散而不敛的，其脉颇似阳征，脉动脱略不显的，就不能拘泥于常例。诊病时必须弄清患者身份的高低，是平民还是君卿。如其对老师的传授不能全部接受，医术便不会高明，不仅不能辨别逆从，而且会使诊治带有盲目性和片面性，看到了一面，看不到另一面，抓住了一点，放弃了另一点，不懂得结合全面情况，加以综合分析，所以在诊断就不能明确，这样的诊断方法若是传给后人，就一定会使自己错误的论断暴露出来。

至阴虚，则天之阳气绝而不下；至阳盛，则阴气微而不升；能使阴阳互济交通，这是高明医生的本领。阴阳之气互济交通，是阳气先至，阴气后至。所以高明医生治病，诊脉要掌握阴阳的先后，参考奇恒之势六十首，综合从各种细微诊察所得的情况，推究阴阳的变化，清楚地了解五脏的病情，参合其中的原则和虚实的纲要，再用五度加以判断。知道了这些，才可以诊病。所以，切其阴而不了解其阳，这种诊法将促使病人死亡。切其阳而不了解其阴，其所学的技术是不高明的。知左而不知其右，知右而不知其左，知上而不知其下，知先而不知其后，他的医道便不会长久。要知道不好的，也要知道好的；要知道有病的，也要知道无病的；既了解高，也了解下；既了解坐，也了解起；既了解行，也要了解止。能做到这样有条不紊，反复推求，诊断的步骤，才算全备，而永远不会出差错了。

疾病的初期，见到邪气有余，就应考虑其正气不足，因虚而受邪；检查病者的上下各部，脉证参合，以穷究其病理。例如形弱气虚的，主死；形气有余，脉气不足的，亦死；脉气有余，形气不足的，主生。所以，诊病有一定的大法，医生应该注意起坐有常，一举一动，保持很好的品德；思维敏捷，头脑清静，上下观察，分别四时八节之邪，辨别邪气中于五脏的何部；触按其脉息的动静，探切尺部皮肤滑涩寒温的概况；视其大小便的变化，与病状相参合，从而知道是逆是顺，同时也知道了病名，这样诊察疾病，可以十不失一，也不会违背人情。所以诊病之时，或视其呼吸，或看其神情，都能不失于条理，技术高明，能保持永久不出差错；假如不知道这些，违反了原则和真理，乱谈病情，妄下结论，这是不符合治病救人的医道的。

解精微论篇第八十一

【原文】　黄帝在明堂。雷公请曰：臣授业，传之行教以经论，从容形法，阴阳刺灸，汤药所滋，行治有贤不肖，未必能十全。若先言悲哀喜怒，燥湿寒暑，阴阳妇女，请问其所以然者，卑贱富贵，人之形体所从，群下通使，临事以适道术，谨闻命矣。请问有冕仆愚漏之问，不在经者，欲闻其状。帝曰：大矣。

公请问：哭泣而泪不出者，若出而少涕，其故何也？帝曰：在经有也。复问：不知水所从生，涕所从出也。帝曰：若问此者，无益于治也，工之所知，道之所生也。夫心者，五脏之专精也，目者其窍也，华色者其荣也，是以人有德也，则气和于目，有亡，忧知于色。是以悲哀则泣下，泣下水所由生。水宗者积水也，积水者至阴也，至阴者肾之精也，宗精之水所以不出者，是精持之也，辅之裹之，故水不行也。

夫水之精为志，火之精为神，水火相感，神志俱悲，是以目之水生也。故谚言曰：心悲名曰志悲。志与心精，共凑于目也。是以俱悲则神气传于心精，上不传于志而志独悲，故泣出也。泣涕者脑也，脑者阴也。髓者骨之充也，故脑渗为涕。志者骨之主也，是以水流而涕从之者，其行类也。夫涕之与泣者，譬如人之兄弟，急则俱死，生则俱生，其志以早悲，是以涕泣俱出而横行也。夫人涕泣俱出而相从者，所属之类也。雷公曰：大矣。

请问：人哭泣而泪不出者，若出而少，涕不从之，何也？帝曰：夫泣不出者，哭不悲也。不泣者，神不慈也。神不慈则志不悲。阴阳相持，泣安能独来。夫志悲者惋，惋则冲阴，冲阴则志去目，志去则神不守精，精神去目，涕泣出也。

且子独不诵不念夫经言乎，厥则目无所见。夫人厥则阳气并于上，阴气并于下。阳并于上，则火独光也；阴并于下则足寒，足寒则胀也。夫一水不胜五火，故目眦盲。

是以冲风，泣下而不止。夫风之中目也，阳气内守于精，是火气燔目，故见风则泣下也。有以比之，夫火疾风生乃能雨，此之类也。

【解读】 黄帝在明堂里，雷公请问说：我接受了您传给我的医道，再教给我的学生，教的内容是经典所论，从容形法，阴阳刺灸，汤药所滋。然而他们在临症上，因有贤愚之别，所以未必能十全。至于教的方法，是先告诉给他们悲哀喜怒，燥湿寒暑，阴阳妇女等方面的问题，再叫他们回答所以然的道理，并向他们讲述贱富贵及人之形体的适从等，使他们通晓这些理论，再通过临证适当地运用，这些在过去我已经听您讲过了。现在我还有一些很愚陋的问题，在经典中找不到，要请您解释。黄帝道：你钻研的问题真是深而大啊！

雷公请问：有哭泣而泪涕皆出，或泪出而很少有鼻涕的，这是什么道理？黄帝道：在医经中有记载。雷公又问：眼泪是怎样产生的？鼻涕是从哪里来的？黄帝道：你问这些问题，对治疗上没有多大帮助，但也是医生应该知道的，因为它也是医学中的基本知识。心为五脏之专精，两目是它的外窍，光华色泽是它的外荣。所以一个人在心里有得意的事，则神气和悦于两目；假如心有所失意，则表现忧愁之色。因此悲哀就会哭泣，泣下的泪是水所产生的。

水的精气是志，火的精气是神，水火相互交感，神志俱悲，因此泪水便流出来了。所以俗话说，心悲叫做志悲。因为肾志与心精同时上凑于目。所以心肾俱悲，则神气传于心精，而不传于肾志，肾志独悲，水失去了精的约制，因此泪水就出来了。哭泣而涕出的，其故在脑，脑属阴，髓是骨之充，所以脑髓渗漏而成涕。肾志是骨之主，所以泪水出而鼻涕也跟着出来，是因为涕泪是同类的关系。泪之与涕，如同兄之与弟，危急则同死，安乐则共存，肾志先悲而脑髓随之，所以涕随泣出而涕泪横流。涕泪所以俱出而相随，是由于涕泪同属水类的缘故。雷公说：你讲的道理真博大！

请问有人哭泣而眼泪不出的，或虽出而量少，且涕不随出的，这是什么道理？黄帝道：哭而没有眼泪，是内心上并不悲伤。不出眼泪，是心神没有被感动；神不感动，则志亦不悲，心神与肾志相持而不能相互交感，眼泪怎么能出来呢？大凡志悲就会有悽惨之意。悽惨之意冲动于脑，则肾志去目凄；肾志去目，则神不守精；精和神都离开了眼睛，眼泪和鼻涕才能出来。你难道没有读过或没有想到医经上所说的话吗？厥则眼睛一无所见。当一个人在厥的时候，阳气并走于上部，阴气并走于下部，阳并于上，则上部充热，阴并于下则足冷，足冷则发胀。因为一水不胜五火，所以眼目就看不见了。所以迎风就会流泪不止的，因风邪中于目而流泪，是由于阳气内守于精，也就是火气燔目的关系，所以遇到风吹就会流泪了。举一个比喻来说：火热之气炽甚而风生，风生而有雨，与这个情况是相类同的。

第二篇　《灵枢》解读

· 卷一 ·

九针十二原第一

【原文】 黄帝问于岐伯曰：余子万民，养百姓，而收其租税。余哀其不给，而属有疾病。余欲勿使被毒药，无用砭石，欲以微针通其经脉，调其血气，营其逆顺出入之会。令可传于后世，必明为之法，令终而不灭，久而不绝。易用难忘，为之经纪，异其章，别其表里，为之终始，令各有形，先立《针经》，愿闻其情。岐伯答曰：臣请推而次之，令有纲纪，始于一，终于九焉。请言其道。小针之要，易陈而难入。粗守形，上守神。神乎，神客在门，未睹其疾，恶知其原？刺之微，在速迟。粗守关，上守机。机之动，不离其穴。空中之机，清静而微。其来不可逢，其往不可追。知机之道者，不可挂以发；不知机道，叩之不发。知其往来，要与之期。粗之暗乎，妙哉！工独有之，往者为逆，来者为顺，明知逆顺，正行无问。逆而夺之，恶得无虚？追而济之，恶得无实？迎之随之，以意和之，针道毕矣。

凡用针者，虚则实之，满则泄之，宛陈则除之，邪胜则虚之。《大要》曰：徐而疾则实，疾而徐则虚。言实与虚，若有若无。

察后与先，若存若亡，为虚与实，若得若失。

虚实之要，九针最妙，补泻之时，以针为之。写曰：必持内之，放而出之，排阳得针，邪气得泄。按而引针，是谓内温，血不得散，气不得出也。补曰：随之随之，意若妄之。若行若按，如蚊虻止，如留如还。去如弦绝，令左属右，其气故止，外门已闭，中气乃实，必无留血，急取诛之。

持针之道，坚者为宝。正指直刺，无针左右。神在秋毫，属意病者。神视血脉者，刺之无殆。方刺之时，必在悬阳，及与两工。神属勿去，知病存亡。血脉者，在腧横居，视之独澄，切之独坚。

九针之名，各不同形：一曰镵针，长一寸六分；二曰圆针，长一寸六分；三曰鍉针，长三寸半；四曰锋针，长一寸六分；五曰铍针，长四寸，广二分半；六曰圆利针，长一寸六分；七曰毫针，长三寸六分；八曰长针，长七寸；九曰大针，长四寸。镵针者，头大末锐，去写阳气；员针者，针如卵形，揩摩分间，不得伤肌肉，以写分气；鍉针者，锋如黍粟之锐，主按脉勿陷，以致其气；锋针者，刃三隅，以发痼疾；铍针者，末如剑锋，以取大脓；圆利针者，大如氂，且圆且锐，中身微大，以取暴气；毫针者，尖如蚊虻喙，静以徐往，微以久留之而养，以取痛痹；长针者，锋利身薄，或以取远痹；大针者，尖如梃，其锋微员，以写机关之水也。九针毕矣。

夫气之在脉也，邪气在上，浊气在中，清气在下。故针陷脉则邪气出，针中脉则浊气出，针太深则邪反沉，病益。故曰：皮肉筋脉，各有所处，病各有所宜，各不同形，各以任其所宜。无实无虚，损不足而益有余，是谓甚病。病益甚，取五脉者死；取三脉者恇。夺阴者死，夺阳者狂。针害毕矣。

刺之而气不至，无问其数；刺之而气至，乃去之，勿复针。针各有所宜，各不同形，各任其所为。刺之要，气至而有效，效之信，若风之吹云，明乎若见苍天，刺之道毕矣。

黄帝曰：愿闻五藏六府所出之处。岐伯曰：五藏五腧，五五二十五腧；六府六腧，六六三十六腧。经脉十二，络脉十五，凡二十七气，以上下。所出为井，所溜为荥，所注为输，所行为经，所入为合，二十七气所行，皆在五腧也。节之交，三百六十五会。知其要者，一言而终，不知其要，流散无穷。所言节者，神气之所游行出入也，非皮肉筋骨也。

睹其色，察其目，知其散复；一其形，听其动静，知其邪正。右主推之，左持而御之，气至而去之。

凡将用针，必先诊脉，视气之剧易，乃可以治也。五藏之气已绝于内，而用针者反实其外，是谓重竭。重竭必死，其死也静。治之者辄反其气，取腋与膺。五藏之气已绝于外，而用针者反实其内，是谓逆厥。逆厥则必死，其死也躁。治之者反取四末。刺之害中而不去，则精泄；害中而去，则致气。精泄则病益甚而恇，致气则生为痈疡。

五藏有六府，六府有十二原，十二原出于四关，四关主治五藏，五藏有疾，当取十二原。十二原者，五藏之所以禀三百六十五节气味也。五藏有疾也，应出十二原，而原各有所出，明知其原，睹其应，应知五藏之害矣。

阳中之少阴，肺也，其原出于太渊，太渊二。阳中之太阳，心也，其原出于大陵，大陵二。阴中之少阳，肝也，其原出于太冲，太冲二。阴中之至阴，脾也，其原出于太白，太白二。阴中之太阴，肾也，其原出于太溪，太溪二。膏之原，出于鸠尾，鸠尾一。肓之原，出于脖胦，脖胦一。凡此十二原者，主治五藏六腑之有疾者也。胀取三阳，飧泄取三阴。

今夫五藏之有疾也，譬犹刺也，犹污也，犹结也，犹闭也。刺虽久，犹可拔也；污虽久，犹如雪也。结虽久，犹可解也；闭虽久，犹可决也。或言久疾之不可取者，非者说也。夫善用针者，取其疾也，犹拔刺也，犹雪污也，犹解结也，犹决闭也，疾虽久，犹可毕也。言不可治者，未得其术也。

刺诸热者，如以手探汤；刺寒清者，如人不欲行。阴有阳疾者，取之下陵三里，正往无殆，气下乃止，不下复始也，疾高而内者，取之阴之陵泉；疾高而外者，取之阳之陵泉也。

【解读】　公孙轩辕黄帝向臣子岐伯问道：我爱护万民，养育百官，而收取他们的地租赋税。我痛心他们不能自给自足，并且不断发生疾病。我想不要让他们遭受服用毒药之苦，也不用尖石来刺治疾病，而想用一种非常细微的针具来疏通人体的脉管，调理人体的血气，把脉管血气的逆顺调整好。为了让这种治病的方法能够流传到后代，一定要明确地给它制定准则，使其最终都不会消失，时间再长也不会断绝，容易掌握，难于忘记，这就需要条理化。要分成篇章，区别内外，有始有终，使其各自具备完整的形式，首先创建一部《针经》。我很希望听听这方面的情况。

岐伯回答说：请让我探讨整理一下，使其具有条理，从第一篇开始，到第九篇为止。请让我说说其中的道理。小针的诀窍，口说容易，下手却很难。平庸的医生拘泥于皮毛，高明的医生则能得其精神。是神明吧，正气和邪气聚于一门，没有看见他所生的疾病，怎么知道生病的原因？针刺是那样细微，重要的是掌握好快慢。平庸的医生拘泥于四肢关节的部位，高明的医生则能把握住血气往来的机会。血气的运行，不会脱离经穴。经穴中血气运行的机会，清静而又细微，它来时不能正好遇着，去后不能迎头赶上。知道血气运行机会的道理的人，比如射箭，发射时不会把弓挂着，以求及时；不知道血气运行机会的道理的人，光崩紧弦索却不发箭。掌握了血气往来的规律，就要善于抓住机会，平庸的医生对于这一点是不清楚的，只有高明的医生才具有这种本领。血气流去叫做逆，血气流来叫做顺。清楚地懂得了逆和顺的道理，就要真正地施行针刺而无须多问。迎着邪气的到来，施行泻法消除它，邪气怎能不减弱；随着正气的到来，施行补法成就它，正气怎能不加强。迎击邪气，随顺正气，凭着自己的意志进行调整，针刺的道理就完备了。

凡是用针刺的，血气虚弱的病就要用补法充实它，血气过盛的病就要用泻法渲泻它，郁积太久了就要除去它，邪气太盛了就要削弱它。古经书《大要》篇说：慢进针快出针是补法，快进针而慢出针是泻法。说到血气的虚和实，实症有气，虚症无气，决定补泻的先和后得考察病气是已经消失还是存在。用补法必然若有所得，用泻法恍然若有所失。治疗虚症实症的根本道理，以九针为最精妙，进补或者下泻的时候，都可以用针来进行治疗。泻法说：一定要持刺及时刺入穴位，然后摇大针孔放出邪气，排开表皮，拔出针来，邪气得以排泄。如果按住穴位的表皮而后抽针，这就叫内蕴，血不得流散，气不得排出。补法曰：要顺着经脉下针，顺着经脉下针的意思，好象淡忘了这件事而无特别的感觉，好象在运针导气，又好象在按压穴位，有如蚊虫停留在皮肤上的那种感觉，好象针停在穴位里，又好象退了出来。拔针要快，好象箭离弓弦那样，右手取针，用左手按摩孔穴，那经气因而停留在里面，穴外的门户已经关闭，中气于是得到充实。针孔如果出血，一定不要让血停留在里面，而要赶快把它挤压出来。握针的道理，把握牢固是最重要的，对准穴位直端端地刺入，不要刺到左边或者右边去了，精神集中，明察秋毫，注意病人的神态，仔细观察血脉的情况，这样施行针刺就不会有危险。正当进针的时候，一定要用心，以及两目视力集中，精力专注而不要分散，了解病情的变化及好坏。血脉如果横隔在腧穴，看起来特别清楚，摸起来特别坚实，下针时要避开血脉而刺进腧穴。

九针的称呼，各有不同的形状：第一种叫镵针，长一寸六分；第二种叫员针，长一寸六分；第三种叫锃针，长三寸半；第四种叫锋针，长一寸六分；第五种叫铍针，长四寸，宽二分半；第六种叫员利针，长一寸六分；第七种叫毫针，长三寸六分；第八种叫长针，长七寸；第九种叫大针，长四寸。镵的形状，针头大而针尖尖锐，主治泻阳气。员针，针如卵形，用来摩擦分肉，不会损伤肌肉，还可以排泄分肉间的邪气。提针，锋利如黍子谷子的芒尖，主治按摩血脉，使勿深陷肌肤，以除去里面的邪气。锋针，刀上有三条棱角，用来打开顽疾。铍针，末端像剑口，用来取出大脓。员利针，尖锐如长毛，又圆又尖，针的中段略粗，用来攻治猛烈的邪毒。毫针，尖锐如蚊子、虻虫的嘴，静静而慢慢地进针，动作要轻，针停留在穴位的时间要稍长一些，正气因而能进入人体，真正的邪毒能全部排除，出针后很好地保养，用来攻治疼痛的痹病。长针，针尖尖，针身薄，可以治疗时间长的痹病。大针，尖如竹节，针锋略呈圆形，用来排泄关节的积水。九针的情况就说完了。

气在脉管里的分布情况是：风热阳邪之类的邪气在人数的上部，饮食积滞的浊气在人体的中部，凉寒阴湿的清气在人体的下部，所以刺孔穴在深陷之处的陷脉就能排出浊气，刺中部阴阳之合穴足三里就能排出肠胃浊气。宜浅刺的病如刺得太深反会引邪深入，病会加重。所以说：皮肉经脉，各有一定的部位，病各有适宜的治法，病的情况各不相同，须各自运用适合病情的治法，不可实症用补法，不可虚症用泻法，如果用泻法治血气不足的虚症，用补法治血气有余的实症，这就叫做加重病情，病会越来越重。误刺五脏脉会死人的，误刺手足三阳脉会使病人慌乱，失去了阴气会死人，失去了阳气会发狂，误针的害处就是这些。针刺入穴位后经气不到，不管时间长短，尽管等待。刺后经气到来，便取出针来，不要再刺。九针各有其适宜治疗的病症，各有不同的形状，各用其不同的治法。针刺的要诀，经气到来就算有效，有效的信号，好像风吹云散，见到明朗的苍天。针刺的道理就是这些。

黄帝说：希望知道五脏六腑脉气的出处。岐伯说：五脏各自有井、荥、腧、经、合五个穴道，五五二十五个穴道。六腑各自有井、荥、腧、原、经、合六个穴道，六六三十六个穴道。经脉十二道，络脉十五道，共二十七道，脉气就从此上下循环。脉气从井穴出发，流行到荥穴，倾注到腧穴，运行到经穴，最后汇入合穴。二十七道经络的气的运行，都离不开这五个穴道。人体不同部分相交会的关节，共有三百六十五处，知道其奥妙的人，一句话就可说完，不知道其奥妙的人，千言万语都说不清楚。所谓关节，是人的神气流动出入的地方，不是指皮肉筋骨。

察看病人的脸色，审视病人的眼神，就可知道他的经气的散失与回归。看看他的外表，听听他的动静，就可知道他的邪正虚实。右手主管推针，左手维持着针身，气到后就出针。

凡是准备用针时，一定要先诊断脉象，看清楚经气的虚实，才能够着手治疗。五脏之气已绝于内是阴虚，如用针反取阳经合穴以致阳气，阳愈盛则阴愈衰，这叫"重竭"，重竭肯定死，死时很安静，这是由于治疗时，反而泄了出于腋膺部腧穴的脏气。五脏之气已绝于外，是阳虚，如用针反取四肢腧穴以补阴气，阴愈盛则阳愈衰，这叫"逆厥"。逆厥肯定死，死时很烦躁，这是由于治疗时，反而刺了四肢末端。针刺的要害在于：刺中了疾病的部位而不出针，就会使精气外泄；没有刺中就出针，就会导致邪气凝滞。精气外泄，就会使病情加重而且心情慌乱；邪气凝滞，就会生长痈疽。

五脏之外有六腑，六腑之外有十二个原穴，十二原穴出自两肘两膝的四处关节。四关主治五脏的疾病，所以五脏有病，应当取十二原穴。因为十二原穴是五脏联结周身三百六十五处关节的地方。五脏有疾病，应出自十二原穴，而十二原穴又各有所属的内脏。清楚地知道原穴，观察原穴的反映情况，就可以知道五脏的疾病了。

阳中的少阴是肺，因为肺是阳部的阴脏。肺脏的原穴出于太渊，太渊有左右二穴。阳中的太阳是心，因为心是阳部的阳脏。心脏的原穴出于大陵，大陵有左右二穴。阴中的少阳是肝，因为肝是阴部的阳脏，肝脏的原穴出于太冲，太冲有左右二穴。阴中的至阴是脾，因为脾是阴部的阴脏。脾脏的原穴出于太白，太白有左右二穴。阴中的太阴是肾，因为肾是阴部的阴脏。肾脏的原穴出于太溪，太溪有左右二穴。膏的原穴出于鸠尾，鸠尾仅一穴。肓的原穴，出于脐下的气海，气海仅一穴。所有这十二个原穴，主治五脏六腑发生的疾病。腹胀病应取脚上的三阳经，积食不消化的病应取脚上的三阴经。

五脏有了病，就像上面扎了刺，就像受到污染，就像结上疙瘩，就像受到堵塞。刺虽然扎得久，还可以拔除；污染虽然久，还可以洗雪；打结虽然久，还可以解除；堵塞虽然久，还要以疏通。有人说久病不能治，不应该有这种说法。善于用针的人，攻治疾病，就像拔除刺，就像洗雪污染垢，就像解除疙瘩，就像疏通堵塞，病虽然久，还是可以治好的。说病不能治，是不得方法而已。

针刺各种热病，如像用手拭探开水，一触即取。刺寒凉的病，如像人不愿离开，须留针候气。热在阴分的病人，取阳明经的足三里穴，正直进针而不犹豫，邪气退后才停针，邪气不退须再刺。病在上部而属于脏病，应当取足太阴经的阴陵泉；病在上部而属于腑病，应当取足少阴经的阳陵泉。

本输第二

【原文】　黄帝问于岐伯曰：凡刺之道，必通十二经络之所终始，络脉之所别处，五输之所留，六腑之所与合，四时之所出入，五脏之所溜处，阔数之度，浅深之状，高下所至。愿闻其解。

【解读】　黄帝问岐伯说：运用针刺的治法，必须精通十二经络的循行路线和起止部位，络脉的支别和相会处所，井、荥、腧、经脉、合经气的出入，六腑合于五脏的表里关系，人体适应四季阴阳消长而出现的气血盛衰和出入变化，五脏之气所灌注于五腧的部位，经、络脉、孙络的宽窄粗细以及表里深浅，上下本末的各种情况。这些道理愿意听你详细加以解释。

【原文】　岐伯曰：请言其次也。肺出于少商，少商者，手大指端内侧也，为井木；溜于鱼际，鱼际者，手鱼也，为荥；注于太渊，太渊，鱼后一寸陷者中也，为腧；行于经渠，经渠，寸口中也，动而不居，为经；入于尺泽，尺泽，肘中之动脉也，为合手太阴经也。

【解读】　岐伯说：让我按各经经穴的次序来谈，肺经的脉气，出于少商，少商穴在大指的内侧端，是肺脉所出的源泉，为井，在五行属木；脉气尚微而流于鱼际，鱼际穴在寸口之前，鱼之后，为荥；脉气渐盛，汇注于太渊，太渊穴在鱼际后一寸，腕横纹后的陷中，为腧；脉气旺盛，行于经渠，经渠穴在寸口脉中，像水流入江河一样，动而不止，为经；脉气壮大，入归于尺泽，内通于本脏，尺泽穴在肘中动脉处，为合。以上五腧，都属于手太阴肺经。

【原文】　心出于中冲，中冲，手中指之端也，为井木；溜于劳宫，劳宫，掌中中指本节之内间也，为荥；注于大陵，大陵，掌后两骨之间方下者也，为腧；行于间使，间使之道，两筋之间，三寸之中也，有过则至无过则止，为经；入于曲泽，曲泽，肘内廉下陷者之中也，屈而得之，为

55

合。手少阴经也。

【解读】 心的脉气出于中冲，中冲在手中指端，为井，在五行属木；脉气尚微，流于劳宫，劳宫在中指本节后手掌中间，为荥；脉气渐盛，灌注于大陵，大陵在掌后横纹处，正当两骨间，为腧；脉气旺盛，行于间使，间使在腕后三寸内侧两筋之间，心脏血气有病，心包络经会受到影响，而出现一定的变化，无病则心与心包相安，而脉气平静，为经；脉气大盛，入于曲泽，曲泽在肘内侧陷中，曲肘可得，为合。以上五腧，都属于手少阴心经。

【原文】 肝出于大敦，大敦者，足大指之端，及三毛之中也，为井木；溜于行间，行间足大指间也，为荥；注于太冲，太冲，行间上二寸陷者之中也，为腧；行于中封，中封，内踝之前一寸半，陷者之中，使逆则宛，使和则通，摇足而得之，为经；入于曲泉，曲泉，辅骨之下，大筋之上也，屈膝而得之，为合。足厥阴经也。

【解读】 肝的脉气出于大敦，大敦在足大趾外侧与三毛中间，为井，在五行属木；脉气尚微，流于行间，行间在足大趾次趾之间，为荥；脉气渐盛，灌注于太冲，太冲在行间后二寸陷中，为腧；脉气旺盛，行于中封，中封在内踝前一寸半陷中，是肝脉气血往来通行的径路。用针时，逆其气则脉气郁滞，和其气则脉气流通，取穴时要摇动其足，为经；脉气壮大入归于曲泉，曲泉在膝内侧辅骨之下，大筋之上，取穴时要曲其膝，为合。以上五腧，属于足厥阴肝经。

【原文】 脾出于隐白，隐白者，足大指之端内侧也，为井木；溜于大都，大都，本节之后下陷者之中也，为荥；注于太白，太白，核骨之下也，为腧；行于商丘，商丘，内踝之下，陷者之中也，为经；入于阴之陵泉，阴之陵泉，辅骨之下，陷者之中也。伸而得之，为合，足太阴经也。

【解读】 脾的脉气出于隐白穴。隐白穴在足大趾端内侧，为井，在五行属木；脉气尚微，流于大都，大都在足大趾本节后内侧陷中，为荥；脉气灌注于太白，太白在足内侧核骨下陷中，为腧；脉气行于商丘，商丘在足内踝下微前陷者中，为经；脉气入归于阴陵泉，阴陵泉在膝内侧辅骨下陷中，伸足取之，为合。以上五腧，属于足太阴脾经。

【原文】 肾出于涌泉，涌泉者，足心也，为井木；溜于然谷，然后，然骨之下者也，为荥；注于太溪，太溪，内踝之后，跟骨之上，陷者中也，为腧；行于复留，复留，上内踝二寸，动而不休，为经，入于阴谷，阴谷，辅骨之后，大筋之下，小筋之上也，按之应手，屈膝而得之，为合。足少阴经也。

【解读】 肾的脉气出于涌泉，涌泉在足心，屈趾所出现的凹陷中，为井，在五行属木；脉气尚微，流于然谷，然谷在足内踝前大骨陷中，为荣；脉气灌注于太谿，太谿在足内踝后跟骨上陷中，为腧；脉气行于复留，复留在内踝上二寸筋骨陷中，其脉动而不止，为经；脉气入归于阴谷，阴谷在膝内侧辅骨之后，大筋之下，小筋之上，按之有动脉应手，屈膝从腘横纹内侧端二筋间取之，为合。以上五腧，都属于足少阴肾经。

【原文】 膀胱出于至阴，至阴者，足小指之端也，为井金；溜于通谷，通谷，本节之前外侧也，为荣；注于束骨，束骨，本节之后陷者中也，为腧；过于京骨，京骨，足外侧大骨之下，为原；行于昆仑，昆仑，在外踝之后，跟骨之上，为经；入于委中，委中，腘中央，为合。委而取之，足太阳经也。

【解读】 膀胱的脉气出于至阴穴，至阴在足小趾端的外侧，为井，在五行属金；脉气尚微，流于通谷，通谷在足小趾本节前的外侧陷中，为荣；脉气灌注于束骨，束骨在足小趾本节后赤白肉际陷中，为腧；脉气过于京骨，京骨在足外侧大骨下赤白肉际陷中，为原；脉气旺盛，流于昆仑，昆仑在外踝后跟骨上陷中，为经；脉气壮大，入归于委中，委中在膝腘横纹中，有动脉应手，伏卧取之，为合。以上六腧，都属于足太阳膀胱经。

【原文】 胆出于窍阴，窍阴者，足小指次指之端也，为井金；溜于侠溪，侠溪，足小指次指之间也，为荣；注于临泣，临泣，上行一寸半陷者中也，为腧；过于丘墟，丘墟，外踝之前下，陷者中也，为原；行于阳辅，阳辅，外踝之上，辅骨之前，及绝骨之端也，为经；入于阳之陵泉，阳之陵泉在膝外陷者中也，为合，伸而得之。足少阳经也。

【解读】 胆的脉气出于窍阴穴，窍阴在足第四趾端的外侧，为井，在五行属金；脉气流于侠溪，侠溪在足四趾和小趾的岐骨间，在本节前陷中，为荣；脉气灌注于临泣，临泣在侠溪上行一寸半凹陷处，在足小趾次趾本节后间陷中，为腧；脉气过于丘墟，丘墟在足外踝前陷中，为原；脉气行于阳辅，阳辅在足外踝上四寸绝骨之端，为经；脉气壮大，入于阳陵泉，阳陵泉在膝下一寸外辅骨的陷中，为合，伸足取穴。以上六腧，都属于足少阳胆经。

【原文】 胃出于厉兑，厉兑者，足大指内次指之端也，为井金；溜于内庭，内庭，次指外间也，为荣；注于陷谷，陷谷者，上中指内间，上行二寸陷者中也，为腧；过于冲阳，冲阳，足跗上五寸陷者中也，为原，摇足而得之；行于解溪，解溪，上冲阳一寸半陷者中也，为经；入于下陵，下陵，膝下三寸，胻骨外三里也，为合；复下三里三寸为巨虚上廉，复下上廉三寸，为巨虚下廉也，大肠属上，小肠属下，足阳明胃脉也，大肠小肠皆属于胃，是足阳明经也。

【解读】 胃的脉气，出于厉兑穴，厉兑在足第二趾端的外侧，为井，在五行属金；脉气尚微，流于内庭，内庭在足第二趾的外间本节前陷中，为荣；脉气灌注于陷谷，陷谷在内庭上二寸凹陷中，为腧；脉气过于冲阳，冲阳在足趾上五寸骨间动脉应手处，摇足取之，为原。脉气行于解溪，解溪在冲阳上一寸半足踝关节上陷中，为经；脉气入归下陵，下陵即膝下三寸胻骨外的三里穴，为合；从三里下行三寸，是巨虚上廉，再下行三寸，是巨虚下廉。大肠属于上廉，小肠属于下廉，都和足阳明胃脉相联属。况且大肠、小肠，受盛胃中的水谷，经过消化传导，吸收精华而生精液，所以都属于胃。以上的腧穴，都属于足阳明胃经。

【原文】　三焦者，上合手少阳，出于关冲，关冲者，手小指次指之端也，为井金；溜于液门，液门，小指次指之间也，为荣；注于中渚，中渚，本节之后陷者中也，为腧；过于阳池，阳池，在腕上陷者之中也，为原；行于支沟，支沟，上腕三寸，两骨之间陷者中也，为经；入于天井，天井，在肘外大骨之上陷者中也，为合，屈肘乃得之；三焦下腧，在于足大指之前，少阳之后，出于腘中外廉，名曰委阳，是太阳络也。手少阳经也。三焦者，足少阳太阴（一本作阳）之所将，太阳之别也，上踝五寸，别入贯腨肠，出于委阳，并太阳之正，入络膀胱，约下焦，实则闭癃，虚则遗溺，遗溺则补之，闭癃则泻之。

【解读】　三焦的脉气，上与手少阳相合。出于关冲，关冲，在手第四指端外侧，为井，在五行属金；脉气尚微，溜于液门，液门，在手第四指与小指之间，为荣；脉气注于中渚，中渚，在小指与无名指本节后的凹的陷中，为腧；脉气过于阳池，阳池，在手腕横纹陷中，为原；脉气行于支沟，支沟，在腕后三寸两骨之间，为经；脉气归入于天井，天井，在肘尖上一寸两筋之间陷中，为合，取穴时应屈时。三焦脉气下行于足太阳经之前。少阳经之后，上行出于腘中外侧的委阳，委阳是太阳经脉别行之络的起点，为三焦的下俞，以上俞穴属于手少阳经。三焦经的脉气，和足少阳、太阳两经相并行，自踝上五寸入腨肠内部，上行出于足太阳的别络委阳，并足太阳的正脉入络膀胱，以约束下焦。所以三焦的实证，会出现小便不通的癃闭病，三焦的虚证，会出现小便失禁的遗尿病，治三焦虚证要用补法，治三焦实证当用泻法。

【原文】　小肠者，上合于太阳，出于少泽，少泽，小指之端也，为井金；溜于前谷，前谷，在手外廉本节前陷者中也，不荣；注于后溪，后溪者，在手外侧本节之后也，为腧；过于腕骨，腕骨，在手外侧腕骨之前，为原；行于阳谷，阳谷，在锐骨之下陷者中也，为经；入于小海，小海，在肘内大骨之外，去端半寸陷者中也，伸臂而得之，为合，手太阳经也。

【解读】　小肠上合手太阳经脉，其脉气出于少泽，少泽在手小指端外侧，为井，在五行属金；脉气尚微，流于前谷，前谷在手外侧小指本节前凹陷中，为荣；脉气灌注于后溪，后溪在手外侧小指后凹陷中，为腧；

脉气过于腕骨，腕骨穴在手外侧腕骨之前，为原；脉气行于阳谷，阳谷在掌后锐骨的下方凹陷中，为经；脉气入归于小海，小海穴在肘内侧大骨的外缘去肘端五分的凹陷中。取穴时要伸臂，为合。以上腧穴，都属于手太阳小肠经。

【原文】　大肠上合手阳明，出于商阳，商阳，大指次指之端也，为井金；溜于本节之前二间，为荥；注于本节之后三间，为腧；过于合谷，合谷在大指岐骨之间，为原；行于阳溪，阳溪，在两筋间陷者中也，为经；入于曲池，在肘外辅骨陷者中，屈臂而得之，为合，手阳明也。

【解读】　大肠腑位于下部，它的经气却向上与手阳明经相合。它的脉气的源头是商阳穴，商阳穴居于大拇指内侧、食指的前端外侧部，它叫井穴，属五行中的金；脉气自井穴流出后，流至食指桡侧本节前方凹陷中的二间穴，它叫荥穴；脉气从此处注入食指桡侧本节后方凹陷中的三间穴，它叫输穴；脉气从这里经过合谷穴，合谷穴居于手上拇指与食指的掌骨间，它叫原穴；脉气从此处运行到阳溪穴，阳溪穴位于腕关节桡侧、两筋之间的凹陷中，它叫经穴；脉气在这里进入曲池穴，曲池穴的位置是肘外辅骨内的凹陷中，屈肘方能准确取得此穴，它被称为合穴。这就是手阳明大肠经所属的五输穴和原穴的情况。

【原文】　是谓五脏六腑之腧，五五二十五腧，六六三十六腧也。六腑皆出足之三阳，上合于手者也。

【解读】　以上所说五脏六腑的腧穴，五脏各有井荥腧经合五个腧穴，五五共二十五个腧穴，六腑各多一个原穴，六六共三十六个腧穴，六腑的脉气都分别起于足之三阳和手之三阳，足有太阳膀胱经，而手则有太阳小肠经相合；足有阳明胃经，而手则有阳明大肠经相合；足有少阳胆经，而手则有少阳三焦经相合。这就是足经相合于手经，构成相互间的密切联系。

【原文】　缺盆之中，任脉也，名曰天突。一次任脉侧之动脉，足阳明也，名曰人迎；二次脉手阳明也，名曰扶突；三次脉手太阳也，名曰天窗；四次脉足少阳也，名曰天容；五次脉手少阳也，名曰天牖；六次脉足太阳也，名曰天柱；七次脉颈中央之脉，督脉也，名曰风府。腋内动脉，手太阴也，名曰天府。腋下三寸，手心主也，名曰天池。

【解读】　左右缺盆的正中间是任脉的天突穴。从任脉旁开第一行的动脉应手处，是阳明胃经的人迎穴；第二行是手阳明经的扶突穴；第三行是手太阳经的天窗穴；第四行是足少阳经的天容穴；第五行是手少阳经的天牖穴；第六行是足太阳经的天柱穴；第七行是颈后中央督脉上的风府穴。腋内脉跳动的地方是手太阴经的天府穴，腋下三寸的地方是手心主的天池穴。

【原文】　刺上关者，呿不能欠；刺下关者，欠不能呿；刺犊鼻者，屈不能伸；刺两关者，伸不能屈。

【解读】　针刺上关时，应该张口，不要闭口，因该穴位在耳前，张口则有空隙，闭口即穴合；针刺下关时，应该闭口，不要张口，因为该穴在上关之下，合口则有空隙，张口即闭合；犊鼻是足阳明经穴，在膝膑下胻骨上，筋骨间陷中，取此穴时应该屈膝不要伸足；两关即内关和外关，刺两关时要伸臂，不能屈臂，因为屈臂时，前臂两骨交错，针不能入。

【原文】　足阳明，挟喉之动脉也，其腧在膺中；手阳明，次在其腧外，不至曲颊一寸。手太阳当曲颊。足少阳在耳下曲颊之后；手少阳出耳后，上加完骨之上；足太阳挟项大筋之中发际。

阴尺动在五里，五腧之禁也。

【解读】　足阳明经行于胸腹任脉两旁，人迎穴位于挟结喉两旁的动脉应手处，它的脉气下行于胸膺、气户、库房、屋翳等穴，都是足阳明经在膺胸的俞穴。手阳明经的扶突穴，在足阳明经人迎穴之外离曲颊一寸处。手太阳的天窗穴，则正在曲颊的下面，扶突的上面。足少阳的天冲穴，在曲颊之后。手少阳的天牖穴，在耳后完骨之上。足太阳的天柱穴，挟项后在大筋外侧陷中的发际。

手太阴尺泽穴上三寸有动脉处，是手阳明经的五里穴，不可针刺，刺后会引起五脏之气竭绝，所以禁针。

【原文】　肺合大肠，大肠者，传道之腑；心合小肠，小肠者，受盛之腑；肝合胆，胆者，中精之腑；脾合胃，胃者，五谷之腑；肾合膀胱，膀胱者，津液之腑也。少阴属肾，肾上连肺，故将两脏。三焦者，中渎之腑也，水道也焉，属膀胱，是孤之腑也。是六腑之所与合者。

【解读】　阴阳表里，脏腑相应，肺与大肠相表里，大肠是传导糟粕之腑；心与小肠相表里，小肠是接受胃部已腐熟的水谷并泌别清浊之腑；肝与胆相表里，胆是贮藏精汁之腑；脾和胃相表里，胃是受纳水谷之腑；肾与膀胱相表里，膀胱是贮藏津液之腑；足少阴的经脉属肾而上膈络肺，所以它的脉气通行于肾肺两脏。三焦能通调周身水道，故为中渎之腑，三焦的下腧，出于委阳，合并于太阳经脉，而联络膀胱，由于三焦的气化贯串体腔的上中下三部，在脏器中独大，无脏与之相配，所以称为孤腑。这是脏腑表里相合的情况。

【原文】　春取络脉诸荥大经分肉之间，甚者深取之，间者浅取之；夏取诸腧孙络肌肉皮肤之上；秋取诸合，余如春法。冬取诸井诸腧之乡，欲深而留。此四时之序，气之所处，病之所舍，脏之所宜。转筋者，立而取之，可令遂已，痿厥者，张而刺之，可令立快也。

【解读】　春天针刺时，应浅刺，取浅表部位的络脉和荥穴以及经脉和肌肉的间隙。病重的可深刺，病轻的宜浅刺。夏天针刺时当取十二经的腧穴，孙络以及肌肉、皮肤之上的浅表部位。秋天针刺时要取用十二经的合穴，其余如同春天的针刺方法一样。冬天针刺时，应取用十二经的井穴和脏腑俞穴，并应深刺留针。这是根据四时气候的变化而施行的针刺方法。四时阴阳的消长有一定的秩序，人的气血随之而有内外盛衰的变化，疾病的发作也就有相应的部位，用针就要随其所宜。遇转筋的病人，要使其站立而取穴针刺，气血一经疏通，病就好了。遇到瘫痪和手足厥逆的病人，应该让他安卧舒缓，针刺后马上有舒畅的感觉，取穴方法的不同，正是根据不同疾病而定的。

小针解第三

【原文】　所谓易陈者，易言也。难入者，难著于人也。粗守形者，守刺法也。上守神者，守人之血气有余不足，可补泻也。神客者，正邪共会也。神者，正气也。客者，邪气也。在门者，邪循正气之所出入也。未睹其疾者，先知邪正何经之疾也。恶知其原者，先知何经之病，所取之处也。刺之微在数迟者，徐疾之意也。粗守关者，守四肢而不知血气正邪之往来也。上守机者，知守气也。机之动不离其空中者，知气之虚实，用针之徐疾也。空中之机清净以微者，针以得气，密意守气勿失也。其来不可逢者，气盛不可补也。其往不可追者，气虚不可写也。不可挂以发者，言气易失也。扣之不发者，言不知补写之意也，血气已尽而气不下也。知其往来者，知气之逆顺盛虚也。要与之期者，知气之可取之时也。粗之暗者，冥冥不知气之微密也。妙哉！工独有之者，尽知针意也。往者为逆者，言气之虚而小，小者逆也。来者为顺者，言形气之平，平者顺也。明知逆顺正行无问者，言知取之处也。迎而夺之者，写也。追而济之者，补也。

所谓虚则实之者，气口虚而当补之也。满则泄之者，气口盛而当写之也。宛陈则除之者，去血脉也。邪胜则虚之者，言诸经有盛者，皆写其邪也。徐而疾则实者，言徐内而疾出也。疾而徐则虚者，言疾内而徐出也。言实与虚若有若无者，言实者有气，虚者无气也。察后与先若亡若存者，言气之虚实，补泻之先后也，察其气之已下与常存。为虚与实若得若失者，言补者佖然若有得也，写则恍然若有失也。

夫气之在脉也，邪气在上者，言邪气之中人也高。故邪气在上也。浊气在中者，言水谷皆入于胃，其精气上注于肺，浊溜于肠胃，言寒温不适，饮食不节，而病生于肠胃，故命曰浊气在中也。清气在下者，言清湿地气之中人也，必从足始，故曰清气在下也。针陷脉则邪气出者，取之上。针中脉则浊气出者，取之阳明合也。针太深则邪气反沉者，言浅浮之病，不欲深刺也，深则邪气从之入，故曰反沉也，皮肉筋脉各有所处者，言经络各有所主也。取五脉者死，言病在中，气不足，但用针尽大写其诸阴之脉也。取三阳之脉者，唯言尽写三阳之气，令病人惟然不复也。夺阴者死，言取尺之五里五往者也。夺阳者狂，正言也。

睹其色，察其目，知其散复，一其形，听其动静者，言上工知相五色于目，有知调尺寸，小大缓急滑涩，以言所病也。知其邪正者，知论虚邪与正邪之风也。右主推之，左持而御之者，言持针而入也。气至而去之者，言补写气调而去之也。调气在于终始一者，持心也。

节之交三百六十五会者，络脉之渗灌诸节者也。所谓五藏之气已绝于内者，脉口气内绝不至，反取其外之病处与阳经之合，有留针以致阳气，阳气至则内重竭，重竭则死矣。其死也，无气以动，故静。所谓五藏之气已绝于外者，脉口气外绝不至，反取其四末之输。其死也，阴气有余，故躁。所以察其目者，五藏使五色循明，循明则声章。声章者，则言声与平生异也。

【解读】 所谓"易陈"，是指运用小针的理论，说起来是很容易的。"难入"，是指实际操作过程中达到高超的地步，却是比较困难的。"粗守形"，是指技术差的医生，仅是机械的拘守刺法。"上守神"是说高明的医生，能根据病人气血有余不足，选择确当的补泻方法。"神客"，是指正气与邪气交争于血脉之中。"神"，是正气。"客"，是邪气。"在门"，是指邪气循着正气所出入的门户内外上下无所不至。"未睹其疾"，就是不知道病在哪条经脉。"恶知其原"，是说怎能预先知道何经有病，决定采取何处的穴位治疗呢？"刺之微在数迟"，是指针刺手法的微妙，在于掌握进出针速度的快慢。"粗守关"，是指技术差的医生，在针刺时仅仅局限于取四肢关节部位的穴位，而不辨别气血的往来盛衰和邪正进退动静等情况。"上守机"，是指高明的医生，懂得静守其气的重要性。"机之动不离其空中"，是说要了解俞穴气机变化的虚实，决定施针速度的快慢。"空中之机，清静而微"，是指针下已经得气，应仔细注意和掌握气机的变化，才能不失补泻手法的时机。

"其来不可逢"，是指邪气盛时不可用补法。"其往不可追"，是指邪气已去时，不可用泻法。"不可挂以发"，是指针下得气的感觉仅是一霎那间，应及时采用补泻手法，不能有毫发之差。"扣之不发"，是指那些不能掌握一霎那的得气机会而及时施用补泻手法的人，就好像箭在弦上，应发而不发那样坐失良机，这样只有使患者血气损耗，而邪气不能祛除。"知其往来者"，是指知道气机的运行有逆顺和盛衰的不同。"要与之期"，是指针刺的关键在于掌握气至的时机进行治疗。"粗之暗"，是指技术差的医生，茫然不知气的精微细密的作用。"妙哉！工独有之"，是指这种奥妙的理论和技术只有高明的医生才能完全掌握。"往者为逆"，是指邪气已去，但正气虚而脉小，小就是逆。"来者为顺"，是指正气来时形气相得而脉见和平，平就是顺。"明知逆顺正行无问"，是指能明确上述邪正逆顺的人，就能果断去取应刺的俞穴。"迎而夺之"，是指迎其气之方来而泻之，是泻法"。"追而济之"，是指随其气之方去而补之，是补法。

所谓"虚则实之"是指气口脉虚时应当用补法。"满则泄之"，是指气口脉满盛时，应当用泻法。"宛陈则除之"，是指血脉中有郁积已久的瘀血，可以用刺血络法以排除它。"邪盛则虚之"，是说经脉被邪气充斥时，可以用泻法去邪。"徐而疾则实"，是慢慢进针而迅速出针（属于补法，能把正气补实）。"疾而徐则虚"，是指快速进针而缓慢出针（属于泻法，能将邪气逐之）。"实与虚若有若无"，是说实证经脉中有邪气，正气亦足；虚证无邪而正气少。"察后与先若存若亡"，是指根据气的虚实缓急程度，决定补泻次序的先后，并注意观察邪气是撤退还是存留。"为虚与实若得若失"，是指如果正确运用补法，使正气得以补充，故若有所得；用泻法祛邪，邪去则病人好像在不知不觉中失掉了什么，故若有所失。

大凡邪气侵犯经脉的情况，其"邪气在上"，是指风热之邪伤人多犯人的上部，所以称为邪气在上。"浊气在中"，是指人所食之物，必先入于胃，然后将精气输注于肺，浊气则滞留于胃肠；或指因寒热失宜，饮食不节，则水谷不化精微，而致浊气停留于胃肠，所以说浊气在中。"清气在下"，是指地面的清湿之气，如果伤害人体，必先从足部开始发生，所以称清气在下。"针陷脉则邪气出"，是针刺上部存在于筋骨陷窝中的孔穴，可以祛除上部的邪气。"针中脉则浊气出"，是指针刺阳明经的合穴，可以祛除中部的浊气。"针太深则邪气反沉"，是指邪停留在浅表的不宜深刺，深刺反使邪气随之而深入，所以称反沉。"皮肉筋脉各有所处"，是指经与络在皮肉筋脉之间各有主管的范围。"取五脏者死"，是指病在内部之真气不足，还用针尽力大泻五脏所属的阴经，使精气大泄而死。"取三阳脉"，是指病人已阳气不足，反用针尽泻六腑所属的阳经，使阳气更加怯弱而不易恢复。"夺阴者死"，是指取尺部脏阴所出的五里穴，若反复误刺到五次，必夺脏气而致死。"夺阳者狂"，是指阳虚泻阳，令人精神错乱而失常。"睹其色，察其目，知其散复，一其形，听其动静"，是指高明的医生能够通过双眼辨别五色，并懂得结合脉象的大小、缓急、滑涩，而明确诊断病在何处。"知其邪正"，是指了解病人是感受虚邪之风还是实风。"右主推之，主持而御之"，是指进出针时左右两手的不同动作。"气至而去之"，是指针刺不论补泻，必须等气已调和而去针。"调气在于终始一"，是指调气时应专心致志，始终如一。

"节之交三百六十五会"，是指由络脉渗灌血气于周身百节的穴位。所谓"五脏之气已绝于内",是指气口所主的五脏之气已经竭绝不至,此时反取表现在外的病处及阳经的合穴,并用留针的方法补益六腑的阳气,使阳气亢盛而内在的阴精更加衰竭,竭而再竭,故称重竭,阴气严重衰竭,其死必作。死前由于气口没有阴气作为脉动的基础所以相对为静。"所谓五脏之气绝于外",是指气口所主的六腑之气已经竭绝不至,此时反取四肢的腧穴,并用留针的方法,补益五脏的阴气,阴气盛则导致六腑的阳气内陷,阳气内陷不能达表,则发生厥逆,厥逆也是死证。死前由于阴气偏盛于外,故气口脉相对为躁。之所以要察其目,是因为五脏六腑的精气皆上注于目和面部,如果五脏精气旺盛则目能辨五色,面部的五色亦显明润,同时发出的声音亦必宏亮彰著,患者的声音高而宏亮是与正常人有区别的。

邪气脏腑病形第四

【原文】 黄帝问于岐伯曰:邪气之中人也奈何?岐伯答曰:邪气之中人高也。黄帝曰:高下有度乎?岐伯曰:身半已上者,邪中之也;身半已下者,湿中之也。故曰:邪之中人也,无有常,中于阴则溜于腑;中于阳则溜于经。

【解读】 黄帝问岐伯说:外邪侵犯人体的情况怎样?岐伯说:风雨寒暑等邪气,多侵犯人体的上部。黄帝又问:部位的高下有一定的标准吗?岐伯说:上半身发病的,是受了风寒等外邪所致;在下半身发病的,是感受了清湿之邪所致。这是一般规律,但不是绝对如此,邪气侵犯人体,发病部位并不一定在它侵入的地位。这是因为邪气有一个传变的过程,例如,邪气伤了阴经,会流利到属阳的六腑;邪气侵犯了阳经的某个部位,可能就在这条经脉流传和发病。

【原文】 黄帝曰:阴之与阳也,异名同类,上下相会,经络之相贯,如环无端。邪之中人,或中于阴,或中于阳,上下左右,无有恒常,其故何也?岐伯曰:诸阳之会,皆在于面。中人也方乘虚时,及新用力,若饮食汗出腠理开,而中于邪。中于面则下阳明,中于项则下太阳,中下颊则下少阳,其中于膺背两胁亦中其经。

【解读】 黄帝说:经络虽有阴阳之分,但都是内连脏腑,外络肌肤,上下会通,左右联贯,如环无端,虽然名义有阴阳之分,其实都是运行气血的,是同属一类的。而外邪的伤人,有的是阴经受病,有的是阳经受病,或上或下,或左或右,没有一定常规,这是什么道理呢?岐伯说:手三阳经和足三阳经,都会聚于头面,所以,头为诸阳之会。邪气的中伤于人,一般都是乘经脉空虚之时,在劳累用力之后,或者饮食汗出,腠理开泄,气虚不固的时候都容易被邪气侵袭。邪气侵袭了面部，会沿阳明经脉下传。邪气侵袭了项部，会沿太阳经脉下传，邪气侵犯了颊部，则沿少阳经脉下传。若邪气侵犯了胸膺、脊背和两胁，也都分别在阳明经、太阳经、少阳经等所过之处发病。

【原文】 黄帝曰：其中于阴奈何？岐伯答曰：中于阴者，常从臂胻始，夫臂与胻，其阴皮薄，其肉淖泽，故俱受于风，独伤其阴。黄帝曰：此故伤其脏乎？岐伯答曰：身之中于风也，不必动脏，故邪入于阴经，则其脏气实，邪气入而不能客，故还之于腑。故中阳则溜于经，中阴则溜于府。

【解读】 黄帝问：邪气侵入阴经的情况怎么样呢？岐伯说：邪气侵入阴经的时候，通常是从手臂和足胫部的内侧开始。因为这些地方皮肤浅薄，肌肉比较柔弱，所以身体各部虽然同样受风，而这些部位却最易受伤。黄帝又问：在这种情况下邪气会先伤五脏吗？岐伯说：身体感受了风邪，不一定会伤及五脏，邪气侵入阴经时，若五脏之气充实，就不能入里停留，而还归于六腑。所以邪中于阳经的能直接在本经上发病，邪中于阴经，若脏气充实，不会向里传变，而是传流到和它相表里的六腑而发病。

【原文】 黄帝曰：邪之中人脏奈何？岐伯曰：愁忧恐惧则伤心，形寒寒饮则伤肺，以其两寒相感，中外皆伤，故气逆而上行。有所堕坠，恶血留内，若有所大怒，气上而不下，积于胁下，则伤肝。有所击仆，若醉入房，汗出当风，则伤脾。有所用力举重，若入房过度，汗出浴水，则伤肾。黄帝约：五脏之中风奈何？岐伯曰：阴阳俱感，邪乃得往。黄帝曰：善哉。

【解读】 黄帝说：邪气侵犯人体，也有伤及五脏的，是为什么呢？岐伯说：这是因为五脏之气先伤于内，邪气才乘虚入里的，如心藏神，愁忧恐惧则伤神，若再感外邪则伤心。肺主皮毛，如外受风寒，又饮冷水，两寒相迫，则伤肺，肺气失于肃降则上逆。肝藏血，其经脉行于胁下，如跌仆坠堕，瘀血积留于内，又因大怒的刺激，肝气上逆，气血瘀阻，积于胁下，则伤肝。脾主肌肉而司运化，击仆或醉后入房、汗出当风，就会伤脾。肾藏精主骨，如用力举重，再加房事过度，或汗出沐浴，骨伤精亏，则伤肾。黄帝说：五脏为风邪所伤是怎么回事？岐伯说：一定要脏气先伤于内，再感外邪，在内外俱伤阴阳气血皆虚的情况下，风邪才能内侵入脏。黄帝说：你说的很好。

【原文】 黄帝问于岐伯曰：首面与身形也，属骨连筋，同血合气耳。天寒则裂地凌冰其卒寒，或手足懈惰，然而其面不衣，何也？

【解读】 黄帝问岐伯说：头面和全身上下各部，在筋骨的连属与气血的运行上，都是相同的，但当天寒地冻，滴水成冰，或突然寒冷的时候，手足凉得麻木不灵活，面部却不怕冷，不用衣物覆盖，这是什么缘故？

【原文】 岐伯答曰：十二经脉，三百六十五络，其血气皆上于面而走空窍，其精阳气上走于目而为睛，其别气走于耳而为听，其宗气上出于鼻而臭，其浊气出于胃，走唇舌而为味。其气之津液皆上燻于面，而皮又厚，其肉坚，故天气甚寒不能胜之也。

【解读】 岐伯回答说：人体十二经脉，三百六十五络脉的血气，都上注于面而走七窍。它的精阳之气，上注于目而能视物，它的旁行之气从两侧上行于耳而能听；它的宗气上通于鼻孔而能嗅，其谷气从胃上通唇舌而能辨别五味。而各种气所化的津液都上行熏蒸于面部，且面部皮肤较厚，肌肉也坚实，故天气虽寒冷，也能够适应。

【原文】 黄帝曰：邪之中人，其病形何如？岐伯曰：虚邪之中身也，洒淅动形；正邪之中人也微，先见于色，不知于身，若有若无，若亡若存，有形无形，莫知其情。黄帝曰：善哉。

【解读】 黄帝说：病邪侵犯人体，它发生的病态是怎样的呢？岐伯说：病邪有正邪和虚邪的区分，虚邪贼风伤人，发病较重，病人恶寒战栗，形体震动，四时正邪中人，发病较轻微，开始先从面色上有点变异，身上没有什么感觉，像有病又像无病，或在表面上较轻微表现，但不明显，很容易被忽略过去。黄帝说：很好。

【原文】 黄帝问于岐伯曰：余闻之，见其色，知其病，命曰明，按其脉，知其病，命曰神。问其病，知其处，命曰工。余愿闻见而知之，按而得之，问而极之，为之奈何？岐伯答曰：夫色脉与尺之相应也，如桴鼓影响之相应也，不得相失也，此亦本末根叶之出候也，故根死则叶枯矣。色脉形肉不得相失也，故知一则为工，知二则为神，知三则神且明矣。

【解读】 黄帝问岐伯说：我听说观察病人面部的五色变化就能知道病情的，叫做明。切按脉象而知道病情的，叫做神。问发病情况而知病的部位的，叫做工。我愿了解为什么望色就能知道疾病，切脉就能知道病情变化，问病就可以彻底了解病苦的所在，其道理究竟怎样？

岐伯说：病人的气色、脉象、尺肤都与疾病的发生有一定的相应关系，疾病与尺肤、色脉的关系，犹如以槌击鼓，声响随之相应，是不会相失的。这也和树木的根本与枝叶的关系一样，根本坚固，枝叶就茂盛，根本衰败，枝叶就枯萎，因此看病时要从色、脉、形肉全面观察，不能有偏失。知其一仅为一般医生，称为工，知其二是比较最高明的医生，称为神，知其三是最高明的医生，称为神明。

【原文】 黄帝曰：愿卒闻之。岐伯答曰：色青者，其脉弦也；赤者，其脉钩也；黄者，其脉代也；白者，其脉毛；黑者，其脉石。见其色而不得其脉，反得其相胜之脉，则死矣；得其相生之脉，则病已矣。

【解读】 黄帝说：我愿听你全面地讲一下这个道理。岐伯回答说：疾病现出青色，它的脉是弦脉；红色，它的脉是钩脉；黄色，它的脉是代脉；白色，它的脉是毛脉；黑色，它的脉是石脉。这是色和脉相应的正常规律。若见其色而不见其脉，或反见其相克的脉，都主病危，甚则死亡；若能得相生之脉，虽然有病也会很快痊愈的。

【原文】 黄帝问于岐伯曰：五脏之所生，变化之病形何如？岐伯答曰：先定其五色五脉之应，其病乃可别也。黄帝曰：色脉已定，别之奈何？岐伯曰：调其脉之缓、急、小、大、滑、涩，而病变定矣。

【解读】 黄帝向岐伯问道：五脏所发生的疾病，以及疾病的变化和所表现的不同形态怎样认识呢？岐伯回答说：要首先确定五色和五脉所生的疾病，则五脏所生的疾病就不难辨别了。黄帝说：气色和脉象已经确定了，怎样对五脏病变进行具体的区分呢？岐伯说：只要诊查出脉搏的缓与急、脉象的大、小、滑、涩等情况，病变就可确定了。

【原文】 黄帝曰：调之奈何？岐伯答曰：脉急者，尺之皮肤亦急；脉缓者，尺之皮肤亦缓；脉小者，尺之皮肤亦减而少气；脉大者，尺之皮肤亦贲而起；脉滑者，尺之皮肤亦滑；脉涩者，尺之皮肤亦涩。凡此变者，有微有甚。故善调尺者，不待于寸，善调脉者，不待于色。能参合而行之者，可以为上工，上工十全九；行二者，为中工，中工十全七，行一者，为下工，下工十全六。

【解读】 黄帝说：怎样观察脉象和尺肤的变化呢？岐伯说：脉搏急的，尺肤的皮肤也紧急；脉搏缓的，尺肤也弛缓；脉象小的，尺肤也瘦小；脉象大的，尺肤也大而隆起；脉象滑的，尺肤也滑润；脉象涩的，尺肤也枯涩。但是这六种变化，是有轻重不同的。所以善于诊察尺肤的，不必等诊察寸口的脉象，就能知道病情，善于诊察脉象的，不必等待观望五色，也可以了解病情。假如能将色、脉、尺肤三方面加以综合，就可使诊断更正确而成为高明的医生，这样，十个病人可以治好九个；如能运用两种诊察方法的医生，为中等的医生，十个病人能治好七个；若只会用一种诊察方法的，为下等医生，十个病人只能治愈六个。

【原文】 黄帝曰：请问脉之缓、急、小、大、滑、涩之病形何如？岐伯曰：臣请言五脏之病变也。心脉急甚者为瘛疭；微急为心痛引背，食不下。缓甚为狂笑；微缓为伏梁，在心下，上下行，时唾血。大甚为喉吤；微大为心痹引背，善泪出。小甚为善哕，微小为消瘅。滑甚为善渴；微滑为心疝引脐，小腹鸣。涩甚为喑；微涩为血溢，维厥，耳鸣，颠疾。

【解读】 黄帝说：请问缓、急、小、大、滑、涩这几种脉都主什么样的病变呢？岐伯说：我先谈一下关于五脏见此六脉微甚的病变。心脉急甚，是寒伤血脉，发生筋脉瘛疭；心脉微急，是寒微邪在心胸，所以心胸牵引背部作痛，食不能下。心脉缓甚为心气大热，所以出现神不安而为狂笑；微缓为热聚心下，久则积为伏梁，在心下，其气上下行，或升或降，有时出现唾血。心脉大甚，为心火上炎，故喉中如有物梗阻；微大是血脉不通的心痹，心痛引背，因心脉上连目系，故常流泪。心脉小甚，为心阳虚，阳虚则胃寒上逆而作呃逆；微小为善食、善饥的消瘅病。心脉滑甚为阳盛有热，故口渴；微滑为热在下，故病心疝引脐痛而肠鸣。心脉涩甚则瘖不能言，微涩则为吐血、衄血、四肢厥逆，以及耳鸣等头部疾病。

【原文】 肺脉急甚为癫疾；微急为肺寒热，怠惰，咳唾血，引腰背胸，若鼻息肉不通。缓甚为多汗；微缓为痿瘘，偏风，头以下汗出不可止。大甚为胫肿；微大为肺痹引胸背，起恶日光，小甚为泄，微小为消瘅。滑甚为息贲上气，微滑为上下出血。涩甚为呕血；微涩为鼠瘘，在颈支腋之间，下不胜其上，其应善痠矣。

【解读】 肺脉急甚的，出现癫疾；微急的，是肺有寒热，出现倦怠乏力、咳而唾血，咳时牵引胸部和腰背部作痛，以及鼻中瘜肉阻塞而呼吸不畅。肺脉缓甚的，气虚多汗；微缓的，出现四肢痿软、肺痿等，以及鼠瘘、半身不遂，头部以下汗出不止的症状。肺脉大甚的，足胫肿；微大则为肺痹，可出现烦满喘息呕吐等症状，而且牵引胸背作痛，其人怕见日光。肺脉小甚的，出现泄泻等阳虚症状；微小的，是消瘅的表现，可见善食善饥的中热症状。肺脉滑甚的，是痰热壅肺，可见喘满气逆；微滑的，是热伤血络，在上则为衄血，在下则为泄血。肺脉涩甚的，主呕血；微涩的，主鼠瘘，病发于颈项与腋下，下肢痿软无力，难于支撑上部的重压。

【原文】 肝脉急甚者为恶言；微急为肥气，在胁下若覆杯。缓甚为善呕；微缓为水瘕痹也。大甚为内痈，善呕衄；微大为肝痹，阴缩，咳引小腹。小甚为多饮，微小为消瘅。滑甚为癀疝；微滑为遗溺。涩甚为溢饮；微涩为瘛挛筋痹。

【解读】 肝脉急甚的，主情绪急躁愤怒，故听言而恶；微急的，为肝之积肥气，在胁下的部位，形状好象扣着的杯子一样。肝脉缓甚的为呕吐；微缓为水积胸胁而小便不利的水瘕痹病。肝脉大甚，主内有痈肿，经常出现呕吐和衄血；微大为肝痹病。阴器收缩，咳而牵引小腹作痛等病。肝脉小甚为血不足，当为多饮；微小为善良善饥的消瘅病。肝脉滑甚为阴囊肿大的癀疝病；微滑为遗尿病。肝脉涩甚为水湿溢于四肢的溢饮病；微涩为筋痿挛不舒的筋痹病。

【原文】 脾脉急甚为瘛疭；微急为膈中，食饮入而还出，后沃沫。缓甚为痿厥；微缓为风痿，四肢不用，心慧然若无病。大甚为击仆；微大为痞气，腹裹大脓血，在肠胃之外。小甚为寒热；微小为消瘅。滑甚为癀癃；微滑为虫毒蛕蝎腹热。涩甚为肠癀；微涩为内溃，多下脓血。

【解读】　脾脉急甚的为脾寒，脾寒不能温养四肢，所以出现瘛疭；微急的是脾阳虚，不能运化，以致食入而吐，这种病名为膈中，脾阳虚则大便下冷沫。脾脉缓甚为四肢痿软无力而厥冷；微缓为风痿病，四肢痿废不用，病在经络而不在内脏，所以神志清楚，和无病的人一样。脾脉大甚为卒然仆倒的卒中病；微大为脾之积的痞气病，腹裹大脓血，在肠胃之外。脾脉小甚为寒热病；微小为内热消瘅。脾脉滑甚，为阴囊肿大疲困不解的㿉疝病；微滑为腹内有蛔虫等肠寄生虫，寄生体内毒害人体，虫毒亦可引起腹部发热。脾脉涩甚为广肠脱出的肠颓病；微涩是肠内溃烂腐败，故大便下脓血。

【原文】　肾脉急甚为骨癫疾；微急为沉厥奔豚，足不收，不得前后。缓甚为折脊；微缓为洞，洞者，食不化，下嗌还出。大甚为阴痿，微大为石水，起脐以下至小腹腄腄然，上至胃脘，死不治。小甚为洞泄；微小为消瘅。滑甚为癃㿉，微滑为骨痿，坐不能起，起则目无所见。涩甚为大痈；微涩为不月沉痔。

【解读】　肾脉急甚，为邪深入骨，邪气壅闭的骨癫疾；肾脉微急为沉厥病，肾的寒气上逆发为奔豚，两足难以屈伸，及大小便不通。肾脉缓甚，为腰脊痛如折；微缓为洞泄病，这是因为肾病不能蒸化脾土，化生水谷，饮食不化，即从大便排出，或出现下咽即吐的病。肾脉大甚为阴痿不起；微大为石水病，水结于少腹，从脐以下至小腹部，上至胃脘皆胀硬如石，为不易治疗的危重症候。肾脉小甚为肾虚不能固摄而为洞泄；微小为精血不足，而为消瘅。肾脉滑甚为有热，故为小便不利，或为癃疝；微滑为肾虚内热，不能生髓养骨，而为骨痿，坐不能起，起则眼目昏花视物不清。肾脉涩甚为气血阻滞，而形成大痈；微涩为气血不利，可出现女子月经不行，或内痔等症。

【原文】　黄帝曰：病之六变者，刺之奈何？岐伯答曰：诸急者多寒；缓者多热；大者多气少血；小者血气皆少；滑者阳气盛，微有热；涩者多血少气，微有寒。是故刺急者，深内而久留之。刺缓者，浅内而疾发针，以去其热，刺大者，微泻其气，无出其血。刺滑者，疾发针而浅内之，以泻其阳气而去其热。刺涩者，必中其脉，随其逆顺而久留之，必先按而循之，已发针，疾按其痏，无令其血出，以和其脉。诸小者，阴阳形气俱不足，勿取以针，而调以甘药也。

【解读】　黄帝说：关于疾病所出现的六种脉象变化，针刺的方法怎样？岐伯说：凡是脉象紧急的多是有寒邪，脉象缓的多属热；脉象大的多属气有余而阴血虚少；脉小的都属气血不足；脉滑的是阳盛而有热；脉涩的气滞血少，微有寒象。因此，在针刺时，对急脉及相应的病变深刺，留针时间长一点，使寒去阳生；对缓脉及相应的病变要浅刺而快出针，以散其热；对大脉及相应的病变要用轻泻的刺法，微泻其气，不能出血，使气血调和；对滑脉及相应的病变用浅刺快出针的方法，以泻亢盛的阳气，而泄其热；对于涩脉及相应的病变，针刺难于得气，选取经脉宜准确，必须刺其脉，根据症状的逆和顺，可以久留针并按摩肌肉，以导脉外的气。出针后，要很快按住针孔，不要出血，使经脉中气血调和；至于脉象小的，是气血俱虚，阴阳形气都不足，不必用针刺治疗，可用甘味药调补。

【原文】 黄帝曰：余闻五脏六腑之气，荥腧所入为合，令何道从入，入安连过，愿闻其故？岐伯答曰：此阳脉之别入于内，属于腑者也。黄帝曰：荥输与合，各有名乎？岐伯答曰：荥输治外经，合治内腑。黄帝曰：治内府奈何？岐伯曰：取之于合。黄帝曰：合各有名乎？岐伯答曰：胃合于三里，大肠合入于巨虚上廉；小肠合入于巨虚下廉；三焦合入于委阳；膀胱合入于委中，胆合入于阳陵泉。黄帝曰：取之奈何？岐伯答曰：取之三里者，低跗；取之巨虚者，举足；取之委阳者，屈伸而索之；委中者，屈而取之；阳陵泉者，正竖膝予之齐，下至委阳之阳取之；取诸外经者，揄申而从之。

【解读】 黄帝说：我听说五脏六腑之气，都出于井穴，从荥腧入而归于合穴，其气血从何道注入合穴，进入后又和哪些脏腑经脉有互相连属的关系呢？请你将其中道理讲给我听。岐伯说：这就是手足阳经从别络进入内部而连属于六腑的过程。黄帝说：荥腧与合穴，在治疗上又怎样分别呢？岐伯说：荥腧的气脉浮浅，可以治外经的病，合则气脉深入，可以治内腑的病。黄帝说：人体内部的腑病，怎样治疗呢？岐伯说：要取三阳经的合穴。黄帝说：三阳的合穴都有名称吗？岐伯说：足阳明胃的合穴在三里；手阳明大肠的脉气，循足阳明胃脉，合于巨虚上廉；手太阳小肠之气，循足阳明脉合于巨虚下廉；手少阳三焦合于足太阳之委阳穴，委阳为三焦下辅腧；足太阳膀胱合于委中；足少阳胆合于阳陵泉。黄帝说：合穴怎样取法呢？岐伯说：取三里穴要使足背低平；巨虚穴则要举足而取；取委阳要屈伸下肢，认真寻索；委中穴要屈膝而取；阳陵泉要正身蹲坐使两膝齐平，在委阳的外侧寻取；治疗在外的经脉的病，要取荥腧，它们的取法是牵拉伸展四肢，使经脉舒展，气血流畅，然后寻取。

【原文】 黄帝曰：愿闻六腑之病？岐伯答曰：面热者，足阳明病；鱼络血者，手阳明病；两跗之上脉坚若陷者，足阳明病，此胃脉也。

【解读】 黄帝说：我愿听你讲述一下六腑的病变情况。岐伯说：足阳明经脉行于面，面部发热就是足阳明有了病变；手阳明脉行于鱼际之后，内连太阴，故手鱼血脉郁滞或有瘀血斑点是手阳明病；两足背的冲阳脉，出现坚实或虚软下陷现象的，也是足阳明病，因为足背冲阳穴部位属于足阳明胃脉。

【原文】　大肠病者，肠中切痛，而鸣濯濯，冬日重感于寒即泄，当脐而痛，不能久立，与胃同候，取巨虚上廉。

【解读】　大肠病，肠中急痛，由于传导失常，水液停留，所以肠鸣濯濯，冬天再受了寒邪就会引起泄泻和当脐疼痛，痛时甚至不能站立，大肠连属于胃，故可以取胃经的巨虚上廉来治疗。

【原文】　胃病者，腹膜胀，胃脘当心而痛，上支两胁，膈咽不通，食饮不下，取之三里也。

【解读】　胃病，可出现腹胀膨满，胃脘部疼痛甚则两胁胀，膈和咽部阻塞不畅，饮食不下。治疗可以取足三里穴。

【原文】　小肠病者，小腹痛，腰脊控睾而痛，时窘之后，当耳前热，若寒甚，若独肩上热甚，及手小指次指之间热，若脉陷者，此其候也。手太阳病也，取之巨虚下廉。

【解读】　小肠病，小腹作痛，腰脊牵引睾丸痛，还有大小便窘急的感觉。或循着经脉的走向出现耳前发热，或寒甚，或肩上热甚，手小指次指间热甚，络脉虚陷不起，部属于小肠病证候。可以取小肠经合穴巨虚下廉进行治疗。

【原文】　三焦病者，腹胀气满，小腹尤坚，不得小便，窘急，溢则为水，留即为胀，候在足太阳之外大络，大络在太阳、少阳之间，赤见于脉，取委阳。

【解读】　三焦病则气化不行，故腹气胀满，小腹部胀得更甚，小便不通而甚感窘迫，水道不利，水溢于皮下为水肿，或停留在腹部为水胀病。三焦病也可以观察足太阳外侧大络的变化，大络在太阳经与少阳经之间，为三焦的下腧委阳，三焦有病，此处脉必现赤色，治疗时取委阳穴。

【原文】　膀胱病者，小腹偏肿而痛，以手按之，即欲小便而不得，肩上热若脉陷，及足小指外廉及胫踝后皆热若脉陷，取委中。

【解读】　膀胱病的症状是小腹部偏肿而疼痛，用手按之，即有尿意，但却不能排出。由于膀胱经脉起于足小趾外侧，循胫踝上行于肩背，所以膀胱病可引起足小趾外侧，胫踝及肩上发热，或者其循行部位的脉下陷不起，治疗时可以取膀胱经的合穴委中。

【原文】　胆病者，善太息，口苦，呕宿汁，心下澹澹，恐人将捕之，嗌中吩吩然，数唾，在足少阳之本末，亦视其脉之陷下者，灸之，其寒热者取阳陵泉。

【解读】　胆病则气郁不畅，常常叹出长气，口苦，因精汁上溢而呕出苦水，同时出现精神不安，心跳恐惧，好象有人要逮捕他一样。咽中如物梗阻，总想将它唾出来。对这些病的治疗，可以在足少阳经从起至止的循行通路上选择穴位，对因气血不足而出现脉陷下的部位，可以施用温灸的方法，如胆病而有寒热现象的，可取足少阳的合穴阳陵泉刺治。

【原文】　黄帝曰：刺之有道乎？岐伯答曰：刺此者，必中气穴，无中肉节。中气穴则针游于巷，中肉节即皮肤痛，补泻反则病益笃。中筋则筋缓，邪气不出，与其真相搏，乱而不去，反还内著。用针不审，以顺为逆也。

【解读】　黄帝说：针刺以上诸穴有一定的规律吗？岐伯说：针刺这些穴位一定要刺中气穴，切不可刺于肉节。因为刺中气穴，就如针游于空巷之内，经脉就能得以疏通，若刺到肉节上，只能损伤良肉，使皮肤疼痛，起不到治疗作用。此外，补泻手法也要正确使用，假若虚证用了泻法，或实证用了补法，当补而泻，当泻而补，疾病必因此而加重。如果误刺在筋上，不仅会伤筋而造成弛缓，而且病邪无由而出，与真气纠缠斗争，扰乱人体的气机，甚至还会内陷，固着于体内，使疾病更加深入发展。这都是用针不审慎，刺法错乱所造成的恶果。

· 卷二 ·

根结第五

【原文】　岐伯曰：天地相感，寒暖相移，阴阳之道，孰少孰多？阴道偶，阳道奇，发于春夏，阴气少，阳气多，阴阳不调，何补何写？发于秋冬，阳气少，阴气多，阴气盛而阳气衰，故茎叶枯槁，湿雨下归，阴阳相移，何写何补？奇邪离经，不可胜数。不知根结，五藏六府，折关败枢，开阖而走，阴阳大失，不可复取。九针之玄，要在终始，故能知终始，一言而毕，不知终始，针道咸绝。

太阳根于至阴，结于命门。命门者，目也。阳明根于厉兑，结于颡大。颡大者，钳耳也。少阳根于窍阴，结于窗笼。窗笼者，耳中也。

太阳为开，阳明为阖，少阳为枢。故开折则肉节渎而暴病起矣，故暴病者，取之太阴，视有余不足。渎者，皮肉宛膲而弱也。阖折则气无所止息而痿疾起矣，故痿疾者，取之阳明，视有余不足。无所止息者，真气稽留，邪气居之也。枢折即骨繇而不安于地，故骨繇者，取之少阳，视有余不足。骨繇者，节缓而不收也。所谓骨繇者，摇故也。当穷其本也。

太阴根于隐白，结于太仓。少阴根于涌泉，结于廉泉。厥阴根于大敦，结于玉英，络于膻中。

太阴为开，厥阴为阖，少阴为枢。故开折则仓廪无所输膈洞，膈洞者，取之太阴，视有余不足。故开折者，气不足而生病也。阖折即气绝而喜悲，悲者，取之厥阴，视有余不足。枢折则脉有所结而不通，不通者，取之少阴，视有余不足，有结者，皆取之不足。

足太阳根于至阴，溜于京骨，注于昆仑，入于天柱，飞扬也。足少阳根窍阴，溜于丘墟。注于阳辅，入于天容、光明也。足阳明根于厉兑，溜于冲阳，注于下陵，入于人迎、丰隆也。手太阳根于少泽，溜于阳谷，注于小海，入于天窗、支正也。手少阳根于关冲，溜于阳地，注于支沟，入于天牖、外关也。手阳明根于商阳，溜于合谷，注于阳溪，入于扶突、偏历也。此所谓十二经者，盛络皆当取之。

一日一夜五十营，以营五藏之精，不应数者，名曰狂生。所谓五十营者，五藏皆受气，持其脉口，数其至也。五十动而不一代者，五藏皆受气；四十动一代者，一藏无气；三十动一代者，二藏无气；二十动一代者，三藏无气；十动一代者，四藏无气；不满十动一代者，五藏无气。予之短期，要在《终始》。所谓五十动而不一代者，以为常也，以知五藏之期。予之短期者，乍数乍疏也。

黄帝曰：逆顺五体者，言人骨节之大小，肉之坚脆，皮之厚薄，血之清浊，气之滑涩，脉之长短，血之多少，经络之数，余已知之矣，此皆布衣匹夫之士也。夫王公大人，血食之君，身体柔脆，肌肉软弱，血气慓悍滑利，其刺之徐疾浅深多少，可得同之乎？岐伯答曰：膏粱菽藿之味，何可同也？气滑即出疾，其气涩则出迟，气悍则针小而入浅，气涩则针大而入深，深则欲留，浅则欲疾。以此观之，刺布衣者，深以留之；刺大人者，微以徐之，此皆因气慓悍滑利也。

黄帝曰：形气之逆顺奈何？岐伯曰：形气不足，病气有余，是邪胜也，急写之。形气有余，病气不足，急补之。形气不足，病气不足，此阴阳气俱不足也，不可刺之，刺之则重不足，重不足则阴阳俱竭，血气皆尽，五藏空虚，筋骨髓枯，老者绝灭，壮者不复矣。形气有余，病气有余，此谓阴阳俱有余也，急泻其邪，调其虚实。故曰：有余者写之，不足者补之，此之谓也。

故曰：刺不知逆顺，真邪相搏，满而补之，则阴阳四溢，肠胃充郭，肝肺内膜，阴阳相错；虚而写之，则经脉空虚，血气竭枯，肠胃慓辟，皮肤薄著，毛腠夭膲，予之死期。故曰：用针之要，在于知调阴与阳。调阴与阳，精气乃光，合形与气，使神内藏，故曰：上工平气，中工乱脉，下工绝气危生，故曰：下工不可不慎也。必审五藏变化之病，五脉之应，经络之实虚，皮之柔粗，而后取之也。

【解读】　岐伯说：天气与地气互相感应，于是出现了气温的寒暖转移，其中阴和阳的有规律的变化，有无多少之分？阴道是逢双的偶数，阳道是逢单的奇数。如果疾病发生在春夏，阴气少而阳气多的季节，此时阴阳之气不相协调，应在哪一经用补法？哪一经用泻法？若病发生在秋冬阳气少而阴多的季节，此时植物的茎叶枯萎，水湿和雨露下归于根部。这种阴阳相移的情况，应在哪一经用补法？哪一经用泻法？如果四时不正之气入侵经络，进而离经深入脏腑，其变化无穷，而形成很多疾病，治疗时若不懂得根结的意义，不知道脏腑开、合、枢浅深出入的作用，以致机关折损，枢纽败坏，表里的开合失职，使精气走泄不藏，体内的阴阳之气，受到重大的损失，即使取穴用针，也不可能再起作用了。因此，运用九针的奥妙，在于明白经脉的起止，能够懂得经脉起止的，一句话就能概括九针治病的关键，若不明经脉的始终，则针刺的道理就闭绝难通了。

足太阳经起于至阴穴，终于命门。"命门"，是指目内侧的睛明穴。足阳明经起于厉兑穴，终于颡大，"颡大"，是指在耳钳直上额角入发际的头维穴。少阳经起于窍阴穴，终于窗笼。"窗笼"，是指耳中的听宫穴。

太阳主表为开，阳明主里为合，少阳介于表里之间，似户枢故称枢。如果开的功能失常，则皮肤肌肉干枯，病邪易侵而迅疾发病，此时可取足太阳的俞穴，并根据虚实情况选择补泻手法。这里所说的"渎"，是指皮肉消瘦干枯脆弱。如果"合"的功能失常，则真气难以运行而发生痿躄。所以治疗痿躄，当取足阳明经的俞穴，同样要辨其虚实。这里的"无所止息"，是指真气的滞留，病邪的盘踞，所以发生痿躄。如果"枢"的功能失常，则会发生骨节弛缓摇摆而站立不稳的骨繇病。骨繇，可取足少阳经的俞穴，也要根据虚实进行治疗。这里的骨繇是指关节弛缓不收，动摇不定。所以称为骨繇，就是因为骨节动摇的缘故。综上所述，对于三阳经开、合、枢的病变，必须弄清它的本质，才能获得正确的治疗。

足太阴经起于隐白穴，终于中腕穴。足少阴经，起于涌泉穴，终于廉泉穴。足厥阴经，起于大敦穴，终于玉英穴，并且有络下连膻中穴。

太阴是三阴之表主开；厥阴是三阴之里主合；少阴介于表里之间为枢。如果开的作用失常，则脾的运化功能失健，而发生上为闭塞、下为泄泻的膈洞病，膈洞病取足太阴经穴位，当根据虚实情况而调之。开的作用之所以失常，是由于脾胃气虚不能运化水谷所致。如果合的功能失常，则肝气绝于里，而肺气乘之，故时有悲哀情绪发生，治疗悲哀，应取足厥阴肝经的俞穴，并根据虚实而调之。如果枢的作用失常，则肾脉有所郁结而下焦不通，对下焦不通的病症，可取足少阴经脉的俞穴，同样要根据虚实情况，泻有余而补不足。一般说来，这种郁结的病证，多由于正气不足所致，当采用补法治之。

足太阳经起于至阴穴，流行于京骨穴，灌注于昆仑穴，上入于天膊柱穴而走头，下入于络穴飞扬（交足少阴经）。足少阳经起于窍阴穴，流行于丘墟穴，灌注于阳辅穴，上入于天冲穴，下入于光明穴（交足厥阴经）。足阳明经起于厉兑穴，流行于冲阳穴，灌注于解溪穴，上入于人迎穴，下入于丰隆穴（交足太阴经）。手太阳经起于少泽穴，流行于阳谷穴，灌注于小海穴，上入于天窗穴，下入于支正穴（交手少阴经）。手少阳经起于关冲穴，流行于阳池穴，灌注于支沟穴，上入于天牖穴，下入于外关穴（交手厥阴经）手阳明经起于商阳穴，流行于合谷穴，灌注于阳溪穴，上入于扶突穴，下入于偏历穴（交手太阴经）。以上是手足三阳左右共为十二经脉的根、流、注、入的穴位，凡属邪客而经络盛满的疾患，皆可取上穴以泻之。

经脉中的气血一昼夜循环运行于人体的五十周次，目的在于运行五脏的精气，如有太过或不及而不符合此周次者，就叫做"狂生"。所谓"五十营"，就是使五脏都得到精气的营养，这可从寸口切脉的部位上，计算其搏动的次数，从而测知脏气的盛衰。如果脉搏跳动五十次而无歇止，说明五脏健全，精气充足；如脉搏跳动四十次而有一次歇止的，其中有一脏功能不健全；如脉搏跳动三十次而有一次歇止的，就有两脏功能不健全；如脉搏跳动二十次而有一次歇止的，就有三脏功能不健全；如脉搏跳动十次而有一次歇止的，就有四脏功能不健全；如不满十次而有一次歇止的，就是五脏的功能都不健全。根据这种情况，可以预测死期，其主要内容在《终始》篇中已大体论述。所说的五十动而不出现一次歇止，属于正常现象。如五十动中见有歇止，可根据歇止的次数多少来判断疾病的预后，要断定其死期只要发现脉搏忽快忽慢而不规则时，死期就近了。

黄帝说：人的形体有五种不同，是讲骨节有大有小，肌肉有坚有脆，皮肤有厚有薄，血液有清有浊，气的运行有滑有涩，经脉有长有短，营血有多有少，以及经脉的数目等，我都知道了，但这些都是指劳动人民或体格强壮的人。而那些王公大人，饮食精美，养尊处优，故身体柔脆，肌肉软弱，血气运行疾速滑利，他们得病时，运用针刺治疗在快慢、浅深和取穴的多少上，是否相同？岐伯答道：那些饮食精美的王公大人与吃粗粮蔬菜的布衣匹夫所得疾病治法怎么会相同呢？凡是针下感应滑利的，要快些出针；针下感应涩滞的，要慢些出针。气行滑利，感应很快的，宜用小针浅刺；气行涩滞，感应很慢的，可用大针深刺。深刺的要留针；浅刺的出针要快。根据这个原则，可见针刺身体强壮的布衣匹夫，可以深刺和留针；针刺养尊处优的王公大人，当用微细的小针，徐缓刺入，这是因为这些人的气行滑利的缘故。

黄帝说：人的形体强弱与病气的强弱有时是不一致的，有时是一致的，这种情况，在治疗时应怎样区别？岐伯说：如外在的形体体现不足，而病气占优势，是邪气胜于正气的表现，应该急用泻法；若外表的形体虽然魁伟强壮，而受病的某一脏腑，机能是衰弱的，当毫不犹豫的使用补法。倘若在外的形体不强健，在内受病的脏气又衰弱，这是阴阳表里俱不足，就不能用针刺治疗了。如用针治，是虚上加虚。虚上加虚内外阴阳将因此而衰竭，血气亦将尽耗，五脏的精气空虚，筋骨痿弱，骨髓枯槁，老年人固然会死亡，就是壮年人也不容易恢复。如果外在的形体壮实，脏腑机能素来也健全，这是阴阳表里都有余，此时可先泻其邪，然后调整正气。所以说"有余者泻之，不足者补之"，就是这个道理。

所以说：针刺治病，不懂得相逆和相顺的补泻作用，以及正邪消长的情况，对邪气盛满的误用了补法，会使阴阳表里之邪气弥漫，充斥于肠胃，肝肺壅滞胀满，使阴阳内外气血运行发生错乱。遇虚证而用泻法，可使经脉空虚，气血衰竭枯涸，肠胃肌肉松弛而起皱叠，皮肤瘦薄附骨，毫毛腠理天折而憔悴，那就离死亡不远了。因此说：用针刺治病的关键，在于懂得调节阴阳的盛衰。只有阴阳平衡协调了，才能使精气充足，形体与神气相互维系，神气得以内藏不泄。所以说：技术高明的医生，能调节阴阳之气，使之归于平衡；技术一般的医生，可能造成经脉的气血逆乱；技术差的医生，往往造成精气耗绝而危及生命。所以说：技术差的医生，是不可不谨慎的。在针刺之前，必须详细察明五脏的病情的变化与五脏脉象相应的情况，以及经络的虚实，皮肤的柔润与粗糙，然后才能进行治疗。

寿夭刚柔第六

【原文】　黄帝问于少师曰：余闻人之生也，有刚有柔，有弱有强，有短有长，有阴有阳，愿闻其方。少师答曰：阴中有阴，阳中有阳，审知阴阳，刺之有方，得病所始，刺之有理，谨度病端，与时相应，内合于五脏六腑，外合于筋骨皮肤，是故内有阴阳，外亦有阴阳。在内者，五脏为阴，六腑为阳；在外者，筋骨为阴，皮肤为阳。故曰病在阴之阴者，刺阴之荥输，病在阳之阳者，刺阳之合；病在阳之阴者，刺阴之经；病在阴之阳者，刺络脉，故曰病在阳者命曰风，病在阴者命曰痹，阴阳俱病命曰风痹。病有形而不痛者，阳之类也；无形而痛者，阴之类也。无形而痛者，其阳完而阴伤之地，急治其阴，无攻其阳；有形而不痛者，其阴完而阳伤之也，急治其阳，无攻其阴。阴阳俱动，乍有形，乍无形，加以烦心，命曰阴胜其阳，此谓不表不里，其形不久。

【解读】　黄帝向少师问道：我听说人出生后，性情便有刚柔之分，体质有强弱的不同，身形有高矮的差别，而且还有男女的不同，希望听听其中的道理。少师回答说：阴中有阳，阳中有阴，审察清楚阴阳的属生，刺治时才可以遵循的法度。知道疾病起始的原因，针刺才能有适当的理由，同时还要考虑发病的情形与四时变化的联系。四时的变化在内与人的五脏六腑相合，在外与筋骨皮肤相应，这就是天地有阴阳，人体有阴阳的道理。在人体内五脏为阴，六腑为阳；在外层，则筋骨为阴，皮肤为阳。所以病在阴中之阴的五脏的，就应当刺阴经的荥穴和俞穴；病在阴中之阳的六腑的，就应当刺阳经的合穴；病在阳中之阴的筋骨的，就应当刺阴经的经穴；病在阴中之阳的皮肤，则刺表浅的络脉就够了。所以说，病在阳经的叫做风，病在阴经的叫做痹，阴阳两经都有病的叫做风痹。病有形而不痛的，属于阳经的病变；病无形而痛的，属于阴经的疾病。无形而痛的，说明阳经未受侵害，只是阴经有病，应立即在阴经取穴治疗，不可刺其阳经；有形而不痛的，说明阴经未受侵害，只是阳经有病，应立即在阳经取穴治疗，可刺其阴经。阴阳表里都有病的，时而有形，时而无形，并且心中烦躁的，叫做阴胜于阳的病。此即为不表不里，病的形体也不能久存了。

【原文】　黄帝问于伯高曰：余闻形气病之先后，外内之应奈何？伯高答曰：风寒伤形，忧恐忿怒伤气。气伤脏，乃病脏；寒伤形，乃应形；

风伤筋脉，筋脉乃应。此形气外内之相应也。黄帝曰：刺之奈何？伯高答曰：病九日者，三刺而已；病一月者，十刺而已。多少远近，以此衰之。久痹不去身者，视其血络，尽出其血。黄帝曰：外内之病，难易之治奈何？伯高答曰：形先病而未入脏者，刺之半其日；脏先病而形乃应者，刺之倍其日。此外内难易之应也。

【解读】 黄帝问伯高说：我听说形体和脏气在发病时有先有后，那么其内外相应的情况是怎样的呢？伯高回答说：风寒外袭先伤形体，忧恐仇怒先伤脏气。气伤了五脏，就会使五脏发病。寒邪伤了形体就会在形体上表现出来。风邪伤了筋脉，就会在筋上有所表现。这就是形体和脏气与疾病内外相应的关系。

黄帝说：那么该怎样刺治呢？伯高回答说：病了九天的针刺三次就可以了。病一个月的，针刺十次就可以了，得病时间的长短，可以据此施治。如果痹证久滞不去的，就应该观察他的血络，完全去掉瘀血。

黄帝说：人体内外的病，在针刺时难治和易治的区别是什么呢？伯高回答说：形体先病却还没有传入内脏的，针刺的日数可以减少一半；内脏先病而形体才有病的，针刺的日数应当增加一倍，这就是内外病，在治时所相应的难易。

【原文】 黄帝问于伯高曰：余闻形有缓急，气有盛衰，骨有大小，肉有坚脆，皮有厚薄，其以立寿夭奈何？伯高答曰：形与气相任则寿，不相任则夭。皮与肉相果则寿，不相果则夭。血气经络，胜形则寿，不胜形则夭。黄帝曰：何谓形之缓急？伯高答曰：形充而皮肤缓者则寿，形充而皮肤急者则夭，形充而脉坚大者顺也，形充而脉小以弱者气衰，衰则危矣。若形充而颧不起者骨小，骨小则夭矣。形充而大肉䐃坚而有分者肉坚，肉坚则寿矣；形充而大肉无分理不坚者肉脆，肉脆则夭矣。此天之生命所以立形定气而视寿夭者。必明乎此，立形定气，而后以临病人，决死生。黄帝曰：余闻寿夭，无以度之。伯高答曰：墙基卑，高不及其地者，不满三十而死，其有因加疾者不及二十而死也。黄帝曰：形气之相胜，以立寿夭奈何？伯高答曰：平人而气胜形者寿，病而形肉脱，气胜形者死，形胜气者危矣。

【解读】 黄帝问伯高说：我听说人的形体有缓急的不同，气有盛衰的区别，骨骼有大小的差异，肌肉有坚脆的不同，皮肤有厚薄的区别，这与人的寿夭有什么关系呢？伯高回答说：形体与元气相称的会长寿，不相称的会夭亡。皮肤与肌肉相适应的会长寿，不适应的会夭亡。血气经络的充盛胜过形体的会长寿，不能胜过形体的会夭亡。

黄帝说：什么叫形体的缓急？伯高回答说：形体充实而皮肤柔滑的能长寿。形体充实但皮肤却很坚紧的人会短寿。形体充实而脉象坚大的人康顺；形体充实而脉象弱小的说明气已经衰弱了，气衰了也危险了。形体充实而面部颧骨不能突起的人，骨骼必小，骨骼小的人短寿。形体充实而肌肉坚实、分理明晰的肉坚，肉坚就会长寿。形体充实却显肥胖肉脆，肉脆就会短寿。这是天所决定的。所以依据形气的情况，可以判断人寿命的长短。医者必须了解立形定气的知识，然后去治疗病人，以判断其死生。

黄帝说：我听说人的寿夭，是难以料定的。伯高回答说：墙基捶矮，骨衰肉胜的人，不满三十岁就会死去。如果再加上得病，那就活不到二十岁了。

黄帝问：形气的相胜，怎样用来确定人寿命的长短呢？伯高回答说：无病的人，其气强于形体的可以长寿；有病的人，形体肌肉消瘦，如其气胜过了形体，必死无疑。但因为元气已衰而使形体胜过了元气，也是危险的。

【原文】 黄帝曰：余闻刺有三变，何谓三变？伯高答曰：有刺营者，有刺卫者，有刺寒痹之留经者。黄帝曰：刺三变者奈何？伯高答曰：刺营者出血，刺卫者出气，刺寒痹者内热。

黄帝曰：营卫寒痹之为病奈何？伯高答曰：营之生病也，寒热少气，血上下行。卫之生病也，气痛时来时去，怫忾贲响，风寒客于肠胃之中。寒痹之为病也，留而不去，时痛而皮不仁。

黄帝曰：刺寒痹内热奈何？伯高答曰：刺布衣者，以火焠之；刺大人者，以药熨之。

【解读】 黄帝说：我听说针刺有三种不同的情况，那么是哪三种不同的情况呢？伯高回答说：即是刺营、刺卫、刺寒痹留于经络之中的等三种不同刺法。

黄帝问：这三种刺法是怎样运用的呢？伯高回答说：刺营用出血法，以发散郁血；刺卫的目的是疏泄卫气；刺寒痹的目的则是纳热。

黄帝说：营、卫、寒痹三病的特征各是什么呢？伯高回答说：营病，有寒热、气短、血上下妄行的症状。卫病则表现为气痛，时来时去，忽痛忽止，腹部郁满，膨胀，这是风寒外袭侵入了肠胃造成的。寒痹，是因为血脉凝滞不行所致，所以表现为肌肉疼痛或皮肤麻木不仁。

黄帝问：刺寒痹用纳热法是怎么一回事？伯高回答说：刺治布衣之士，刺完后须用火熨或艾灸；对于养尊处优的人，刺针后须用药熨的方法。

【原文】 黄帝曰：药熨奈何？伯高曰：用淳酒二十升，蜀椒一升，干姜一斤，桂心一斤，凡四种，皆咬咀，渍酒中，用绵絮一斤，细白布四丈，并内酒中。置酒马矢煴中，盖封涂，勿使泄，五日五夜，出布绵絮，曝干之，干复渍，以尽其汁。每渍必晬其日，乃出于。干，并用滓与绵絮，复布为复巾，长六七尺，为六七巾，则用之生桑炭炙巾，以熨寒痹所刺之处，令热入至于病所，寒复灸巾以熨之，三十遍而止。汗出，以巾拭身，亦三十遍而止。起步内中，无见风。每刺必熨，如此病已矣。此所谓内热也。

【解读】 黄帝问：药熨的方法怎样呢？伯高说：是用醇酒二十升，蜀椒一升，干姜一斤，桂心一斤，这四种药捣碎后浸泡在酒中，再用棉絮一斤，细白布四丈，都浸泡在酒中，用泥封盖严密，不要让它泄了气，再把酒器放在燃烧的马烘上面煨，经过五天五夜后，取出白布及棉絮晒干，再浸入酒中，直到酒被用完。每浸一次需要一天一夜的时间，才能取出晒干，并将药滓和丝棉放在布袋内，这种布袋，是用布做的双层夹袋，长六七尺，共六七个，使用时，先将夹袋在桑炭上烤热，然后贴在刺治寒痹的穴位上，使热气达到病的部位，冷了则烤热后再熨，共三十次才能停止，出汗后用干布拭干身体，也是三十次而止。熨后在室内散步，不要经风。每针刺一次必熨一次，这样病就可以治好，这就是所说的纳热方法。

官针第七

【原文】 凡刺之要，官针最妙。九针之宜，各有所为，长短大小，各有所施，不得其用，病弗能移。病浅针深，内伤良肉，皮肤为痈；病深针浅，病气不泻，反为大脓。病小针大，气泻太甚，疾必为害；病大针小，气不泄泻，亦复为败。失针之宜，大者大泻，小者不移。已言其过，请言其所施。

【解读】 针刺的关键，就是要选择规格适当的针具。临床治疗之所以需要九种针具，就是因为它们各有不同的治疗效果，长针、短针、大针、小针，第一种针的使用对象都不同。如果施针不合理，就无法治愈病痛。如果病痛在皮肤表面，而针却刺得很深，那么就容易使肌肉受到伤害，从而引发皮肤脓肿；如果病痛在肌肉深处，而针却刺得很浅，那么不但无法消除病气，反而还会使皮肤产生大面积疮疡；如果病情轻微，却刺以大针，针刺过重，就容易使元气消散过甚而加剧病情；如果病情严重，却仅以小针轻刺，邪气无法疏泄，就难以达到预期疗效。可见，针刺时如果没有选择合适的针具，应当使用小针之处却使用了大针，针刺过度，就会伤害元气；而应当使用大针之处却使用了小针，针刺力度不够，那么疾病就无法消除。上文中我已经阐述了错误使用针具的害处，下面就让我来说一说针具的正确使用方法。

【原文】 病在皮肤无常处者，取以镵针于病所，肤白勿取。病在分肉间，取以员针于病所。病在经络痼痹者，取以锋针。病在脉，气少当补之者，取以锃针于井荥分输。病为大脓者，取以铍针。病痹气暴发者，取以员利针。病痹气痛而不去者，取以毫针。病在中者，取以长针。病水肿不能通关节者，取以大针。病在五脏固居者，取以锋针，泻于井荥分输，取以四时。

【解读】　病痛在皮肤表面的位置并不固定的，可采用镵针针刺病痛之处，以便消散风热，可如果患难与共处的皮肤苍白无红肿，那就表明风热已经散去，就不可再使用镵针针刺了。病痛位于皮下浅层肌肉中或肌腱之间的，可采用员针来按摩病痛之处，使气血顺畅。病痛位于经络，属顽固性痹症的，可采用锋针医治，刺络放血。病痛位于经脉，属脉气不足的虚证当用补法的，可采用锃针按按压各经脉脉含情上的井穴、荥穴等腧穴，令血气畅通。脓疡一类的病痛，可采用剑形的铍针切割排脓。急性痹症，可采用员针进行医治，将其深刺入人体，可治疗暴痛。疼痛且长时间无法痊愈的痹病，可采用毫毛状的毫针来医治，毫针可长时间留针于病人身上，以消除痹痛。病痛在体内深处的，可采用长针医治，去除内在邪气。患水肿病，关节间因积水而导致关节无法通利的，可采用针锋略圆的大针来针刺关节，以泻去关节间的积水。病痛固留于五脏的，也可采用锋针医治，在各经脉的井穴、荥穴等腧穴上施行泻法，同时依据腧穴与四时的关系灵活治疗。

【原文】　凡刺有九，以应九变，一曰输刺，输刺者，刺诸经荥输脏输也。二曰远道刺，远道刺者，病在上，取之下，刺府输也，三曰经刺，经刺者，刺大经之结络经分也。四曰络刺，络刺者，刺小络之血脉也。五曰分刺，分刺者，刺分肉之间也。六曰大泻刺，大泻刺者，刺大脓以铍针也。七曰毛刺，毛刺者，刺浮痹于皮肤也。八曰巨刺，巨刺者，左取右，右取左。九曰焠刺，焠刺者，刺燔针则取痹也。

【解读】　通常来说，针刺的方法有九种，分别对应九种不同的病症。方法一为输刺，输刺，即针刺十二经位于四肢的荥穴、输穴和背部位于足太阳膀胱经上的五脏腧穴；方法二为远道刺，远道刺，指病在人的上半身，却针刺离病痛处较远的下半身的腧穴，即足三阳经所属的下肢腧穴；方法三为经刺，经刺，即针刺病人经脉中经与络间纠结不顺之处；方法四为络刺，络刺，即针刺皮下浅处小络脉隶属的细小静脉，令其出血，以便泻除邪气；方法五为分刺，分刺，即针刺肌与肉的空隙，此法适用于邪气位于经脉分肉之间的情况；方法六为大泻刺，大泻刺，即用铍针切割排脓，此法适用于比较严重的化脓性痈疡；方法七为毛刺，毛刺是浅刺的一种，即针刺进皮肤却不进肉，此法适用于皮肤表层的痹症；方法八为巨刺，巨刺，即病痛在身体左侧却针刺身体右侧的腧穴，而病痛在身体右侧却针刺身体左侧的腧穴；方法九为焠刺，焠刺，即将针烧热后来医治寒痹症。

【原文】 凡刺有十二节,以应十二经。一曰偶刺,偶刺者,以手直心若背,直痛所,一刺前,一刺后,以治心痹刺此者,傍针之也。二曰报刺报刺者,刺痛无常处也,上下行者,直内无拔针,以左手随病所按之,乃出针复刺之也。三曰恢刺,恢刺者,直刺傍之,举之前后,恢筋急,以治筋痹也。四曰齐刺,齐刺者,直入一,傍入二,以治寒气小深者。或曰三刺,三刺者,治痹气小深者也。五曰扬刺,扬刺者,正内一,傍内四,而浮之,以治寒气之博大者也。六曰直针刺,直针刺者,引皮乃刺之,以治寒气之浅者也。七曰输刺,输刺者,直入直出,稀发针而深之,以治气盛而热者也。八曰短刺,短刺者,刺骨痹,稍摇而深之,致针骨所,以上下摩骨也。九曰浮刺,浮刺者,傍入而浮之,以治肌急而寒者也。十曰阴刺,阴刺者,左右卒刺之,以治寒厥,中寒厥,足踝后少阴也。十一曰傍针刺,傍针刺者,直刺傍刺各一,以治留痹久居者也。十二曰赞刺,赞刺者,直入直出,数发针而浅之出血,是谓治痈肿也。

【解读】 还有十二种针刺之法,分别用来医治十二经的不同疾病。方法一为偶刺。偶刺,即将手对准胸口和后背,当痛之所在,一针刺前胸,一针刺后背。此法用来治疗因心气闭塞而导致心胸疼痛的心痹的心痹症。实施此法时,切记将针斜刺入人体。以免损伤内脏。方法二为报刺。报刺,用来医治痛无定所、痛势时上时下的疾病。针刺时,在痛处用右手将针直刺体入内,不立刻拔针,用左手沿着疼痛处循按,按压到新的痛处后再拔针,然后将针刺入新的痛处。方法三为恢刺。恢刺,即将针直刺入筋旁,然后前后左右地提插捻转针具,使针孔变大,令筋急之症得以舒缓。此法适用于医治因筋脉拘挛而导致疼痛的筋痹病。方法四为齐刺。齐刺,即将针直刺入病变处的正中,而后在此针的左右再各刺一针。此法用于医治寒气滞留范围小部位深的痹症。因为此法三针并用,所以也被称为三刺。三刺主要用于治疗那些寒气范围小但居人体内部较深的疾病。方法五为扬刺。扬刺,即先将一针刺入病变正中,另外再刺四针于四周,五针都用浅刺。此法用于医治寒气滞留范围广但居人体浅处的疾病。方法六为直针刺。直针刺,即针刺时提起穴位处的皮肤,将针刺入皮肤,但不刺进肌肉。此法用于医治寒气滞留部位较浅的疾病。方法七为输刺。输刺,在实施时,进针和出针的动作都必须迅速,且还应当直入直出。虽然它取用的穴位很少但刺入却很深。此法用于医治气盛而发热的疾病,主要功能是退热。方法八为短刺。短刺,主要用于治疗骨节浮肿,无法行动,身体局部发寒的骨痹病。施针时,要缓慢地将针刺入人体,进针后需微微摇动针具,然后再进一步深刺,等针尖到达了骨头附近,要提插针具,使针尖得以骨头发生摩擦。方法九为浮刺。浮刺,即将针斜刺入人体病痛之处的旁边,只浅刺人的肌表。此法用于医治肌肉挛急且病性属寒的病症。方法十为阴刺。阴刺，即左右都刺。此法用于医治阴寒内盛的寒厥症。因为寒厥症和足少阴肾经有关，所以医治患寒厥症之人，必须针刺其足内踝后方之肾经的原穴太溪穴，且穴位左右都需要针刺。方法十一为傍针刺。傍针刺，即在病痛处直刺一针，另外位于其旁再刺一针。此法用于医治邪气久滞不去的留痹症。方法十二为赞刺。赞刺的进针和出针都很迅速，且直入直出。施用此针法时，需快速地在病痛处浅刺多针，令其出血以泻出淤血、消除痈肿。

【原文】　脉之所居深不见者，刺之微内针而久留之，以致其空脉气也。脉浅者勿刺，按绝其脉乃刺之。无令精出，独出其邪气耳。所谓三刺则谷气出者，先浅刺绝皮，以出阳邪；再刺则阴邪出者，少益深，绝皮致肌肉，未入分肉间也；已入分肉之间，则谷气出。故《刺法》曰：始刺浅之，以逐邪气，而来血气；后刺深之，以致阴气之邪；最后刺极深之，以下谷气。此之谓也。故用针者，不知年之所加，气之盛衰，虚实之所起，不可以为工也。

【解读】　对于那些深居在人体内部不显露在外、人用肉眼无法看见的经脉，在针刺时，要轻微地进入其内，留针时间稍久，目的是为了让孔穴中的脉气上行，使人产生针感。而对于那些位于人体浅表、显露在外的经脉，则不能直接针刺它们，而应当先按绝其脉，避开血管，之后再针刺。这样做可避免经脉出血，也不会使精气外泄，只会将邪气驱散。"三刺"是一种使谷气出而产生针感的针刺法。先将针浅刺进皮肤，泻出卫分的阳邪，之后将针刺入深处，令营分的阴邪得以泻出。而这深刺也仅是稍微深刺一点，比皮肤的浅层略深，此时针穿过皮肤，靠近肌肉，但还不到分肉之间。最后再将针刺入分肉之间，使谷气出，此时人就会产生酸胀的针感。因此古代医书《刺法》中说道："先浅刺皮肤，使人体浅表的邪气得以驱散，从而让人血气顺畅，之后再深刺一些，以泻去阴分的邪气，最后深深刺入，等针到达一定深度时，就能够通导谷气而使人产生针感。"这段话所说的正是"三刺"。可见，医生使用针法来医治病痛，如果他无法通晓一年中风、寒、湿、燥、火六气加临的时间，不能掌握每个节气中六气的盛衰虚实，以及其所引起的疾病情况，就不可能成为好医生。

【原文】　凡刺有五，以应五脏。一曰半刺，半刺者，浅内而疾发针，无针伤肉，如拔毛状，以取皮气，此肺之应也。二曰豹文刺，豹文刺者，左右前后针之，中脉为故，以取经络之血者，此心之应也。三曰关刺，关刺者，直刺左右，尽筋上，以取筋痹，慎无出血，此肝之应也，或曰渊刺，一曰岂刺。四曰合谷刺，合谷刺者，左右鸡足，针于分肉之间，以取肌痹，此脾之应也。五曰输刺，输刺者，直入直出，深内之至内，以取骨痹，此肾之应也。

【解读】　针刺的要点，官针，也就是公认的针具针法，是最美妙的。九种针具，各有适用的范围，各有自己的作用。长针、短针、大针、小针，各有其实行刺治的病症，不得其使用的方法，病是不会好转的。疾病部位浅而进针深，伤了里面的好肉，皮肤会形成痈块；疾病部位深而进针浅，病气不能排泄，反而形成大脓胞。病小针大，气被泄得太多，必成祸害；病大针小，气得不到排泄，也会失败。失去了用针的正确方法，针用大了，会排泄过量；针用小了，病又不会好转。已经谈了用针错误的一面，请让我再谈谈用针的正确的方法。

病在皮肤，没有固定的部位，应在病变部位取用头大末锐、主泻阳气的镵针，但皮肤色白而不赤，是病痛已经转移，不能取穴针刺。病在分肉之间，应在病变部位，取用状如卵形的员针。病在经络的顽痹，取用三面有刃的锋针。病在经脉，血气虚弱，应当进补的，在井穴、荥穴取用锋如黍芒的鍉针。病形成大脓泡，取用末如剑锋的铍针。患痹气暴发病的，取用状如牦牛毛的员利针。患痹气痛而不除的，取用尖如蚊喙的毫针。病在远处，即脏中远脾，取用锋利身薄的长针。患水肿病，关节不通的，取用针尖微圆的大针。病在五脏而固定不变的，取用锋针，按照四时的对应关系，在井穴、荥穴采用泻法。

全部针法有九类，以与九种病变相应。第一类叫输刺，所谓输刺，是刺各经荥穴、输穴等，以及背部的五脏输穴。第二类叫远道刺，所谓远道刺，就是病在身体的上部，取身体下部的穴位，刺府输，即足太阳膀胱经，足阳明胃经，足少阳胆经。第三类叫经刺，所谓经刺，就是刺大经的结络部分以通邪气。第四类叫络刺，所谓络刺，就是刺小络的血脉。第五类叫分刺，所谓分刺，就是刺分肉之间。第六类叫大泻刺，所谓大泻刺，就是用铍针刺大脓。第七类叫毛刺，所谓毛刺，就是刺皮肤表层的痹症。第八类叫巨刺，所谓巨刺即距刺，也就是左脉痛刺右脉，右脉痛刺左脉。第九类叫粹刺，所谓粹刺，就是用火针刺取痹症。

全部针法有十二节，以与十二经相应。第一类叫偶刺，所谓偶刺，就是对着痛处，前胸刺一针，后背刺一针，以治疗心痹。刺这种病，针尖要斜向一旁，以免刺伤内脏。第二类叫报刺，所谓报刺，就是刺疼痛无固定部位的病。疼痛从上面往下走的，一直进针不拔针，用左手随着疼痛的部位按摩，出针后再刺。第三类叫恢刺，所谓恢刺，就是正针病痛部位后再刺旁边，出针后再向前刺、向后刺，宽缓筋脉之急，以治疗筋痹。第四类叫齐刺，所谓齐刺，就是正对痛处刺一针，又在旁边刺两针，以治疗寒气细小而深入的病。有人把这称作三刺，三刺治疗痹气细小而深入的病。第五类叫扬刺，所谓扬刺，就是正对病处刺一针，再在旁边刺四针，用浅针，以治疗寒气范围广大的病。第六类叫直针刺，所谓直针刺，就是引起皮肤即进针，以治疗寒气不深的病。第七类叫输刺，所谓输刺，就是直出直入，少进针，但要进得深，以治疗气盛而热的病。第八类叫短刺，所谓短刺，就是针刺骨髓酸痛的骨痹，稍稍摇动，使针深入，到达骨病处，一上一下触摩病骨。第九类叫浮刺，所谓浮刺，就是在疾病部位的旁边，斜针刺入并向上浮起，以治疗肌肉拘紧而气重的病。第十类叫阴刺，所谓阴刺，就是在疾病部位的左右两侧猝然进针，以治疗足逆冷的寒厥病，刺中寒厥，取足踝后的少阴穴。第十一类叫旁针刺，所谓旁针刺，就是正刺、旁刺各一，正刺其经，旁刺其络，以治疗久留不去的玩痹。第十二类叫赞刺，所谓赞刺，直出直入，多次进针但要刺得浅，针口见血，这是治疗痈肿病的方法。

脉所在的部位深而不易发现，刺时应轻进针而久留针，以导致空中的脉气。脉浅的不要径直针刺，应按断血脉之后才刺，不使精气泄出，只是泄出邪气而已。所谓三刺则谷气出，就是，先浅刺过皮，以除去阳邪；再刺，阴邪即被排出，因为阴邪的部位稍深，所以针刺过皮到达肌肉，但未到达接近骨头而与骨根分离的分肉；深刺进入分肉后，谷气即正气就来到了。所以《刺法》说：开始浅刺，以祛除邪气，而引来血气；随后深刺，以引来阴气之邪；最后刺得极深，以下谷气。《刺法》的这些话正是说的这个。所以说，用针的人，不知道年岁的加多，血气的盛衰，虚实的起因，是不能成为高明的医生的。

全部刺法有五类，以与五脏相应。第一类叫半刺，所谓半刺，就是浅进针而快出针，不要刺伤肌肉，如像拔毛的样子，以祛除表皮的邪气，肺主皮毛，所以这类针法与肺相应。第二类叫豹文刺，所谓豹文刺，就是在疾病部位的左右前后用针，以刺中脉气为正确，经络出血，心主血脉，所以这种针法与心相应。第三类叫关刺，所谓关刺，就是直刺四肢关节的上部，以治疗筋痹，千万不要出血，肝主筋，所以这种刺法与肝相应，有人称作"渊刺"，有人称作"岂刺"。第四类叫合谷刺，所谓合谷刺，就是针刺疾病部位的分肉之间，左右右刺一针，针口像鸡的足迹，以治疗肌痹，脾主肌肉，所以这种针法与脾相应。第五类叫输刺，所谓输刺，就是直出直入，进针深直至骨头。

本神第八

【原文】 黄帝问于岐伯曰：凡刺之法，先必本于神。血、脉、营、气、精、神，此五藏之所藏也。至其淫泆离藏则精失，魂魄飞扬。志意恍乱，智虑去身者，何因而然乎？天之罪与？人之过乎？何谓德、气、生、精、神、魂、魄、心、意、志、思、智、虑？请问其故。岐伯答曰：天之在我者德也，地之在我者气也，德流气薄而生者也。故生之来谓之精；两精相搏谓之神；随神往来者谓之魂；并精而出入者谓之魄；所以任物者谓之心；心有所忆谓之意；意之所存谓之志；因志而存变谓之思；因思而远慕谓之虑；因虑而处物谓之智。故智者之养生也，必顺四时而适寒暑，和喜怒而安居处，节阴阳而调刚柔，如是则僻邪不至，长生久视。

是故怵惕思虑者则伤神，神伤则恐惧流淫而不止。因悲哀动中者，竭绝而失生。喜乐者，神惮散而不藏，愁忧者，气闭塞而不行。盛怒者，迷惑而不治。恐惧者，神荡惮而不收。

心怵惕思虑则伤神，神伤则恐惧自失，破䐃脱肉，毛悴色夭，死于冬。脾愁忧而不解则伤意，意伤则悗乱，四肢不举，毛悴色夭，死于春。肝悲哀动中则伤魂，魂伤则狂忘不精，不精则不正，当人阴缩而挛筋，两胁骨不举，毛悴色夭，死于秋。肺喜乐无极则伤魄，魄伤则狂，狂者意不存人，皮革焦，毛悴色夭，死于夏。肾盛怒而不止则伤志，志伤则喜忘其前言，腰脊不可以俯仰屈伸，毛悴色夭，死于季夏。恐惧而不解则伤精，精伤则骨瘦痿厥。精时自下。是故五藏主藏精者也，不可伤，伤则失守而阴虚，阴虚则无气，无气则死矣。是故用针者，察观病人之态，以知精、神、魂、魄之存亡得失之意，五者以伤，针不可以治之也。

肝藏血，血舍魂，肝气虚则恐，实则怒。脾藏营，营舍意，脾气虚则四肢不用，五藏不安，实则腹胀经溲不利。心藏脉，脉舍神，心气虚则悲，实则笑不休。肺藏气，气舍魄，肺气虚则鼻塞不利，少气，实则喘喝胸盈仰息。肾藏精，精舍志，肾气虚则厥，实则胀，五藏不安。必审五藏之病形，以知其气之虚实，谨而调之也。

【解读】　黄帝问岐伯说：凡是使用针刺的治法，必须以神气作为根本。神气是血、脉、营、气、精的外在表现，而这五种物质又为五脏所藏。如果七情过度，任性放纵，则五脏的精气耗散，失守而不藏，以至魂魄飞荡飘扬，志意恍惚迷乱，智慧和思虑能力丧失，这是什么原因呢？是天赋的灾难，还是人为的过失？什么叫德、气、生、精、神、魂、魄、心、意、志、思、虑、智？请问其中的道理？岐伯回答说：天所赋予人的是德（如自然界的气候、日光、雨露等），地所赋予人的是气（如地面上的产物）。由于天德的下流，地气的上交，阴阳相因，升降自如，才能使万物化生，人也才能生存；产生人的生命的最初物质，叫做精；男女交媾，两精结合而形成的生命力，叫做神；随从神气往来精神活动，叫做魂；依靠精气出入而产生的器官功能活动，叫做魄；担当认识和处理事物的能力，叫做心；心有忆念但所向未定的，叫做意；主意已定，决然不变的叫做志；根据志向而反复思考的，叫做思；对思考内容作由近及远的分析，叫做虑；通过深思熟虑，毅然确定了处理方法，叫做智；聪明人保养身体的方法，是能适应四时气候的寒暑变化，不时的调整自己的情绪，过着安定而有规律的生活，通过以阴致刚，以阳起柔的方法，使阴阳有节，刚柔相济。如是则四时不正之气难以侵袭，自然就延长寿命而不易衰老了。

所以过分的恐惧、惊惕、思索、焦虑就会伤神，神被伤则时时表露恐惧的情绪。因悲哀太过而伤内脏的，能使正气耗竭以致绝灭而死亡。过于喜乐，神气就会消耗涣散而不能内藏。过于愁忧，会使气机闭塞而不通。过于恚怒，会使神志昏迷惶惑，心乱而不能自主。过于恐惧，神气就流荡损耗而散失不收。

心藏神，恐惧和思虑过度会损伤心神，神受伤则心怯恐惧，失去了主宰自身的能力，久而大肉瘦削，皮毛憔悴，气色枯夭，到了冬季会病情加重，甚至死亡。脾藏意，过分愁忧，经久不解会损伤脾意，意受伤则胸膈烦闷，四肢不能举动，皮毛憔悴，气色枯夭，到了春季会病情加重，甚至死亡。肝藏魂，过分悲哀会伤肝魂，魂受伤则发狂，妄动而不精明，不精明则行越常轨，或使人前阴萎缩，筋脉拘挛，两胁肋不能上举，皮毛憔悴，气色枯夭，到了秋季会病情加重，甚至死亡。肺藏魄，如喜乐过度，亦会伤魄，魄受伤则神乱而发狂，行为反常，毫不顾忌旁人，皮肤干枯憔悴，毛发零落，气色枯夭，到了夏季会病情加重，甚至死亡。肾藏志，若大怒不止则伤志，志受伤则记忆力减退，腰脊不能俯仰屈伸，皮毛憔悴，气色枯夭，到了季夏就会病情加重，甚至死亡。如果恐惧日久不解除，就会损伤精气，精气受伤则骨节酸软，痿弱无力，四肢发冷，精液时时外流。所以说，五脏是贮藏阴精的，不能损伤，如果损伤则所藏的精失于固守而表现为阴精不足，阴精不足则气无以化生，气无以化则绝，人无气则死。因此，用针治病，应当仔细观察病人的形态，以测知精、神、魂、魄、意、志的存亡得失情况，如果五脏精气已经耗伤，精神魂魄等活动不正常，就不能用针刺治疗了。

肝主藏血，魂寄附于血中，肝气虚怯就会产生恐惧的情绪；肝气盛实就容易发怒。脾主藏营，意念寄附于营中，脾气虚弱就会使手足不能随意运动，五脏不能安和；脾气壅实就会使腹部胀满，月经不调，大小便不利。心主藏脉，神寄附于脉中，心气虚弱会产生悲哀的情绪；心气亢盛会喜笑不止。肺主藏气，魄寄附于气中，肺气虚弱就会感觉鼻孔阻塞，呼吸不利，气短；肺气壅实就会呼吸急促，喝喝有声，胸膺盈满，仰面而喘。肾主藏精，志寄附于精中，肾气虚弱就会手足厥冷，肾气壅实会下焦发胀，并波及五脏不得安和。所以在用针刺治病时，必须审察五脏疾病的表现，测候各脏的虚实，谨慎地加以调治。

终始第九

【原文】 凡刺之道，毕于始终，明知终始，五脏为纪，阴阳定矣。阴者主脏，阳者主腑，阳受气于四末，阴受气于五脏。故泻者迎之，补者随之，知迎知随，气可令和。和气之方，必通阴阳，五脏为阴，六腑为阳。传之后世，以血为盟，敬之者昌，慢之者亡，无道行私，必得夭殃。

【解读】 凡要明了有关针刺的原理，必须详细地弄清终始篇的内容与涵义。若想明确终始的意义，必以五脏为纲纪，然后才能确定阴阳各经的关系。手足三阴经主于五脏，手足三阳经主于六腑，阳主外，受气于四末，阴主内，受气于五脏。所以在用泻法时，要迎而夺之，即逆着脉气的来路转针，补法是随而济之，即顺着脉气的去路转针，掌握迎随补泻的方法，可使阴阳之气调和。但调和血气，必须通晓阴阳的规律，五脏为阴，六腑为阳，同时要将这种理论传之后代，后学的人，必须严肃认真地进行钻研，传授时歃血为盟，立志郑重对待，决不背弃，只有这样才能发扬光大，如果不加重视，掉以轻心，这种理论就会散失、消亡，如果不按照这些理论的要求去做，而是自以为是，那就要造成夭殃之祸，带来灾难性的后果。

【原文】 谨奉天道，请言终始。终始者，经脉为纪。持其脉口人迎，以知阴阳有余不足，平与不平，天道毕矣。所谓平人者不病，不病者，脉口人迎应四时也，上下相应而俱往来也，六经之脉不结动也，本末之寒温相守司也，形肉血气必相称也，是谓平人。

【解读】 研究各种事物的起止本末，都必须谨守自然界的演变规律。根据这一规律，谈谈终始的意义。所谓终始，在人体是以十二经脉为纲纪，说明气血沿经脉循行不已，如环无端，终而复始。脉口是太阴经所过，人迎为阳明经所循，肺朝百脉，胃为水谷之海，故诊察脉口、人迎两处之脉，可测知五脏之阴、六腑之阳的虚实、盛衰，从而了解人体阴阳是否保持平衡，这样也就掌握自然规律了。所谓平人，就是没有病的正常人。无病之人脉口、人迎两处的脉搏，都与四时的阴阳盛衰相适应，脉气上下相应，往来不息，手足六经之脉既无结涩不足，也无动疾有余的病态征象。内在脏气的本与外在肢体的末，在四时寒温变化的情况下，都能保持各自的功能，形肉与气血协调一致，这就是无病的正常人。

【原文】 少气者，脉口、人迎俱少，而不称尺寸也。如是者，则阴阳俱不足，补阳则阴竭，泻阴则阳脱。如是者，可将以甘药，不愈，可饮以至剂。如此者弗灸，不已，因而泻之，则五脏气坏矣。

【解读】　气虚的病人，脉口、人迎脉都虚弱乏力，与两手的寸、尺脉不相称。这样的病，是阴阳都不足的现象，阴阳两虚的患者，若补其阳，则阴气衰竭，若泻其阴，则阳气亦脱。这种证候，只能用甘药调补，若不愈，可饮用对此病更善的药剂，病可渐愈。但切勿用艾灸去耗竭真阴，更不能因疗效不速，任意改用泻法。若用泻法，则五藏精气都会受到损坏。

【原文】　人迎一盛，病在足少阳，一盛而躁，病在手少阳；人迎二盛，病在足太阳，二盛而躁，病在手太阳；人迎三盛，病在足阳明，三盛而躁，病在手阳明；人迎四盛，且大且数，名曰溢阳，益阳为外格。

【解读】　人迎脉大于寸口一倍的，病在足少阳经，若大一倍而兼有躁动的，病在手少阳经；人迎脉大于寸口两倍的，病在足太阳经，若大两倍而兼躁动的，病在手太阳经；人迎脉大于寸口三倍的，病在足阳明经，若大三倍而兼有躁动的，病在手阳明经；人迎脉大于寸口四倍且大而数的，是六阳偏盛之极，盈溢于腑，叫做溢阳，由于阳气盛极，格拒阴气不得出外，阴阳不能相交，所以称为"外格"。

【原文】　脉口一盛，病在足厥阴，一盛而躁，在手心主。脉口二盛，病在足少阴，二盛而躁，在手少阴。脉口三盛，病在足太阴，三盛而躁，在手太阴。脉口四盛，且大且数者，名曰溢阴，溢阴为内关，内关不通死不治。人迎与太阴脉口俱盛四倍以上，命曰关格，关格者与之短期。

【解读】　寸口的脉象比人迎大一倍的，病在足厥阴经，若大一倍而兼躁动的，病在手厥阴经；寸口的脉象比人迎大两倍的，病在足少阴经，若大两倍而兼躁动的，病在手少阴经；寸口的脉象比人迎大三倍的，病在足太阴经，若大三倍而兼躁动的，病在手太阴经；寸口的脉象比人迎大四倍，而且又大又数，这是六阴盛极，盈溢于五脏，名叫溢阴。所谓溢阴，就是阴气盈溢于内，不与阳气相交，所以称为内关，内关是阴阳表里相互隔绝的死证。如果人迎与寸口脉都比平时大四倍以上的，这是阴阳俱盛，互相格拒，名为关格，由于阴阳不通，很快就会死亡。

【原文】　人迎一盛，泻足少阳而补足厥阴，二泻一补，日一取之，必切而验之，躁取之上，气和乃止。人迎二盛，泻足太阳而补足少阴，二泻一补，二日一取之，必切而验之，躁取之上，气和乃止。人迎三盛，泻足阳明而补足太阴，二泻一补，日二取之，必切而验之，躁取之上，气和乃止。

【解读】　人迎脉比寸口脉大一倍的，病在足少阳胆经，肝与胆相表里，阳盛则阴虚，当泻足少阳经而补足厥阴经，用两泻一补法，每天针一次，在施针的同时，必须诊察人迎、脉口两处的脉象，如果显现躁动不安的，可取刺手少阳经及与其相表里的手厥阴经，待脉气和调，针刺方能停止。人迎脉比寸口脉大二倍的，病在足太阳膀胱经，膀胱与肾相表里，阳盛则阴虚，当泻足太阳经而补足少阴经，用二泻一补法，两天针一次，在施针的同时，必须诊察人迎、脉口两处的脉象，如果显现躁动不安，可取刺手太阳经及与其相表里的手少阴经，待脉气和调，针刺方能停止。人迎脉比寸口脉大三倍的，病在足阳明胃经，胃与脾相表里，阳盛则阴虚，当泻足阳明经而补足太阴经，用二泻一补法，每日针二次，在施针的同时，必须诊察人迎、脉口两处的脉象，如果显现躁动不安的，可取刺手阳明经及与其相表里的手太阴经，待脉气和调，针刺方能停止。

【原文】 脉口一盛，泻足厥阴而补足少阳，二补一泻，日一取之，必切而验之，躁取之上，气和乃止。脉口二盛，泻足少阴而补足太阳，二补一泻，二日一取之，必切而验之，躁取之上，气和乃止。脉口三盛，泻足太阴而补足阳明，二补一泻，日二取之，必切而验之，躁而取之上，气和乃止。所以日二取之者，太阴主胃，大富于谷气，故可日二取之也。人迎与脉口俱盛三倍以上，命曰阴阳俱溢，如是者不开，则血脉闭塞，气无所行，流淫于中，五脏内伤。如此者，因而灸之，则变易而为他病矣。

【解读】 寸口主阴，主五脏，寸口脉象比人迎大一倍的，病在足厥阴肝经，肝与胆相表里，阴盛则阳虚，当泻足厥阴而补足少阳，用二补一泻法，每日针一次，在施针的同时，必须诊察人迎脉口二处脉象，如果显现躁动不安的，可取刺手厥阴经及与其相表里的手少阳经，待脉气和调，针刺方能停止。寸口脉比人迎大两倍的，病在足少阴肾经，肾与膀胱为表里，阴盛则阳虚，当泻足少阴而补足太阳，用两补一泻法，两日针一次，在施针的同时，必须诊察人迎、脉口二处脉象，如果显现躁动不安的，可取刺手少阴经及与其相表里的手太阳经，待脉气和调，针刺方能停止。寸口脉象比人迎大三倍的，病在足太阴脾经，脾与胃相表里，阴盛则阳虚，当泻足太阴而补足阳明，用二补一泻法，每日要针治两次，在施针的同时，必须诊察人迎、脉口二处脉象，如果显现躁动不安的，可取刺手太阴经及与其相表里的手阳明经，待脉气调和，针刺方能停止。为什么每天针两次呢？因为太阴主胃，胃为水谷之海，谷气充盛，多气多血，故可日刺二次。人迎与寸口脉象都比平时大三倍以上的，这是阴阳极盛的表现，叫做阴阳俱溢，这样的病变，是由于外关内格致血脉闭塞，气不得通，流溢于里，内伤五脏所致。此病如用灸法治疗，必致愈亡其阴而变生他病。

【原文】 凡刺之道，气调而止，补阴泻阳，音气益彰，耳目聪明，反此者血气不行。所谓气至而有效者。泻则益虚，虚者脉大如其故而不坚也，坚如其故者，适虽言快，病未去也。补则益实，实者脉大如其故而益坚也，夫如其故而不坚者，适虽言快，病未去也。故补则实，泻则虚，痛虽不随针减，病必衰去。必先通十二经脉之所生病，而后可得传于终始矣。故阴阳不相移，虚实不相倾，取之其经。

【解读】　大凡针刺的原理，都是以达到调和阴阳之气为目的。所谓补阴泻阳，就是补五脏不足的正气而排除入侵的邪气，这样，就会阴阳调和、正气充盛、音声清朗、耳聪目明。如果法相反，泻正气于外，补邪气于内，可致血气不畅通。治实证用了泻法，证候能逐渐由实转虚，这种虚证的脉象，虽与原来同样大小，但变得虚软不坚，这是治病获效的标志；如果已经泻实，脉象仍坚大如故，患者虽自述有些轻快，但疾病并未去除。治虚证用了补法，证候会逐渐由虚转实，这种实证的脉象，虽与原来同样大小，但较前坚实有力；若经针刺，脉象仍似以前那样大，却软而不坚，则患者虽然感觉有些轻快，而疾病并未去除。要能够准确地运用补虚泻实的方法，即补则使正气充实，泻则使邪气衰退，病痛虽不能随着出针立即获愈，而疾病必然衰减下去。如想取得针刺治病的满意效果，必须首先精通有关十二经脉的理论及其发病的机理，然后才能得到终始篇的深义。总之，经脉是人体气血运行的通路，阴经、阳经各有其固定的循行部位，与脏腑也有其确定不移的配属关系；补虚泻实的治疗大法，也不能相互颠倒。同时，还应注意按经取穴来治疗本经的病变。

【原文】　凡刺之属，三刺至谷气，邪僻妄合，阴阳易居，逆顺相反，沉浮异处，四时不得，稽留淫泆，须针而去，故一刺则阳邪出，再刺则阴邪出，三刺则谷气至，谷气至而止。所谓谷气至者，已补而实，已泻而虚，故以知谷气至也。邪气独去者，阴与阳未能调，而病知愈也。故曰补则实，泻则虚，痛虽不随针减，病必衰去矣。

【解读】　凡属于适用针刺的病，须用由浅至深的刺皮、肉、分肉等三刺法，针刺时，待针下有谷气至的得气感觉，才能获得好的疗效。由于邪气侵入经脉妄与正气相混合，扰乱了阴阳之气所处的位置，使气血运行的顺逆方向变为相反，脉的沉浮部位也相互异处，脉象与四时气候的改变不相适应，邪气滞留体内淫溢流散，以上这六种病证，都可用针刺得到治疗。在针刺治疗时，初刺是刺皮肤，表浅的阳邪可以引出；再刺是刺到较深层肌肉，引阴分之邪外出；三刺是刺入分肉之间，候至针下有得气感觉，是谷气来到的表现，即可出针。所谓"谷气至"的意思，是指上述的病，用了补法，正气已充实，脉象也有力，若用了泻法，邪气被排除，脉象会转为缓和。从这些征象，就知道谷气已至了。经过针刺治疗，将病邪排除，人体的阴阳气血虽不能立即得到和调、恢复常态，但可知病将痊愈，所以，准确地运用补法，正气可得到充实；准确地运用泻法，邪气能够衰减，病痛虽不能随着出针而马上获愈，但病势必然可以减轻。

【原文】　阴盛而阳虚，先补其阳，后泻其阴而和之。阴虚而阳盛，先补其阴，后泻其阳而和之。

【解读】　仅就人迎、寸口二部位的脉象虚实盛衰而言，当寸口脉大于人迎脉时，反映出人体阴经的邪气盛而阳经正气虚，治疗时，当先补阳经的正气，后泻阴经的邪气，从而使阴盛阳虚的病变得到调和。若人迎脉大于寸口脉时，反映出人体阴经的正气虚而阳经的邪气盛，治疗时，当先补阴经的正气，后泻阳经的邪气，从而使阳盛而阴虚的病变得到调和。

【原文】　三脉动于足大指之间，必审其实虚。虚而泻之，是谓重虚，重虚病益甚。凡刺此者，以指按之，脉动而实且疾者疾泻之，虚而徐者则补之，反此者病益甚。其动也，阳明在上，厥阴在中，少阴在下。

【解读】　足经的阳明、厥阴和少阴三条经脉，都搏动于足大趾、次趾间。针刺时，必须先审察清楚这三经是虚是实，以确定补泻手法。如果虚证误用了泻法，正气更虚，这叫做重虚，重虚的不良后果是病情更加严重。凡是刺治这些病症，可以用手指切按其动脉，脉的搏动坚实而急速的，属实证，应快速泻其实邪。如果脉的搏动是虚弱而缓慢的，属虚证，应补其正气，若用了与此相反的针法，病情会日益加重。三动脉所在的部位，足阳明经在足背上，足厥阴经在足跗内，足少阴经脉在足心。

【原文】　膺腧中膺，背腧中背，肩髆虚者，取之上。重舌，刺舌柱以铍针也。手屈而不伸者，其病在筋。伸而不屈者，其病在骨，在骨守骨，在筋守筋。

【解读】　经脉有阴经、阳经之分。膺腧是胸部两旁的穴位，属阴经，故治阴经的病，应刺中膺部穴位。背腧是在背部的一些穴位，属阳经，故治阳经的病，应刺中背部穴位。肩髆部出现痠麻木胀等属虚的病证时，可取刺与该部有经脉相通的腧穴，如肩颐，肩井等穴，并施以补法。治重舌病，用铍针刺舌下之筋，排出恶血。若手只能弯曲而不能伸的，是筋病，只能伸而不能弯曲的，是骨病，病在骨的当治骨，病在筋的当治筋。

【原文】　补须一方实，深取之，稀按其痏，以极出其邪气。一方虚，浅刺之，以养其脉，疾按其痏无使邪气得入。邪气来也紧而疾，谷气来也徐而和。脉实者，深刺之，以泄其气；脉虚者，浅刺之，使精气无得出，以养其脉，独出其邪气。刺诸痛者，其脉皆实。

【解读】　针刺时施用补泻手法，必须依照脉的虚实来确定，脉象正当坚实有力时，针刺宜深，出针后不立即按其针孔，使邪气尽量排除。当脉象软弱乏力时，针刺宜浅，为了养护脉气，同时应当疾速按其针孔，以防外邪侵入。针刺时，若邪气袭来，针下有坚紧而疾速的感觉；如果谷气到来，针下感觉徐缓而柔和。脉实的，属邪气壅实，当深刺，以外泄其邪；脉虚的，属正气不足，当浅刺，保护精气不外泄，以养其脉气，仅将邪气排除。凡是针刺各种疼痛的病证，多用泻法，因为它们的脉象多表现坚实有力。

【原文】　从腰以上者，手太阴阳明皆主之；从腰以下者，足太阴阳明皆主之。病在上者下取之，病在下者高取之，病在头者取之足，病在腰者取之腘。病生于头者头重，生于手者臂重，生于足者足重。治病者，先刺其病所从生者也。

【解读】 手太阴经从胸走手，手阳明经自手上头，故腰以上患病，可取刺此二经；足太阴经由足到胸，足阳明经从头至足，故腰以下患病，可取刺此二经。这是循经近取之法。由于经脉贯穿全身上下，彼此相通，所以病在上半身的，可以取刺下部的穴位，病在下半身的，可以取刺上部的穴位，病在头部的，可以取刺足部的穴位，病在腰部的，可以取刺腘部的穴位，这是循经远取之法。病生于头部的，头必重，病在手部的，手臂必重，病在足部的，足部必重。治疗这些病证时，先要找出疾病最初发生的部位，然后针刺，这是治病必求于本的原则。

【原文】 春气在毫毛，夏气在皮肤，秋气在分肉，冬气在筋骨，刺此病者各以其时为齐。故刺肥人者，以秋冬之齐；刺瘦人者，以春夏之齐。病痛者阴也，痛而以手按之不得者阴也，深刺之；痒者阳也，浅刺之。病在上者阳也，病在下者阴也。

【解读】 邪气伤人，往往随时气的不同而有深浅的差别。春秋阳气升发，春天病邪伤人，多在表浅的皮毛；夏天病邪伤人，在浅层的皮肤。秋冬阳气收藏，秋天病邪伤人，在较深层的分肉之间；冬天病伤人，在最深层的筋骨。所以治疗以上这些与时令有密切关系的病证，针刺的深浅，应根据季节的变化有所不同。针刺治病，就时令而言，应有上述区别，但在同一季节，因病人体质不同，也要因人而异，如体肥肉厚的胖人患病，都应采取平时秋冬所用的深刺法；而皮薄肉少的瘦人患病，都应采取平时春夏所用的浅刺法。患有疼痛的人，多因寒邪凝滞，属阴证，疼痛部位较深，用手按压不到痛处的也是阴证，施治时宜深刺；病人身痒，是病邪在皮肤，施治时宜浅刺。病在上部的属阳，病在下部的属阴。

【原文】 病先起于阴者，先治其阴而后治其阳；病先起于阳者，先治其阳而后治其阴。刺热厥者，留针反为寒；刺寒厥者，留针反为热。刺热厥者，二阴一阳；刺寒厥者，二阳一阴。所谓二阴者，二刺阴也；一阳者，一刺阳也。久病者，邪气入深。刺此病者，深内而久留之，间日而复刺之，必先调其左右，去其血脉，刺道毕矣。

【解读】 疾病先起于阴经的，当先治阴经，以治其本，然后再治阳经，是谓治标。疾病先起于阳经的，当先治阳经，以治其本，然后再治阴经，是谓治标。针刺热厥，进针后留针，待针下感觉发凉时再退针；针刺寒厥，进针后也留针，待针下感觉温热时再退针；针刺热厥病，要刺阴经二次，用补法；刺阳经一次，用泻法。针刺寒厥病，要刺阳经二次，用补法；刺阴经一次，用泻法。所谓二阴，是指在阴经针刺二次。所谓一阳，是指在阳经针刺一次。患病日久的，邪气侵入必深。针刺这类疾病，必须深刺，而且应做长时间的留针，以驱除固疾伏邪，同时要隔日再刺一次，直至病愈。在针刺之前，必先诊察疾病在经在络，如在经的就直刺其经，若在络的就缪刺其络，此即调其左右。血络有瘀血的，刺其出血。熟悉了以上这些原则，针刺的道理大体上也就掌握了。

【原文】 凡刺之法，必察其形气。形肉未脱，少气而脉又躁，躁厥者，必为缪刺之，散气可收，聚气可布。深居静处，占神往来，闭户塞牖，魂魄不散，专意一神，精气不分，毋闻人声，以收其精，必一其神，令志在针，浅而留之，微而浮之，以移其神，气至乃休。男内女外，坚拒勿出，谨守勿内，是谓得气。

【解读】 针刺的法则，必须诊察病人形体强与元气盛衰情况。如果患者形体、肌肉并不消瘦，只是元气衰少而脉象躁动，这种气虚脉躁而厥的病，必须采用左病刺右、右病刺左的缪刺法，使欲散的精气可以收持，聚积的邪气可以散失。施针时，医者要做到像深居幽静处所一样，注意力高度集中，密切观察病人的精神活动，同时又像人在室内将门窗关闭一样，神志专一，精神内守，不向外分散，也不为外界人声所扰乱，把精神集中在针刺上，或浅刺而留针，或轻微地浮刺，以转移患者的注意力，直至针下得气为止。针刺之后，使阳气内入，阴气外出，阴阳之气沟通而达到协调，从而正气充盛而内守，邪气不得深入于里，这就是得气的意义。

【原文】 凡刺之禁，新内勿刺，新刺勿内；已醉勿刺，已刺勿醉；新怒勿刺，已刺勿怒；新劳勿刺，已刺勿劳；已饱勿刺，已刺勿饱；已饥勿刺，已刺勿饥；已渴勿刺，已刺勿渴；大惊大怒，必定其气，乃刺之。乘车来者，卧而休之，如食顷乃刺之。步行来者，坐而休之，如行十里顷乃刺之。凡此十二禁者，其脉乱气散，逆其营卫，经气不次，因而刺之，则阳病入于阴，阴病出为阳，则邪气复生，粗工不察，是谓伐身，形体淫泆，乃消脑髓，津液不化，脱其五味，是谓失气也。

【解读】 凡针刺治病，必须掌握下述禁忌证：行房事不久的不可刺，针刺不久的不要行房事；喝酒已醉的人不可刺，已经针刺的人不能饮酒至醉；刚发怒的人不可刺，已经针刺的人不要发怒；刚刚劳累的人不可刺，已经针刺的人不要过劳；饱饭之后不可刺，已经针刺的人不要吃的过饱，饥饿的人不可刺，已经针刺的人不要受饥饿；大渴之时不可刺，已经针刺的人不要受渴；受过大惊大恐的人，必使其精神、情绪安定之后，才能进行针刺。坐车来就医的患者，应让其卧床休息约吃过一顿饭的时间，才能针刺。步行前来的病人，让其坐下休息到约走十里路的时间，然后才能针刺。凡是以上所列举的十二种针刺禁忌的病人，都是因为脉乱气散，营卫失调，经脉之气不依次运行而不宜针刺，如果不注意这些情况，就草率地施针，使表浅的阳病深入于里，内里的阴邪窜至体表，形成表里俱病，邪气复盛，正气益衰，粗率的医生不体察这些禁忌，妄施针刺，应该说这是在摧残病人的身体，结果会导致全身酸疼无力，脑髓消耗，津液不生，也丧失了饮食五味所化生的神气，这就是所谓失气。

【原文】　太阳之脉，其终也，戴眼，反折，瘈疭，其色白，绝皮乃绝汗，绝汗则终矣。少阳比终者，耳聋，百节尽纵，目系绝，目系绝一日半则死矣，其死也，色青白乃死。阳明终者，口目动作，喜惊，妄言，色黄，其上下之经盛而不行，则终矣。少阴终者，面黑齿长而垢，腹胀闭塞，上下不通而终矣。厥阴终者，中热嗌干，喜溺，心烦，甚则舌卷卵上缩而终矣。太阴终者，腹胀闭，不得息，气噫善呕，呕则逆，逆则面赤，不逆则上下不通，上下不通则面黑皮毛燋而终矣。

【解读】　手足太阳二经脉气将绝之时，病人出现目睛上视不能转动，角弓反张，手足抽搐，面色苍白，皮肤败绝以及汗出如珠、着身不流的绝汗症状，绝汗一出，人就快死亡了。手足少阳二经脉气将绝之时，病人出现耳聋，周身骨节皆松弛无力，目系脉气竭绝眼珠不能转动等证。目系绝一日半就要死亡，病人临死时，面色青白。手足阳明二经脉气将绝之时，病人出现口眼抽动且牵引歪斜，发惊，胡言乱语，脸色发黄及手足阳明经脉躁动等证，因为脉气不行，人就会死亡。手足少阴二经脉气将绝之时，病人出现脸色发黑，齿龈短缩好似牙齿变长而且齿附污垢，腹部胀满，气机闭塞，上下不通等证，因此而死亡。手足厥阴二经脉气将绝之时，病人出现胸中发热，咽干，小便频数，心中烦乱，甚至舌卷、阴囊上缩等证而死亡。手足太阴二经脉气将绝之时，病人出现腹胀闭塞，呼吸不利，嗳气呕吐，呕吐则气上逆，气逆则面赤，若气不上逆则上下不通，上下不通则出现面显黑色、皮毛焦枯等证而死亡。

·卷三·

经脉第十

【原文】 雷公问于黄帝曰："禁服之言，凡刺之理，经脉为始，营其所行，知其度量，内次五脏，外别六腑，愿尽闻其道。黄帝曰：人始生，先成精，精成而脑髓生，骨为干，脉为营，筋为刚，肉为，皮肤坚而毛发长，谷入于胃，脉道以通，血气乃行。雷公曰：愿卒闻经脉之始生。黄帝曰：经脉者，所以能决死生，处百病，调虚实，不可不通也。

【解读】 雷公问黄帝说：《禁服篇》上说，要掌握针刺治病的方法，应先了解经脉，推测它运行的终始，确知它的长短，并懂得它向内和五脏相联系，向外与六腑相贯通的原理。我想请您详细地讲解一下其中的道理。

黄帝说：人初受孕时，由男女之精形成，精再发育而生脑髓，此后才逐渐形成人体。其间以骨骼为支柱，以经脉营养全身，坚劲刚强的筋如绳索一样，约束着骨骼，而肌肉则像墙壁，保护着脏腑、筋、血脉，等到皮肤变得坚韧，毛发生长后，人体就形成了。人出生以后，吸收五谷入胃，通过奥妙精微的运化滋生过程，使脉道得以贯通，气血也就运行不息了。雷公说：希望您能讲讲经脉运行发生的情况。

黄帝说：经脉的重要，在于可通过它来诊断人的死生，处理百病，调养身体的虚实。如果对经络的循行情况不甚通晓，是不行的。

【原文】 肺手太阴之脉，起于中焦，下络大肠，还循胃口，上膈属肺，从肺系横出腋下，下循臑内，行少阴心主厥阴之前，下肘中，循臂内上骨下廉，入寸口，上鱼，循鱼际，出大指之端；其支者，从腕后直出次指内廉，出其端。是动则病肺胀满，膨膨而喘咳，缺盆中痛，甚则交两手而瞀，此为臂厥。是主肺所生病者，咳上气喘喝，烦心胸满，臑臂内前廉痛厥，掌中热。气盛有余，则肩背痛风，汗出，小便数而见。气虚则肩背痛寒，少气不足以息，溺色变。为此诸病，盛则泻之，虚则补之，热则疾之，寒则留之，陷下则灸之，不盛不虚，以经取之。盛者寸口大三倍于人迎，虚者则寸口反小于人迎也。

【解读】 肺的经脉为手太阴经。起于中焦腹部，向下缠绕大肠，再返回循行胃的上口，向上经过膈肌，入属于肺脏，接着从气管横走出腋下，沿着上路臑内侧下行，然后从手少阴经与手厥阴经的前面，下至肘内，顺着前臂的内侧，经掌后高骨的下缘，入寸口，前行至手鱼，并沿着其边缘，出于拇指尖端。它的一条支脉，从手腕后分出，沿着食指桡动脉的侧边到达指端，最后与手阳明大肠经相接。如此经受外邪侵犯，就会发生以下病变：肺部胀满、咳嗽气喘、缺盆里面疼痛，因喘咳过剧，引起的两手抱胸、视物不清，是臂厥病。如肺脏的疾病影响到此经，就会导致咳嗽上气，喘促口渴，心烦躁，胸部胀闷，臂臑部内侧前缘作痛，手厥冷而掌心发热。手太阴经气盛而有余，就会出现肩背痛、汗出，小便频数而尿量少等症状。手太阴经气虚而不足，可引起肩背寒、气短、小便色变。以上病症，凡属实证的，当用泻下法；凡属虚证的，应用补益法；属热证的，用疾刺法；属寒证的，用留针法。脉虚而下陷的，宜用灸法。至于不实不虚的病症，就从本经取治。手太阴经气盛所致的病，诊脉时可发现寸口脉比人迎脉大三倍；若是手太阴经气虚引起的病证，则寸口脉反而比人迎脉小。

【原文】　大肠手阳明之脉，起于大指次指之端，循指上廉，出合谷两骨之间，上入两筋之中，循臂上廉，入肘外廉，上臑外前廉，上肩，出髃骨之前廉，上出于柱骨之会上，下入缺盆络肺，下膈属大肠；其支者，从缺盆上颈贯颊，入下齿中，还出挟口，交人中，左之右，右之左，上挟鼻孔。是动则病齿痛颈肿。是主津所生病者，目黄口干，鼽衄，喉痹，肩前臑痛，大指次指痛不用。气有余则当脉所过者热肿，虚则寒栗不复。为此诸病，盛则泻之，虚则补之，热则疾之，寒则留之，陷下则灸之，不盛不虚，以经取之。盛者人迎大三倍于寸口，虚者人迎反小于寸口也。

【解读】　大肠的经脉叫手阳明经，起始于食指尖端，沿食指拇指侧的上缘，通过拇指、食指歧骨间的合谷穴，上入腕上两筋凹陷处，沿前臂上方至肘外侧，再沿上臂外侧前缘，上肩，出肩峰前缘，上出于背，与诸阳经会合于大椎穴上，再向前入缺盆联络肺，下膈又联络大肠；它的支脉，从缺盆上走颈部通过颊部入下齿龈，回转过来绕至上唇，左右两脉交会于人中，自此左脉走右，右脉走左，上行挟于鼻孔两侧，与足阳明胃经相接。本经经脉因受外邪侵犯而发生的病证，为牙齿疼痛，颈部肿大等病变。本腑所主的津发生病证，可出现眼睛发黄，口中发干，鼻塞流涕或出血，喉中肿痛，肩前及膈内作痛，食指疼痛不能动等证。本经气有余的实证，为在本经脉循行所过的部位发热而肿。本经气不足的虚证，为恶寒战栗，且难以回复温暖。治疗这些病证时，属实的要用泻法，属虚的要用补法，属热的扎针要用速刺法，属寒的要用留针法，阳气内衰而脉虚陷下不起的要用灸法，不实不虚的从本经取治。本经气盛的病脉是人迎脉比寸口脉大三倍，虚的人迎脉反小于寸口脉。

【原文】　胃足阳明之脉，起于鼻，交頞中，旁约太阳之脉，下循鼻外，入上齿中，还出挟口环唇，下交承浆，却循颐后下廉，出大迎，循颊车，上耳前，过客主人，循发际，至额颅；其支者，从大迎前下人迎，循喉咙，入缺盆，下膈属胃络脾；其直者，从缺盆下乳内廉，下挟脐，入气街中；其支者，起于胃口，下循腹里，下至气街中而合，以下髀关，抵伏兔，下入膝膑中，下循胫外廉，下足跗，入中指内间；其支者，下膝三寸而别，下入中指外间；其支者，别跗上，入大指间，出其端。是动则病洒洒振寒，善伸数欠颜黑，病至，恶人与火，闻木音则惕然而惊，心动，欲独闭户牖而处，甚则欲上高而歌，弃衣而走，贲响腹胀，是为骭厥。是主血所生病者，狂疟温淫汗出，鼽衄，口㖞唇胗，颈肿喉痹，大腹水肿，膝膑肿痛，循膺、乳、气街、股、伏兔、骭外廉、足跗上皆痛，中指不用。气盛则身以前皆热，其有余于胃，则消谷善饥，溺色黄。气不足则身以前皆寒栗，胃中寒则胀满。为此诸病，盛则泻之，虚则补之，热则疾之，寒则留之，陷下则灸之，不盛不虚，以经取之。盛者人迎大三倍于寸口，虚者人迎反小于寸口也。

【解读】 胃的经脉，为足阳明经。起于鼻孔两旁，上行相交于鼻的凹陷处，再向旁注入足太阳经，接着向下沿鼻外侧，进入上齿龈内，复出环绕口唇后，向下交于承浆穴，然后退出向后沿腮的下方，出于大迎穴，又沿颊车穴，上行至耳前，通过客主人穴，沿发际上行至额颅部。它的一条支脉，由大迎穴前面，向下至人迎穴，再沿喉咙进入缺盆，又继续向下经过膈膜，会属于胃腑，最后与脾脏相联络。另一条直行的经脉，由缺盆沿乳房内侧下行，再挟肚脐两旁直至阴毛两侧的气街处。另一条支脉，起于胃的下口，下循腹里，至气街前与直行的经脉相合，再由此下行，经过大腿前方的髀关穴，至伏兔部，又下至膝盖，沿胫骨前外侧直至足背部，进入足的中趾内侧。另有一条支脉，由膝下三寸处分出后下行到足的中趾外侧；还有一条支脉，起于背的冲阳穴，斜出于足厥阴经的外侧，再进入足的大拇趾，然后直出于大拇趾的尖端，与足太阴脾经相接。如足阳明经受外邪侵犯，就会导致以下病变：像被凉水淋洒一样地全身阵阵寒冷发抖、不停地伸腰打呵欠、额部肤色暗黑，且病发时见到人和火光就会烦躁不安，听到木器发出的声音就非常恐惧，心跳不止，常常把自己封闭在屋内。若病发剧烈，就会登高而歌，裸身跑窜，并伴有腹胀肠鸣的症状，称为骭厥病。因胃受邪影响到血而引起的病证有：发狂、温热过甚、汗出、鼻流清涕或出血、口角歪斜、口唇生疮、颈肿、咽喉疼痛、腹部肿胀、膝膑部肿痛，沿侧胸乳部、气街、大腿前缘、伏兔、足胫外侧、足背上都发痛，足中趾不能屈伸。足阳明经气盛所致的实证，表现为胸腹部寒冷，从而使胃受寒胀满。以上各种病证，属实证的应用泻下法，属虚证的当用补益法，属热证的就用疾刺法，属寒证的宜用留针法，脉虚而陷下的就用灸法。至于不实不虚的病症，就应根据本经而取治。由足阳明经引起的病证中，如人迎脉比寸口脉大三倍，说明为实证；若人迎脉比寸口脉小，就表明为虚证。

【原文】 脾足太阴之脉，起于大指之端，循指内侧白肉际，过核骨后，上内踝前廉，上腨内，循胫骨后，交出厥阴之前，上循膝股内前廉，入腹属脾络胃，上膈，挟咽，连舌本，散舌下；其支者，复从胃，别上膈，注心中。是动则病舌本强，食则呕，胃脘痛，腹胀善噫，得后与气则快然如衰，身体皆重。是主脾所生病者，舌本痛，体不能动摇，食不下，烦心，心下急痛，溏，瘕泄，水闭，黄疸，不能卧，强立股膝内肿厥，足大指不用。为此诸病，盛则泻之，虚则补之，热则疾之，寒则留之，陷下则灸之，不盛不虚，以经取之。盛者寸口大三倍于人迎，虚者寸口反小于人迎也。

【解读】 脾的经脉，为足太阴经，起于足的大拇趾内侧之端，并沿着大拇趾内侧的赤白肉际，经过大拇趾根节后的核骨，上行至内踝前，再上行至小腿肚，沿胫骨后，与足厥阴肝经相交叉而出，沿膝内侧和股内侧的前缘，直达腹内，入属于脾脏，联络胃腑，然后向上穿过膈膜，挟咽喉而行，与舌根相连，散布于舌下；它的一条支脉，从胃分出，并上行通过胸膈，注入心脏，与手少阴心经相接。足太阴经受外邪影响后，会发生以下病变：舌根强硬、食后呕吐、胃脘疼痛、腹内发胀、时时嗳气，虽然排除大便或矢气之后，会觉得轻松许多，但仍感全身沉重。本经所主的脾脏发生病变后表现的症状有：舌根痛、身体沉重不能转动、饮食不下、心烦不安、胸部掣引作痛、大便溏泄，或下痢，或大小便闭塞不通、面目及全身泛黄、喜于安卧、勉强站立时，股膝内侧的经脉肿而厥冷，且足的大拇趾不能动弹。以上病证，属实证的应用泻下法，属虚证的当用补益法，属热证的须用疾刺法，属寒证的宜用留针法，而脉虚下陷的用灸法。至于不实不虚的病证，还应从本经取治。由足太阴经所致的病证中，如寸口脉比人迎脉大三倍，就说明为实证；如寸口脉比人迎脉小，就表明为虚证。

【原文】 心手少阴之脉，起于心中，出属心系，下膈络小肠；其支者，从心系上挟咽，系目系；其直者，复从心系却上肺，出腋下，下循臑内后廉，行太阴心主之后，下肘内，循臂内后廉，抵掌后锐骨之端，入掌内廉，循小指之内出其端。是动则病嗌干心痛，渴而欲饮，是为臂厥。是主心所生病者，目黄胁痛，臑臂内后廉痛厥，掌中热痛。为此诸病，盛则泻之，虚则补之，热则疾之，寒则留之，陷下则灸之，不盛不虚，以经取之。盛者寸口大再倍于人迎，虚者寸口反小于人迎也。

【解读】 心的经脉，为手少阴经，起于心脏，由心的脉络而出，并向下通过膈膜，与小肠联络。它的一条支脉，从心系的脉络向上，挟咽喉，至眼珠与脑的脉络相连；另有一条直行的经脉，从心脏的脉络上行入肺，再由肺横出于腋下，沿上臂内侧的后缘，至手太阴肺经和手厥阴心包络经的后面，并下行到肘内，再循前臂内侧的后缘，直达掌后小拇指侧高骨的尖端，而入手心后侧，然后沿小拇指内侧至指端，与手太阳小肠经相接。如手少阴经受外邪侵犯，就会导致以下病变：喉咙干躁、心痛、口渴难忍，并有臂厥症。此经所主的心脏病变后表现的症状为：目黄、胁肋作痛、上臂和前臂内侧的后缘疼痛厥冷、掌心发热而痛。以上病证，属实证的应用泻下法，属虚证的当用补益法，属热证的须用疾刺法，属寒证的宜用留针法，脉虚而下陷的就用灸法。至于不实不虚的病证，应从本经取治。由手少阴经受邪引起的各种病证中，如寸口脉比人迎脉大两倍的，就说明为实证；如寸口脉反比人迎脉小，就表明为虚证。

【原文】　小肠手太阳之脉，起于小指之端，循手外侧上腕，出踝中，直上循臂骨下廉，出肘内侧两骨之间，上循臑外后廉，出肩解，绕肩胛，交肩上，入缺盆络心，循咽下膈，抵胃属小肠；其支者，从缺盆循颈上颊，至目锐眦，却入耳中；其支者，别颊上䪼抵鼻，至目内眦，斜络于颧。是动则病嗌痛颔肿，不可以顾，肩似拔，臑似折。是主液所生病者，耳聋目黄颊肿，颈颔肩臑肘臂外后廉痛。为此诸病，盛则泻之，虚则补之，热则疾之，寒则留之，陷下则灸之，不盛不虚，以经取之。盛者人迎大再倍于寸口，虚者人迎反小于寸口也。

【解读】　小肠的经脉，为手太阳经，起于手小拇指的尖端，循行手的外侧后，进入腕部，出于小拇指侧的高骨，再直上沿前臂骨下缘，出于肘后内侧两筋的中间，又沿上臂外侧后缘，出于肩后骨缝，绕行肩胛后，交于肩上，注入缺盆，联络心脏，然后沿咽喉向下穿过横膈膜，至胃，最后由胃下行入属小肠；它的一条支脉，由缺盆沿头颈上抵面颊，至眼外角，再回入耳内；另有一条支脉，由颊部引入眼眶下而至鼻部，再至眼内角，然后斜行络于颧骨部。手太阳经受外邪侵犯后会发生以下病变：喉咙痛，颔部肿，头项拘紧，肩痛如裂，臂痛如断。本经所主液表现的病证为：耳聋、目黄、颊肿，沿颈、肩、肘臂等部位的外侧后缘疼痛。以上病证，属实证的应用泻下法，属虚证的当用补益法，属热证的须用疾刺法，属寒证的宜用留针法，脉虚而下陷不起的用灸法。至于不实不虚的病证，应从本经取治。由手太阳经受邪所致的病证中，如人迎脉比寸口脉大两倍，就说明为实证；如人迎脉比寸口脉小，就表明为虚证。

【原文】　膀胱足太阳之脉，起于目内眦，上额交巅；其支者，从巅至耳上角；其直者，从巅入络脑，还出别下项，循肩髆内，挟脊抵腰中，入循膂，络肾属膀胱；其支者，从腰中下挟脊贯臀，入腘中；其支者，从髆内左右，别下贯胛，挟脊内，过髀枢，循髀外后廉下合腘中，以下贯踹内，出外踝之后，循京骨，至小指之端外侧。是动则病冲头痛，目似脱，项似拔，脊痛腰似折，髀不可以曲。腘如结，踹如裂，是为踝厥，是主筋所生病者，痔疟狂癫疾，头囟项痛，目黄泪出鼽衄，项背腰尻腘踹脚皆痛，小指不用。为此诸病，盛则泻之，虚则补之，热则疾之，寒则留之，陷下则灸之，不盛不虚，以经取之。盛者人迎大再倍于寸口，虚者人迎反小于寸口也。

【解读】　膀胱的经脉，为足太阳经，起于眼的内角，向上经过额部，交会于头顶；它的一条支脉，由头顶行至耳上角；它的直行经脉，由头顶入络于脑，环绕一圈后复出，另向下行过颈项，沿肩膊内侧，夹脊柱而行，直达腰部，再沿脊肉深入，联系肾脏，最后入属膀胱。另有一条支脉，由腰部挟脊柱外侧下行，贯穿臀部，直入膝腘窝中；又有一条支脉，从左右肩膊的内侧，另向下通过肩胛挟脊柱，经过髀枢部，沿大腿外侧的后缘，继续向下行并合于膝弯内，然后通过小腿肚，出于外踝骨后方，沿着京骨，至小趾外侧的尖端，与足少阴肾经相接。足太阳经受外邪侵犯后会发生以下病变：气上冲而感头痛，眼球疼痛如脱，颈项强直，脊柱疼痛，腰痛欲折，大腿拘紧，膝腘部麻木如缚，小腿肚疼痛欲裂，称为踝厥病。此经所主的筋表现的病证为：痔疮、疟疾、狂病、癫病、头卤和颈项疼痛，目黄、流泪、鼻流清涕或鼻出血，项、背、腰、尻、腘、脚等部位疼痛，足的小拇趾僵直。以上病证，属实证的应用泻下法，属虚证的当用补益法，属热证的须用疾刺法，属寒证的宜用留针法，脉虚而下陷的就用灸法。至于不实不虚的病证，要从本经取治。本经的实证表现为人迎脉比寸口脉大两倍，其虚证为人迎脉比寸口脉小。

【原文】　肾足少阴之脉，起于小指之下，邪走足心，出于然骨之下，循内踝之后，别入跟中，上踹内，出腘内廉，上股内后廉，贯脊属肾络膀胱；其直者，从肾上贯肝膈，入肺中，循喉咙，挟舌本；其支者，从肺出络心，注胸中。是动则病饥不欲食，面如漆柴，咳唾则有血，喝喝而喘，坐而欲起，目䀮䀮如无所见，心如悬若饥状，气不足则善恐，心惕惕如人将捕之，是为骨厥。是主肾所生病者，口热舌干，咽肿上气，嗌干及痛，烦心心痛，黄疸肠澼，脊股内后廉痛，痿厥嗜卧，足下热而痛。为此诸病，盛测泻之，虚则补之，热而疾之，寒则留之，陷下则灸之，不盛不虚，以经取之。灸则强食生肉，缓带披发，大杖重履而步。盛者寸口大再倍于人迎，虚者寸口反小于人迎也。

【解读】　肾的经脉，为足少阴经，起于足的小拇趾下，斜向而于足心，出于内踝前大骨的然谷穴，并沿着内踝骨的后方，另向下行，进入足跟，再上至小腿肚内侧，出于腘窝内侧，然后继续上行，经过股部内侧的后缘，贯穿脊柱，入属于肾脏，且联络膀胱。其直行的经脉，再由肾脏向上，经过肝和横膈膜，进入肺部，又上行并沿着喉咙归结于舌根；它的支脉，由肺而出，联络心脏，再注入胸中，与手厥阴心包经相联接。足少阴经如受外邪侵犯会发生的病变有：饥而不能食、面色憔悴、暗滞如漆柴、咳唾而带血，喘息有声，不能平卧，坐立不安，目视模糊，忐忑不安，腹鸣如鼓，气虚易恐，心跳惊悸如人来逮捕他似的，称为骨厥病。本经所主的肾脏病变而表现出的症状为：口热、舌干、咽部肿，气上逆，喉咙干燥作痛，心烦、心痛、黄疸、下痢，脊股内侧后疼痛，足痿软而厥冷，神疲而嗜卧，足心发热疼痛。以上病证，属实证的就用泻下法，属虚证的应用补益法，属热证的当用疾刺法，属寒证的须用留针法，脉虚而下陷的宜用灸法。不实不虚的病证，要从本经取治。用灸法可增强食欲，促进肌肉生长，使人身轻体健。即使散披着头发，扶着粗大的拐杖，足穿重履，也能缓步而行。凡由本经引起的实证，把脉时可知寸口脉比人迎脉大两倍；如寸口脉比人迎脉小，就表明为虚证。

【原文】 心主手厥阴心包络之脉，起于胸中，出属心包络，下膈，历络三焦；其支者，循胸出胁，下腋三寸，上抵腋，下循臑内，行太阴少阴之间，入肘中，下循臂行两筋之间，入掌中，循中指出其端；其支者，别掌中，循小指次指出其端。是动则病手心热，臂肘挛急，腋肿，甚则胸胁支满，心中澹澹大动，面赤目黄，喜笑不休。是主脉所生病者，烦心心痛，掌中热。为此诸病，盛则泻之，虚则补之，热则疾之，寒则留之，陷下则灸之，不盛不虚，以经取之。盛者寸口大一倍于人迎，虚者寸口反小于人迎也。

【解读】 心主的经脉叫手厥阴心包经，起于胸中，出属心包络，下膈膜，依次联络上中下三焦；它的支脉，从胸走胁，当腋缝下三寸处上行至腋窝，向下再循上臂内侧，行于手太阴经和手少阴经中间，入肘中，向下沿着前臂两筋之间，入掌中，沿中指直达尖端；又一支脉，从掌内，沿无名指直达尖端，与手少阴经相接。本经脉因受外邪侵犯而发生的病证，为手心发热，臂肘部拘挛，腋下肿，甚至胸中满闷，心跳不宁，面赤，眼黄，喜笑不止。本经所主经脉发生的病证，会出现心中烦躁，心痛，掌心发热。治疗这些病证时，属实的要用泻法，属虚的要用补法，属热的扎针时要用速刺法，属寒的要用留针法，阳气内衰而脉虚下陷不起的要用灸法，不实不虚的从本经取治。本经气盛的病脉是寸口脉比人迎脉大一倍，虚的寸口脉反小于人迎脉。

【原文】 三焦手少阳之脉，起于小指次指之端，上出两指之间，循手表腕，出臂外两骨之间，上贯肘，循臑外上肩，而交出足少阳之后，入缺盆，布膻中，散络心包，下膈，遍属三焦；其支者，从膻中上出缺盆，上项，侠耳后直上，出耳上角，以屈下颊至𫘬；其支者，从耳后入耳中，出走耳前，过客主人前，交颊，至目锐眦。是动则病耳聋浑浑焞焞，嗌肿喉痹。是主气所生病者，汗出，目锐眦痛，颊痛，耳后肩臑肘臂外皆痛，小指次指不用。为此诸病，盛则泻之，虚则补之，热则疾之，寒则留之，陷下则灸之，不盛不虚，以经取之。盛者人迎大一倍于寸口，虚者人迎反小于寸口也。

【解读】 三焦的经脉，为手少阳经，起于无名指的指端，上行并沿无名指的外侧，经过手背到手腕，出于前臂外侧两骨的中间，再向上穿过肘，沿上臂外侧至肩部，相交而出于足少阳胆经后，注入缺盆，然后向下分布在两乳之间的膻中，散布络于心包络，又向下经过膈膜，依次会属于上、中、下三焦；它的支脉，又从膻中上行而出于缺盆，过颈项，连耳后，直出于耳上角，然后屈而下行，绕颊部，至眼眶下；它的另一条支脉，由耳后进入耳中，再行出耳前，经过客主人穴的前方，与前一条支脉于面颊相会合，再行至眼外角，与足少阳胆经相接。本经脉受外邪侵犯而发生的病变有：耳聋，失聪，喉咙肿痛，喉痹。本经所主的气所产生的病证有：汗出，眼外角痛，颊痛，耳后、肩、臑、肘、臂的外缘等疼痛，无名指拘挛。以上病证，属实证的就用泻下法，属虚证的应用补益法，属热证的当用疾刺法，属寒证的须用留针法，脉虚而陷下的宜用灸法。而不实不虚的病证，可从本经取治。由本经所致的各种病证中，如人迎脉比寸口脉大一倍，就为实证；如人迎脉比寸口脉小，就表明为虚证。

【原文】 胆足少阳之脉，起于目锐眦，上抵头角，下耳后，循颈行手少阳之前，至肩上，却交出手少阳之后，入缺盆；其支者，从耳后入耳中，出走耳前，至目锐眦后；其支者，别锐眦，下大迎，合二手少阳，抵于颇，下加颊车，下颈合缺盆以下胸中，贯膈络肝属胆，循胁里，出气街，绕毛际，横入髀厌中；其直者，从缺盆下腋，循胸过季胁，下合髀厌中，以下循髀阳，出膝外廉，下外辅骨之前，直下抵绝骨之端，下出外踝之前，循足跗上，出小指次指之端；其支者，别跗上，入大指之间，循大指歧骨内出其端，还贯爪甲，出三毛。是动则病口苦，善太息，心胁痛不能转侧，甚则面微有尘，体无膏泽，足外反热，是为阳厥。是主骨所生病者，头痛颔痛，目锐眦痛，缺盆中肿痛，腋下肿，马刀侠瘿，汗出振寒，疟，胸胁肋髀膝外至胫绝骨外踝前及诸节皆痛，小指次指不用。为此诸病，盛则泻之，虚则补之，热则疾之，寒则留之，陷下则灸之，不盛不虚，以经取之。盛者人迎大一倍于寸口，虚者人迎反小于寸口也。

【解读】 胆的经脉，为足少阳经，起于眼下角，上至额角，再向下绕到耳后，沿着颈部，行于手少阳三焦经的前面，至肩上，又交叉行至手少阳三焦经的后面，而进入缺盆；它的支脉，由耳后进入耳内，再回出行向耳前，至眼外角的后方；它的另一条支脉，由眼外角分出，向下行至大迎穴附近，与手少阳三焦经相合，至眼眶下部，再由颊车下颈与前一支脉于缺盆相会合，然后下行至胸中，通过膈膜联络肝脏，入属胆腑，并沿着胁里，向下出于小腹两侧的气街，绕过阴毛边缘，横行入环跳部；它的直行经脉，由缺盆下行向腋，沿胸部经过季胁，与前一条支脉会合于环跳部，再向下沿髀关节的外侧，至膝外侧后，下行于腓骨之前，然后直至外踝上骨的凹陷处，出于外踝之前，又沿着足背，进入足小拇趾与无名趾的中间；

它的另一条支脉，由足背行走向足的大拇趾间，沿大拇趾和食趾侧的骨缝之中至大拇趾端，再回转行穿爪甲出于三毛与足厥阴肝经相接。足少阳经受外邪侵犯后会发生以下病变：口苦，时常叹气，胸肋部作痛，身体僵直，甚至面色灰暗，肌肤无泽，足外侧发热，称为阳厥。本经所主的骨发生的病证有：额角、下颌、眼外角痛，缺盆中肿痛，腋下肿，马刀侠瘿，汗出，寒战，疟疾；沿经脉所过的胸、胁、脾、膝等外侧，直到胫骨、绝骨、外踝前以及诸关节皆痛，足无名趾拘紧。以上病证，属实证的应用泻下法，属虚证的当用补益法，属热证的须用疾刺法，属寒证的宜用留针法，脉虚而陷下的应用灸法，至于不实不虚的病证，可从本经取治。本经引起的实证，表现在人迎脉比寸口脉大一倍；本经的虚证，则表现在人迎脉反比寸口脉小。

【原文】 肝足厥阴之脉，起于大指丛毛之际，上循足跗上廉，去内踝一寸，上踝八寸，交出太阴之后，上腘内廉，循股阴入毛中，环阴器，抵少腹，挟胃属肝络胆，上贯膈，布胁肋，循喉咙之后，上入颃颡，连目系，上出额，与督脉会于巅；其支者，从目系下颊里，环唇内；其支者，复从肝别贯膈，上注肺。是动则病腰痛不可以俯仰，丈夫㿗疝，妇人少腹肿，甚则嗌干，面尘脱色。是主肝所生病者，胸满呕逆飧泄，狐疝遗溺闭癃。为此诸病，盛则泻之，虚则补之，热则疾之，寒则留之，陷下则灸之，不盛不虚，以经取之。盛者寸口大一倍于人迎，虚者寸口反小于人迎也。

【解读】 肝的经脉，为足厥阴经，起于足的大拇趾丛毛的边缘，并向上沿着足背，到达内踝前一寸处，再至踝骨上八寸处，于足太阴脾经的后方交叉，上行至膝弯内缘，又沿大腿的内侧，进入阴毛中，环绕阴器后上至小腹，夹行于胃的两旁，入属于肝，并联络于胆，然后向上穿过膈膜，散布于胁肋部，沿喉咙的后侧，进入喉咙的上孔，同眼球深处的脉络相联系，与督脉会合于头顶中央；它的支脉，由眼球深处的脉络，向下行于颊部内侧，环绕于口唇内；它的另一条支脉，由肝脏出来，通过膈膜，注入胸中，与手太阴肺经相接。足厥阴经受外邪侵犯后会发生以下病变：腹痛，身体僵硬，男子阴囊肿大，妇女小腹肿胀，甚至咽喉发干，面色灰暗，颜色失泽等。本经所主的肝脏发生的病变有：胸中满闷，呕吐气逆，飧泄，狐疝，遗尿或小便不通等。以上病证，属实证的应用泻下法，属虚证的当用补益法，属热证的须用疾刺法，属寒证的须用留针法，而不实不虚的病证，可从本经取治。本经所致的实证，表现在寸口脉比人迎脉大一倍；本经引起的虚证，则表现在寸口比人迎脉小。

【原文】 手太阴气绝，则皮毛焦，太阴者，行气温于皮毛者也，故气不荣则皮毛焦，皮毛焦则津液去，津液去则皮节伤，皮节伤则皮枯毛折，毛折者则气先死，丙笃丁死，火胜金也。

【解读】　如手太阴肺经的脉气衰竭，皮毛就会焦枯。因手太阴肺经，是主行气而滋养皮毛的，所以气不畅调，就会使皮毛干枯，而皮毛干枯也就是津液耗损的表现了，津液耗损就会伤害肌表，肌表既受伤害，便会使爪甲干枯，毫毛脱落；毫毛脱落，就表明气已先死了。这种病证，逢丙日便变得危重，逢丁日便会使人死亡，这是由于肺在五行中属金，丙丁属火，火能胜金的缘故。

【原文】　手少阴气绝，则脉不通，少阴者心脉也，心者脉之合也，脉不通则血不流，血不流则髦色不泽，故其面黑如漆柴者，血先死，壬笃癸死，水胜火也。

【解读】　如手少阴心经的脉气衰竭，其脉道的运行就不通畅。脉道运行不通畅，血液就不周流，血不周流，就会使头发干枯，面色黑瘦如漆柴，也就说明血脉先死了。这种病证，逢壬日变得危重，逢癸日便会致人死亡，这是由于心在五行中属火，壬癸属水，水能胜火的缘故。

【原文】　足太阴气绝，则脉不荣其口唇，口唇者肌肉之本也，脉不荣则肌肉软，肌肉软则舌萎人中满，人中满则唇反，唇反者肉先死，甲笃乙死，木胜土也。

【解读】　如足太阴脾经的脉气衰竭，则经脉就不能滋养肌肉。而唇舌是肌肉的根本，经脉不能营养肌肉，就会使肌肉松软，肌肉松软，便会导致舌体萎缩、人中部肿满；而人中部肿满，就会使口唇外翻，口唇外翻即是肌肉先死的征象。这种病证，逢甲日变得危重，逢乙日便会使人死亡。这是由于脾在五行中属土，甲乙属木，木能胜土的缘故。

【原文】　足少阴气绝，则骨枯，少阴者冬脉也，伏行而濡骨髓者也，故骨不濡则肉不能着骨也，骨肉不相亲则肉软却，肉软却故齿长而垢，发无泽，发无泽者骨先死，戊笃己死，土胜水也。

【解读】　如果足少阴肾经的经气衰竭，人就会骨骼枯萎。由于足少阴肾经是对应冬季的经脉，它穿行于人体深处滋养骨髓，因此如果足少阴肾的经气衰竭，人体的骨髓就会因为得不到滋养而枯槁。随着骨髓的枯槁，肌肉也就无法再依附于骨髓。骨、肉分开无法相连，肌肉就会松弛、缩短。肌肉松弛、缩短，人就会出现牙齿看起来相对变长且满是污垢，头发丧失光泽等病状。如果病人出现了头发干枯无光泽的症状，就说明其骨骼已经衰败了。此病，遇戊日病情便加剧，遇己日病人便死亡同。原因是戊、己属土，肾属水，而土能克水。

【原文】　足厥阴气绝，则筋缩引卵与舌，厥阴者肝脉也，肝者筋之合也，筋者聚于阴器，而脉络于舌本也，故脉弗荣则筋急，筋急则引舌与卵，故唇青舌卷卵缩则筋先死，庚笃辛死，金胜木也。

【解读】　如足厥阴肝经的脉气衰竭，就会使筋脉挛急，并牵引睾丸和舌。这是因为足厥阴经是属于肝脏的脉，肝脏外合于筋，与各经的经筋聚合在阴器，并向上与舌根相联系的原因。也就会出现唇青舌卷、睾丸上缩的症状。这便是筋已先死的征象。这种病症，逢庚日变得危重，逢辛日便会使人死亡。这是由于肝在五行中属木，庚辛属金，金能胜木的缘故。

【原文】 五阴气俱绝，则目系转，转则目运，目运者为志先死，志先死则远一日半死矣。六阳气俱绝，则阴与阳相离，离则腠理发泄，绝汗乃出，大如贯珠，转出不流，即气先死，故旦占夕死，夕占旦死，此十二经之败也。

【解读】 如五脏的阴经脉气都衰竭了，就会使目系旋转，目系转动便使人感到眼晕，而眼晕便是五志先死的危象，五志既然失去，那么人在一天半内必然会死亡。若六腑阳经的脉气都衰竭，就会使阴阳分离，而阴阳分离，以致皮肤不固，精气外泄，就必然暴出大如串珠、凝而不流的绝汗。如在早上出现这种危象，则当夜必死；在夜间出现这种危象，次日早上必死。

【原文】 经脉十二者，伏行分肉之间，深而不见；其常见者，足太阴过于内踝之上，无所隐故也。诸脉之浮而常见者，皆络脉也。六经络手阳明少阳之大络，起于五指间，上合肘中。饮酒者，卫气先行皮肤，先充络脉，络脉先盛，故卫气已平，营气乃满，而经脉大盛。脉之卒然动者，皆邪气居之，留于本末；不动则热，不坚则陷且空，不与众同，是以知其何脉之病也。

【解读】 十二经脉，隐伏在体内而通行于骨肉之间，深不可视。其经常可以见到的，只是足太阴脾经在经过内踝之上时，无所隐蔽的缘故。凡是浮露在浅表而经常可以见到的，都是络脉。在手足六经的络脉中，手阳明大肠经，手少阳三焦经的大络，分别起于手的五指之间，向上合于肘中。饮酒的人，其酒气随着卫气行于皮肤，先充溢络脉，使络脉满盛，而卫气盛满后，营气也会满盛，那么经脉就很充盛了。如人的经脉突然充盛，发生异常变化，就表明有邪气留在经脉之中；若邪气留在脉中，聚而不动，就可以化热；如络脉不显坚实，就说明邪气已深陷经脉，并且经气已虚空，不同于一般情况，也就可知道是哪条经脉受邪而发生异常了。

【原文】 雷公曰：何以知经脉之与络脉异也？黄帝曰：经脉者常不可见也，其虚实也以气口知之，脉之见者皆络脉也。

【解读】 雷公问：经脉和络脉的不同处在哪里呢？黄帝说：经脉在正常情况下是看不到的，它的虚实情况，可以从气口脉诊察测知，凡是能看到的，都是络脉。

【原文】 雷公曰：细子无以明其然也。黄帝曰：诸络脉皆不能经大节之间，必行绝道而出，入复合于皮中，其会皆见于外，故诸刺络脉者，必刺其结上，甚血者虽无结，急取之以泻其邪而出其血，留之发为痹也。

【解读】 雷公说：我仍然不明了这种区别。黄帝说：所有络脉都不能经过大的骨节，而必走行于与纵经相横截的路径，才能出于外，然后再入皮中，起着贯穿流通的作用，共同会合后，都显现在外面，因此，凡针刺各络脉时，必须刺在络脉有血聚结之处，若其邪血较甚，虽无聚结之象，也应急刺络脉，放出恶血，以泻其邪，不然的话，邪血留结不去，会发为痹证。

【原文】 凡诊络脉，脉色青则寒且痛，赤则有热。胃中寒，手鱼之络多青矣；胃中有热，鱼际络赤，其鱼黑者，留久痹也；其有赤有黑有青者，寒热气也。凡刺寒热者皆多血络，必间日而一取之，血尽而止，乃调其虚实，其小而短者少气，甚者泻之则闷，闷甚则仆不得言，闷则急坐之也。

【解读】 凡是察看络脉的病变时，如脉现青色，就为寒邪凝滞并有疼痛的征象；如脉现赤色，就是有热的征象。胃里有寒，则手鱼部的络脉多现青色；胃里有热，那么鱼际部的络脉就会出现赤色，而鱼际部络脉出现黑色的，就说明患有日久不愈的痹病。如兼有赤、黑、青三色，则是寒热错杂的病变。凡是针刺或热或寒的病变时，都应多刺血络，并须隔日一刺，直至瘀血泻尽为止，然后再察明病证的虚实。如脉现青色而脉象短小，则表明元气衰少，若过用泻法，就会使病人感到心里闷乱，不能自持而跌倒，不能说话。对这种出现情况的病人，应赶快扶他坐下，以平心静体。

【原文】 手太阴之别，名曰列缺，起于腕上分间，并太阴之经直入掌中，散入于鱼际。其病实则手锐掌热，虚则欠㰦，小便遗数，取之去腕一寸半，别走阳明也。

【解读】 手太阴肺经的另出络脉，为列缺。起于腕上分肉之间，与手太阴经并行，并直入手掌内侧，散布于鱼际处。如此络脉发生病变，属实证的，腕上的锐骨部和手掌部就会出现发热的症状；属虚证的，就会出现张口呵欠，小便失禁或频数的现象。治疗以上病证时，可取腕后一寸半的列缺穴。本络由此另行向手阳明大肠经。

【原文】 手少阴之别，名曰通里，去腕一寸，别而上行，循经入于心中，系舌本，属目系。其实则支膈，虚则不能言，取之腕后一寸，别走太阳也。

【解读】 手少阴心经的另出络脉，为通里。起于腕上一寸处，另向上行，循着本经经脉注入咽中，系于舌根再上行连于目系。如通里发生病变，属实证的，就会出现胸膈支撑不舒的情况；属虚证的，就会表现为不能言语。治疗这些病证，取腕后一寸的通里穴。本络由此另行向手太阳小肠经。

【原文】　手心主之别，名曰内关，去腕二寸，出于两筋之间别走少阳，循经以上，系于心包，络心系。实则心痛，虚则为烦心，取之两筋间也。

【解读】　手厥阴心包经的别出络脉，为内关。起于腕上二寸处，由两筋中间另出，并循着本经经脉上行，系于心包络及心系。如内关发生病变，属实证的，就会出现心痛的症状；属虚证的，就会出现心中烦乱的情况。治疗这些病证，可取腕上二寸两筋之间的内关穴。

【原文】　手太阳之别，名曰支正，去腕五寸，内注少阴；其别者，上走肘，络肩髃。实则节弛肘废，虚则生肬，小者如指痂疥，取之所别也。

【解读】　手太阳经的别出络脉，名叫支正，它起于腕上外侧五寸，向内注于手少阴心经；其别出向上过肘，络于肩髃穴。如果络脉发病，邪实的是骨节弛缓，肘关节萎废不能运动，正虚的是气血不行，皮上生赘肉，所生赘肉之多如指间痂疥一样，治疗时，取本经别出的络穴支正。

【原文】　手阳明之别，名曰偏历，去腕三寸，别走太阴；其别者，上循臂，乘肩髃，上曲颊偏齿；其别者，入耳合于宗脉。实则龋聋，虚则齿寒痹隔，取之所别也。

【解读】　手阳明大肠经的另出络脉，为偏历。起于腕上三寸处，另行而注入手太阳经络。它的另一条别出的脉，沿臂上行至肩部，再上至曲颊，偏络于齿根；还有一条别出的脉，行入耳中，与手太阳、手少阳、足少阳、足阳明四脉会合。如支正发生病变，属实证的，就会出现龋齿、耳聋的症状；属虚证的，就会出现牙齿发冷，膈间闭阻的情况。对这些病证，可取治本经别出的偏历穴。

【原文】　手少阳之别，名曰外关，去腕二寸，外臂，注胸中，合心主。病实则肘挛，虚则不收，取之所别也。

【解读】　手少阳经的别出络脉，名叫外关，它起始于腕上二寸处，向外绕行于臂部，再上行注于胸中与手厥阴心包经相会合。如果络脉发病，邪实的是肘关节拘挛，正虚的是肘部弛缓不收，治疗时，取本经别出的络穴外关。

【原文】　足太阳之别，名曰飞阳，去踝七寸，别走少阴。实则鼽窒头背痛；虚则鼽衄，取之所别也。

【解读】　足太阳经的别出络脉，名叫飞阳，它起于外踝上七寸处，别行走入足少阴经。如果络脉发病，邪实的出现鼻塞不通，头背部疼痛，正虚的出现鼻塞流涕或出血，治疗时，取本经别出的络穴飞阳。

【原文】　足少阳之别，名曰光明，去踝五寸，别走厥阴，并经下络足跗。实则厥，虚则痿躄，坐不能起，取之所别也。

【解读】　足少阳胆经的另出络脉，为光明。起于外踝上五寸处，另行而进入足厥阴肝经的经络，再向下绕行后络于足背之上。如光明发生病变，属实证的，就会出现厥逆的症状；属虚证的，就会出现下肢痿软无力，难以行走，坐而不能站立的情况。对这些病证，可取治本经别出的光明穴。

【原文】　足阳明之别，名曰丰隆，去踝八寸，别走太阴；其别者，循胫骨外廉，上络头项，合诸经之气，下络喉嗌。其病气逆则喉痹瘁瘖，实则狂巅，虚则足不收，胫枯，取之所别也。

【解读】　足阳明胃经的另出络脉，为丰隆。起于外踝上八寸处，另行而入足太阴脾经的经络；它的别出之脉，沿着胫骨的外缘，上行而络于头项，与其它诸经会合，再向下绕络于咽喉。如本经络发生病变，就会引起气机上逆，进而喉中肿胀闭塞，突然失音。属实证的，就会出现神志失常，癫狂发作的症状；属虚证的，就会出现足缓不收，胫部肌肉枯萎的情况。对这些病证，可取治本经别出的丰隆穴。

【原文】　足太阴之别，名曰公孙，去本节之后一寸，别走阳明；其别者，入络肠胃。厥气上逆则霍乱，实则腹中切痛，虚则鼓胀，取之所别也。

【解读】　足太阴脾经的另出络脉，为公孙。起于足的大拇趾节后一寸处，再另行进入足阳明胃经的经络。它的另行之脉，上行后入腹络于肠胃。如本经络发生的病变，就会厥气上逆而致霍乱。属实证的，就会出现腹中痛如刀割的症状；属虚证的，就会出现腹胀如鼓的情况。对这些病证，可取治本经别出的公孙穴。

【原文】　足少阴之别，名曰大锺，当踝后绕跟，别走太阳；其别者，并经上走于心包，下外贯腰脊。其病气逆则烦闷，实则闭癃，虚则腰痛，取之所别者也。

【解读】　足少阴肾经的另出络脉，为大钟。起于内踝之后，绕足根而至足外踝侧，再另行进入足太阳膀胱经。它的另一条别出络，与本经并行，行于心包络下，再向外贯穿腰脊之间。如本经络发生病变，就会导致气逆烦闷。属实证的，表现为小便不通；属虚证的，表现为腰痛。对这些病症，可取治本经的络穴大钟。

【原文】　足厥阴之别，名曰蠡沟，去内踝五寸，别走少阳；其别者，循经上睾，结于茎。其病气逆则睾肿卒疝，实则挺长，虚则暴痒，取之所别也。

【解读】　足厥阴肝经的另出络脉，为蠡沟。起于内踝上五寸处，另行进入足少阳胆经的络脉；它的别行之脉，经过胫部上行至睾丸处，归结在阴茎。如蠡沟发生病变，使经气上逆，就会引起睾丸肿大突发疝痛。属实证的，则阴茎勃起而长；属虚证的，阴部就会暴痒。对这些病证，可取治本经别出的蠡沟穴。

【原文】 任脉之别，名曰尾翳，下鸠尾，散于腹。实则腹皮痛，虚则痒搔，取之所别也。

【解读】 任脉的另出络脉，为尾翳。起于鸠尾骨尖下面，向下散于腹部。如本经络发生病变，属实证的，就会感到腹部皮肤疼痛；属虚证的，就会感觉腹部皮肤瘙痒。对这些病证，可取治本经别出的尾翳穴。

【原文】 督脉之别，名曰长强，挟膂上项，散头上，下当肩胛左右，别走太阳，入贯膂。实则脊强，虚则头重，高摇之，挟脊之有过者，取之所别也。

【解读】 督脉的另出络脉，为长强。挟脊上行到颈部，散于头上，又向下行于左肩胛的骨部，另行进入足太阳膀胱经的经络，并深入贯穿脊柱两旁的肌肉。如本经络发生的病变，属实证的就会出现脊柱强直，不能俯仰的症状；属虚证的，就会感到头部沉重，摇晃不宁。这是由于长强病变引起的。对以上病证，可取治本经的长强穴。

【原文】 脾之大络，名曰大包，出渊腋下三寸，布胸胁。实则身尽痛，虚则百节尽皆纵，此脉若罗络之血者，皆取之脾之大络脉也。

【解读】 脾脏的大络，为大包。起于渊腋穴下三寸处，散布于胸胁。如本经络发生病变，属实证的，就会感到全身疼痛；属虚证的，则全身关节缓纵无力。大包像网罗般绕络全身，统诸络脉之血。对这些病证，可取治本经别出的大包穴。

【原文】 凡此十五络者，实则必见，虚则必下，视之不见，求之上下，人经不同，络脉异所别也。

【解读】 以上十五络脉，如邪气实则血满脉中而明显可见，正气虚则脉络陷下而藏伏。如果脉络不易看见，就应该在络脉的上下诸穴寻求。由于每个人的经脉不同，故络脉也一定有所差异。

经别第十一

【原文】 黄帝问于岐伯曰：余闻人之合于天道也，内有五藏，以应五音、五色、五时、五味、五位也；外有六府，以应六律，六律建阴阳诸经，而合之十二月、十二辰、十二节、十二经水、十二时、十二经脉者，此五藏六府之所以应天道。夫十二经脉者，人之所以生，病之所以成，人之所以治，病之所以起。学之所始，工之所止也；粗之所易，上之所难也。请问其离合出入奈何？岐伯稽首再拜曰：明乎哉问也！此粗之所过，上之所息也。请卒言之。

足太阳之正，别入于腘中；其一道下尻五寸，别入于肛，属于膀胱，散之肾，循膂，当心入散；直者，从膂上出于项，复属于太阳。此为一经也。足少阴之正，至腘中，别走太阳而合，上至肾，当十四椎，出属带脉；直者，系舌本，复出于项，合于太阳。此为一合。或以诸阴之别，皆为正也。

足少阳之正，绕髀，入毛际，合于厥阴；别者，入季胁之间，循胸里，属胆，散之肝，上贯心，以上挟咽，出颐颔中，散于面，系目系，合少阳于外眦也。足厥阴之正，别跗上，上至毛际，合于少阳，与别俱行。此为二合也。

足阳明之正，上至髀，入于腹里，属胃，散之脾，上通于心，上循咽出于口，上颐颞，还系目系，合于阳明也。足太阴之正，上至髀，合于阳明，与别俱行，上结于咽，贯舌中。此为三合也。

手太阳之正，指地，别于肩解，入腋，走心，系小肠也。手少阴之正，别入于渊腋两筋之间，属于心，上走喉咙，出于面，合目内眦。此为四合也。

手少阳之正，指天，别于巅，入缺盆，下走三焦，散于胸中也。手心主之正，别下渊腋三寸，入胸中，别属三焦，出循喉咙，出耳后，合少阳完骨之下。此为五合也。

手阳明之正，从手循膺乳，别于肩髃，入柱骨，下走大肠，属于肺，上循喉咙，出缺盆，合于阳明也。手太阴之正，别入渊腋少阴之前，入走肺，散之大肠，上出缺盆，循喉咙，复合阳明。此六合也。

【解读】 黄帝问于岐伯说：我听说人与自然界的事物是相应的，人体内有五脏，以应五音、五色、五时、五味、五位；外有六腑，以应六律，六律有阴律和阳律以应人之阴阳诸经，并应合于十二月、十二辰、十二节、十二经水、十二时、十二经脉，这就是五脏六腑与自然界事物相应的情况。十二经脉是人体结构的重要组成部分，人体之所以能维持健康，疾病之所以能治愈，都与它密切相关。所以学医的人一开始就应该从有关经脉的理论学起，医生掌握了它技术才算全面。粗率的医生认为很容易学懂它，而高明的医生却认为要真正精通它还是比较困难的。请你谈谈经脉在人体是怎样离合出入的？岐伯很恭敬地回答说：您问的真细致呀，这是粗率的医生容易忽略的问题，只有高明的医生才会认真地钻研它，请让我详细地谈谈它吧。

足太阳经脉别出而行的正经，一道入于腘窝中；另一道至尻下五寸处，别行入于肛门，向内行于腹中属于膀胱本腑，再散行至肾脏，沿着脊柱两旁的肌肉上行，行至当心脏的部位入内而散；其直行的，从脊柱两旁的肌肉上行出于项部，复属于足太阳本经经脉。这是足太阳经脉别行的一经。足少阴经脉别出而行的正经，到达腘窝中，别出一脉与太阳经相合并，上行至肾脏。在十四椎处外出而联属带脉；其直行的，从肾上行，系于舌根，复出绕行于项部，与足太阳相合。这是阴阳表里相配的第一合。或以诸阴经的经别与诸阳经的经别相互配合，都称为别出的正经。

足少阳经别出而行的正经，上行绕于髀部而入阴毛处，与足厥阴经脉合并，其别行的一脉，入季胁之间，沿胸里入属本经胆腑，散行到肝脏，向上贯入心脏，然后挟咽喉两旁，出于腮部及下巴颏中，散布于面，联于目系，与足少阳本经会合于外眼角。足厥阴经脉别出而行的正经，从足背别出，上行到阴毛处，与足少阳别行的正经相合，向上偕行。这是阴阳表里相配的第二合。

足阳明经脉别出而行的正经，上行至髀部，深入于腹内，属于本经胃腑，散行至脾脏，上通于心脏，上行沿咽部出于口，再上行至鼻梁及眼眶下方，联系于目系，与足阳明本经相合，足太阴经脉别出而行的正经亦上行至髀部，与足阳明经别行的正经相合，再向上偕行。上络于咽喉部，通于舌中。这是阴阳表里相配的第三合。

手太阳经脉别出而行的正经，其循行是自上而下的，从肩后骨缝别行入于腋下，走入心脏，下行系于小肠本腑。手少阴经脉别出而行的正经，别行走入腋下三寸足少阳经渊腋穴处的两筋之间，入属于本脏，上走喉咙，出于面部，与手太阳经的一条支脉会合于内眼角。这是阴阳表里相配的第四合。

手少阳经脉别出而行的正经，其循行是从人体最高处的巅顶，别入于缺盆，下走三焦本腑，散行于胸中的。手厥阴心包经脉别出而行的正经，别出于渊腋下三寸处，入于胸中，别行联属于三焦，出而上行，沿喉咙出于耳后，与手少阳三焦经会合于完骨的下方。这是阴阳表里相配的第五合。

手阳明经脉别出而行的正经，从手上行至侧胸、乳部之间，别行于肩髃穴处，入于大椎，而后向下走入大肠本腑，向上联属于肺脏，再向上沿喉咙，出于缺盆，与手阳明本经相合。手太阳经脉别出而行的正经，别出入于渊腋部手少阴经之前，入肺之本脏，散行于大肠，上行出于缺盆，沿喉咙，再与手阳明经相会合。这是阴阳表里相配的第六合。

经水第十二

【原文】　黄帝问于岐伯曰：经脉十二者，外合于十二经水，而内属于五脏六府。夫十二经水者，其有大小、深浅、广狭远近各不同，五脏六府之高下、小大，受谷之多少亦不等，相应奈何？夫经水者，受水而行之；五脏者，合神气魂魄而藏之；六府者，受谷而行之，受气而扬之；经脉者，受血而营之。合而以治奈何？刺之深浅，灸之壮数，可得闻乎？岐伯答曰：善哉问也！天至高，不可度，地至广，不可量，此之谓也。且夫人生于天地之间，六合之内，此天之高，地之广也，非人力之所能度量而至也。若夫八尺之士，皮肉在此，外可度量切循而得之，其死可解剖而视之，其脏之坚脆，府之大小，谷之多少，脉之长短，血之清浊，气之多少，十二经之多血少气，与其少血多气，与其皆多血气，与其皆少血气，皆有大数。其治以针艾，各调其经气，固其常有合乎？

【解读】 黄帝问岐伯：人体的十二经脉，外合于地面上十二条河流，内连于五脏六腑。这十二条河流，每条的大小、深浅、宽窄和远近各不相同，五脏六腑也有位置上下、形体大小和容纳饮食多少的不同，那么两者的关系如何呢？江河收纳地面的水而流行各地；五脏藏神气、魂魄等精神活动而表现于外；六腑受纳水谷由上向下传导变化，汲取水谷精微之气输送布扬于全身内外；经脉受纳血液营灌全身百脉。把以上这些情况相应地配合起来，运用在治疗上是怎样的呢？针刺的深浅，施灸壮数的多少能说给我听吗？岐伯回答说：你问得很好。天的高度难以计算，地的广度也难以度量，人虽生活在天地之间，六合之内，但对于天的高度，地的广度，用人力也不能度量准确。对活着的人，从外部测量皮肉或用手指摸索身体各部位，是可以知道它的尺度的。对于死人，通过解剖观察五脏的坚脆、六腑的大小，纳谷的数量，脉道的长短，血液的清浊，十二经是多血少气，是少血多气，是气血皆多，还是气血皆少等情况，都可以找出一定的数字。人体运用针刺艾灸治病，调理经气时，刺入的深浅，手法的轻重，艾炷的大小、多少，也都有一定规律。

【原文】 黄帝曰：余闻之，快于耳，不解于心，愿卒闻之。岐伯答曰：此人之所以参天地而应阴阳也，不可不察。足太阳外合于清水，内属于膀胱，而通水道焉。足少阳外合于渭水，内属于胆。足阳明外合于海水，内属于胃。足太阴外合于湖水，内属于脾。足少阴外合于汝水，内属于肾。足厥阴外合于渑水，内属于肝。手太阳外合于淮水，内属于小肠，而水道出焉。手少阳外合于漯水，内属于三焦。手阳明外合于江水，内属于大肠。手太阴外合于河水，内属于肺。手少阴外合于济水，内属于心。手心主外合于漳水，内属于心包。凡此五脏六腑十二经水者，外有源泉而内有所禀，此皆内外相贯，如环无端，人经亦然。故天为阳，地为阴，腰以上为天，腰以下为地。故海以北者为阴，湖以北者为阴中之阴，漳以南者为阳，河以北至漳者为阳中之阴，漯以南至江者为阳中之太阳，此一隅之阴阳也，所以人与天地相参也。

【解读】 黄帝说：你以上说的这些道理，乍听起来很清楚，但心里仍不能透彻地理解，希望你能再详细地说一说。岐伯说：这是人所以能够与天地阴阳相适应的道理，是不可不知的。足太阳经在外与清水相配合，在内联属于膀胱本腑而与全身运行水液的道路相通；足少阳经在外与渭水相配合在内联属于胆腑；足阳明经在外与海水相配合，在内联属于胃腑；足太阴经在外与湖水相配合，在内联属于脾脏；足少阴经在外与汝水相配合，在内联属于肾脏；足厥阴经在外与渑水相配合，在内联属于肝脏；手太阳经在外与淮水相配合，在内联属于小肠，小肠腑受盛胃的水液，经泌别清浊下入膀胱，膀胱为水腑，受气化而出，故通调水道；手少阳经在外与漯水相配合，在内联属于三焦；手阳明经在外与江水相配合，在内联属于大肠；手太阴经在外与河水相配合在内联属于肺脏；手少阴经在外与济水相配合，在内联属于心脏；手厥阴经在外与漳水相配合，在内联属于心包络。以上所说的五脏六腑，好像十二经水一样，外有源泉，内有所禀，这都是内外相互贯通，如圆环一样无有尽头，人的经脉在体内循行不止，也是如此。天轻清在上属阳，地重浊在下属阴。对人体来说，腰以上像天属阳，腰以下像地属阴。若按脏腑部位，以上下南北分阴阳应经水的话，海水像胃，湖水像脾，脾胃居中；小肠胆与膀胱，居胃之北（下）为阴；肝、肾居脾之北（下）而为阴中之阴。腰以上者为阳，如漳水像心主，心主之上是心肺，所以说漳水以南（上）至漳水为阳中之阴。从内外来说，脏腑之外为三焦，三焦之外为皮毛，三焦像漯水，大肠像江水（大肠与肺相合，肺主皮毛），所以说漯水以南（上）至江水者（指脏腑外围至皮毛的部位），为阳中之太阳，这仅是举一隅的阴阳，说明人与天地相应的意义。

【原文】 黄帝曰：夫经水之应经脉也，其远近浅深，水血之多少各不同，合而以刺之奈何？岐伯答曰：足阳明，五脏六腑之海也，其脉大血多，气盛热壮，刺此者不深费散，不留不泻也。足阳明刺深六分，留十呼。足太阳深五分，留七呼。足少阳深四分，留五呼。足太阴深三分，留四呼。足少阴深三分，留三呼。足厥阴深一分，留二呼。手之阴阳，其受气之道近，其气之来疾，其刺深者皆无过二分，其留皆无过一呼。其少长大小肥瘦，以心撩之，命曰法天之常。灸之亦然。灸而过此者得恶火，则骨枯脉涩；刺而过此者，则脱气。

【解读】 黄帝说：自然界的十二经水应于人体的十二经脉，经水与经脉都有远近、深浅及水血多少的不同，如果把两者结合起来，用于针刺治疗是怎样的呢？岐伯回答说：胃受纳水谷，化生精微气血，滋润五脏六腑，所以说足阳明经为五脏六腑之海，其经脉最大而多气多血，其邪气偏盛的，热势必甚，所以刺这一经时，不深刺则邪不能散，不留针则邪气不能泻。足阳明经是多血多气的经脉，针刺六分深，留针时间十呼；足太阳经是多血少气的经脉，针刺五分深，留针时间七呼；足少阳经是少血多气的经脉。针刺四分深，留针时间五呼；足太阴经是多血少气的经脉，针刺三分深，留针时间四呼；足少阴经是少血多气的经脉。针刺二分深，留针时间三呼；足厥阴经是多血少气的经脉，针刺一分深，留针时间二呼。手三阴三阳经脉，均循行人体上半身，它们与输播血气的心肺两脏距离较近，气行迅速，其循行路径的皮肉薄、穴位浅，不宜深刺，经脉短，不宜久留针，刺入的深度，一般不超过二分，留针的时间，一般不超过一呼。但人有老少之分，身体有长短、肥瘦的不同，必须根据具体情况，适当地运用针刺的手法，俟病气去，正气来复，然后出针，这是顺从自然之理，灸法也是如此，如果不能运用这些法则，灸得过度，反损害人体，这是所谓"恶火"，会出现骨髓枯槁，血脉凝涩的病变，针刺过度，会发生脱泄元气的不良后果。

【原文】　黄帝曰：夫经脉之大小，血之多少，肤之厚薄，肉之坚脆，及䐃之大小，可为量度乎？岐伯答曰：其可为度量者，取其中度也，不甚脱肉而血气不衰也。若失度之人，消瘦而形肉脱者，恶可以度量刺乎。审切循扪按，视其寒温盛衰而调之，是谓因适而为之真也。

【解读】　黄帝说：人体的经脉有大小，血气有多少，皮肤有厚薄，肌肉有坚脆，块肉也有大小，这些都能度量吗？岐伯回答说：如果度量上述各方面，不是任何人都可以，要选择中等度身材，肌肉不甚消瘦，血气不甚衰弱的人为标准。若是形体消瘦、肌肉脱陷的人，是不能用同一个标准度量针刺的。所以必须通过切、循、扪、按等方法检查，测知脉力的虚实强弱，皮肤的厚薄，肌肉的坚脆，以及经脉气血的寒温盛衰等具体情况来进行调治，这才称得起根据不同情况施用不同方法，掌握治疗的真正法则了。

·卷四·

经筋第十三

【原文】　足太阳之筋，起于足小指，上结于踝，邪上结于膝，其下循足外踝，结于踵，上循跟，结于腘；其别者，结于踹外，上腘中内廉，与腘中并上结于臀，上挟脊上项；其支者，别入结于舌本；其直者，结于枕骨，上头，下颜，结于鼻；其支者，为目上网，下结于頄；其支者，从腋后外廉，结于肩髃；其支者，入腋下，上出缺盆，上结于完骨；其支者，出缺盆，邪上出于頄。其病小指支跟肿痛，腘挛，脊反折，项筋急，肩不举，腋支缺盆中纽痛，不可左右摇。治在燔针劫刺，以知为数，以痛为输。名曰仲春痹也。

足少阳之筋，起于小指次指，上结外踝，上循胫外廉，结于膝外廉；其支者，别起外辅骨，上走髀，前者结于伏兔之上，后者结于尻；其直者，上乘䏰季胁，上走腋前廉，系于膺乳，结于缺盆；直者，上出腋，贯缺盆，出太阳之前，循耳后，上额角，交巅上，下走颔，上结于頄；支者，结于目眦为外维。其病小指次指支转筋，引膝外转筋，膝不可屈伸，腘筋急，前引髀，后引尻，即上乘䏰季胁痛，上引缺盆、膺乳、颈维筋急，从左之右，右目不开，上过右角，并跷脉而行，左络于右，故伤左角，右足不用，命曰维筋相交。治在燔针劫刺，以知为数，以痛为输。名曰孟春痹也。

足阳明之筋，起于中三指，结于跗上，邪外上加于辅骨，上结于膝外廉，直上结于髀枢，上循胁，属脊；其直者，上循骭于，结于膝；其支者，结于外辅骨，合少阳；其直者，上循伏兔，上结于髀，聚于阴器，上腹而布，至缺盆而结，上颈，上挟口，合于頄，下结于鼻，上合于太阳，太阳为目上网，阳明为目下网；其支者，从颊结于耳前。其病足中指支胫转筋，脚跳坚，伏兔转筋，髀前肿，㿉疝，腹筋急，引缺盆及颊，卒口僻，急者目不合，热则筋纵，目不开。颊筋有寒，则急引颊移口，有热则筋弛纵缓不胜收，故僻。治之以马膏，膏其急者，以白酒和桂，以涂其缓者，以桑钩钩之，即以生桑灰置之坎中，高下以坐等，以膏熨急颊，且饮美酒，噉美炙肉，不饮酒者，自强也，为之三拊而已。治在燔针劫刺，以知为数，以痛为输。名曰季春痹也。

足太阴之筋，起于大指之端内侧，上结于内踝；其直者，络于膝内辅骨，上循阴股，结于髀，聚于阴器，上腹结于脐，循腹里，结于肋，散于胸中；其内者，著于脊。其病足大指支内踝痛，转筋痛，膝内辅骨痛，阴股引髀而痛，阴器纽痛，上引脐两胁痛，引膺中脊内痛。治在燔针劫刺，以知为数，以痛为输。命曰仲秋痹也。

足少阴之筋，起于小指之下，并足太阴之筋，邪走内踝之下，结于踵，与太阳之筋合而上结于内辅之下，并太阴之筋而上循阴股，结于阴器，循脊内，挟膂，上至项，结于枕骨，与足太阳之筋合。其病足下转筋，及所过而结者皆痛及转筋。病在此者，主痫瘛及痉，在外者不能俯，在内者不能仰。故阳病者，腰反折不能俯，阴病者不能仰。治在燔针劫刺，以知为数，以痛为输，在内者，熨引饮药。此筋折纽，纽发数甚者，死不治。名曰孟秋痹也。

足厥阴之筋，起于大指之上，上结于内踝之前，上循胫，上结内辅之下，上循阴股，结于阴器，络诸筋。其病足大指支内踝之前痛，内辅痛，阴股痛转筋，阴器不用，伤于内则不起，伤于寒则阴缩入，伤于热则纵挺不收。治在行水清阴气。其病转筋者，治在燔针劫刺，以知为数，以痛为输。命曰季秋痹也。

手太阳之筋，起于小指之上，结于腕，上循臂内廉，结于肘内锐骨之后，弹之应小指之上，入结于腋下；其支者，后走腋后廉，上绕肩胛，循颈，出走太阳之前，结于耳后完骨；其支者，入耳中；直者，出耳上，下结于颔，上属目外眦。其病小指支肘内锐骨后廉痛，循臂阴入腋下，腋下痛，腋后廉痛，绕肩胛引颈而痛，应耳中鸣痛引颔，目瞑良久乃得视，颈筋急则为筋瘘颈肿。寒热在颈者，治在燔针劫刺之，以知为数，以痛为输。其为肿者，复而锐之。名曰仲夏痹也。

手少阳之筋，起于小指次指之端，结于腕，上循臂，结于肘，上绕臑外廉，上肩，走颈，合手太阳；其支者，当曲颊入系舌本；其支者，上曲牙，循耳前，属目外眦，上乘颔，结于角。其病当所过者即支转筋，舌卷。治在燔针劫刺，以知为数，以痛为输。名曰季夏痹也。

手阳明之筋，起于大指次指之端，结于腕，上循臂，上结于肘外，上臑，结于髃；其支者，绕肩胛，挟脊；直者，从肩髃上颈；其支者，上颊，结于頄；直者，上出手太阳之前，上左角，络头，下右颔。其病当所过者支痛及转筋，肩不举，颈不可左右视。治在燔针劫刺，以知为数，以痛为输。名曰孟夏痹也。

手太阴之筋，起于大指之上，循指上行，结于鱼后，行寸口外侧，上循臂，结肘中，上臑内廉，入腋下，出缺盆，结肩前髃，上结缺盆，下结胸里，散贯贲，合贲下，抵季胁。其病当所过者支转筋，痛甚成息贲，胁急吐血。治在燔针劫刺，以知为数，以痛为输。名曰仲冬痹也。

手心主之筋，起于中指，与太阴之筋并行，结于肘内廉，上臂阴，结腋下，下散前后挟胁；其支者，入腋，散胸中，结于贲。其病当所过者支转筋，前及胸痛息贲。治在燔针劫刺，以知为数，以痛为输。名曰孟冬痹也。

手少阴之筋，起于小指之内侧，结于锐骨，上结肘内廉，上入腋，交太阴，挟乳里，结于胸中，循贲，下系于脐。其病内急，心承伏梁，下为肘网。其病当所过者支转筋，筋痛。治在燔针劫刺，以知为数，以痛为输。其成伏梁唾血脓者，死不治。名曰季冬痹也。

经筋之病，寒则反折筋急，热则筋弛纵不收，阴痿不用。阳急则反折，阴急则俯不伸。焠刺者，刺寒急也，热则筋纵不收，无用燔针。

足之阳明，手之太阳，筋急则口目为僻，眦急不能卒视，治皆如右方也。

【解读】 足太阳膀胱经的筋，起于足的小拇趾，上行并结聚于足的外踝，再斜行向上结聚于膝部；循行于足跗下，沿足外踝的外侧，结聚于足跟，又沿足跟上行而结聚于膝腘内。它另行的一条支筋，结聚于腿肚的外侧，上行进入腘窝的内侧缘，与前一支筋并行，上结于臀部，再上行经过脊柱两旁，至头项；由此分出的支筋，另行入内并结聚于舌根。其直行的支筋，由项上行而结聚于枕骨，再至头顶，然后下至眉上，结聚于鼻的两旁。由鼻分出的支筋，像网络一样围绕而上至眼胞，然后向下结聚于颧骨处；又一支筋，由腋后外侧，上行而结聚于肩穴处；另一条支筋，由腋窝，向上出于缺盆处结聚于耳后完骨部；还有一条支筋，由缺盆部另出，斜行向上出于颧骨部。由本经筋所引起的病证表现为：足小拇趾及足跟疼痛，膝腘部挛急，脊背反张，项筋发紧，肩不能抬举，腋部牵扯缺盆部辗转疼痛，肩部不能左右摇动。治疗时应用火针速刺疾出的方法。针刺的次数以病情好转为度，以痛处作为针刺的穴位。这种病称为仲春痹。

足少阳胆经的筋，起于足的无名趾端，上行而结聚于外踝，并沿着胫骨外侧，向上结聚于膝部外缘；其支筋，另起于外辅骨，上行至髀部时，分为两支，其行在前面的，结聚于伏兔之上，行在后面的，结聚于尻部；它的直行筋，上行至肋下空软处，再至腋部的前缘，挟胸旁乳部而结聚于缺盆；又一直行筋，向上出于腋部，经过缺盆，行于足太阳经筋的前面，沿着耳后，上抵额面，在头顶上相交，再下行到颔部，然后又向上结聚于颧部；另有一条支筋，结于眼外角，为眼的外维。本经筋所发生的病症表现为：足的无名趾抽筋牵引至膝的外侧，膝关节僵直，膝窝里的筋拘紧，并牵引到前后的髀部和尻部，又向上牵及肋下空软处和软肋部疼痛，再向上牵引缺盆部、胸旁乳部、颈部等处，使所有连结的筋都感到拘急。如果从左侧向右侧维络的筋拘急时，右眼就无法睁开，这是因为本筋上行而过头的右面与跷脉并行的原因，另外左侧的筋与右侧的筋相连结，如左侧的筋受伤，右脚就不能活动。以上现象称为维筋相交。治疗时应采取火针速刺疾出的方法。针刺的次数以病情好转为度，以痛处作为针刺的穴位。这种病称为孟春痹。

足阳明胃经的筋，起于足的中趾，结聚于足背，沿足背的外侧斜行，上行至辅骨，结聚于膝的外侧，再直上而结聚于髀枢，然后沿胁部，联属于脊柱；其直行的一条支筋，向上沿胫骨而结聚于膝部；由此又分出的支筋，在外辅骨相结聚，并与足少阳经的筋相合；其直行的筋，上沿伏兔而结于髀，在阴器相会合，再向上散布于腹部，至缺盆部结聚，然后上沿颈部，挟口而行，至颧部会合后，又向下结聚于鼻部，上与足太阳经的筋相合，足太阳经的筋是上眼胞的纲维，足阳明经的筋是下眼胞的纲维；它的支筋由颊部结聚于耳前。本经筋所发生的病证表现在：足的中趾及胫部抽筋、足部颤动及强硬不适、伏兔部转筋、髀前部肿、阴囊肿大、腹筋拘急，并向上牵引缺盆及颊部，使口角突然歪斜。因受寒而引起筋拘急的，就会令眼闭合；因受热而导致筋驰缓的，就会使眼无法张开。颊筋受寒，就会牵引颊部，使口张开不能闭合；颊筋受热，就会使筋驰缓舒张、无力收缩，以致口角歪斜。治疗时可用马油膏涂擦拘急的面颊，用白酒调和桂末涂抹驰缓的面颊，用桑钩钩住口角，再将桑木炭火，放在地坑中，地坑的深度要与病人坐位的高度相等。然后用马脂温熨拘急的面颊，同时饮点美酒，吃些熏肉之类的美味，就是不会喝酒的人，也要尽量喝一点，并在患处频频按摩。至于治疗患筋病的病人，就应采取火针速刺疾出的方法。针刺的次数，以见效为度，以痛处作为针刺的穴位。这种病称为季春痹。

足太阴脾经的筋，起于足的大拇趾内侧的尖端，上行而结聚于内踝；其直行的一条支筋，向上结聚于膝内辅骨，再沿大腿内缘，于髀部交结后聚会于阴器，又上行至腹部，在脐部相结聚，然后沿着腹里，结聚于胁肋，并散布于胸中；其内部的支筋，附着于脊柱。本经筋所发生的病证表现为：足的大拇趾疼痛牵引至内踝痛，或抽筋痛、膝内辅骨痛、大腿内侧及髀部作痛，阴器有扭转痛感，并向上牵引脐部和两胁作痛，甚至引起胸的两旁和脊内痛。治疗本病时，应采取火针速刺疾出的方法。针刺的次数以见效为度，以痛处作为针刺的穴位。这种病为仲秋痹。

足少阴肾经的筋，起于足小拇趾的下方，与足太阴脾经的筋合并后，沿内踝骨的下方斜行，结聚于足跟，又与足太阳膀胱经的筋相合而上行，结聚于内辅骨下，并在此与足太阴经的筋合并，再沿着大腿的内侧上行，结聚于阴器，然后沿脊内，夹脊柱骨上行至项，结聚于枕骨，与足太阳膀胱经的筋相合。本经筋所发生的病证表现为：足下转筋，以致本经筋所到之处都疼痛、抽筋。病在足少阴经筋的，以痛证、拘挛、痉证为主要症状；病在背侧的不能前俯；病在胸腹侧的不能后仰。所以患阳病则项背拘急，腰向后反折而身体不能前俯；阴病则腹部拘急，身体就不能后仰。治疗本病时，应采取火针速刺疾出的方法。针刺的次数以病情好转为度，以痛处作为针刺的穴位；病在胸腹内的，可用法、导引、汤药来治疗。如转筋发作次数过多而病情危重的，就为不治之证。这种病称为孟秋痹。

足厥阴肝经的筋，起于足的大拇趾上，上行而结聚于内踝之前，再上行沿胫骨结于膝内辅骨的前方，然后沿大腿内侧，结聚于阴器，与其它经筋相联络。本经筋所发生的病证表现为：足的大拇趾疼痛牵引内踝前疼痛、内辅骨痛、大腿内侧痛并且抽筋、前阴功能障碍。如伤于房室，就会导致阳痿；伤于寒邪则阴器缩入；伤于热则阴器挺长不收。治疗本病时，应该行水以治厥阴之气，如属抽筋疼痛之类的病证，就应用火针速刺疾出的方法，针刺的次数以病情好转为度，以痛处作为针刺的穴位。这种病称为季秋痹。

手太阳小肠经的筋，起于手的小拇指的上端，结聚于手碗，再沿前臂内侧上行，结聚于肘内高骨的后方，如用手指弹拨此处的筋，小指就会有酸麻的感觉，再上行入内结聚于腋下；它的支筋，向后沿腋窝后缘，上行绕过肩胛，经过颈部，出于足太阳经筋之前，结聚于耳后完骨处；由此处分出的支筋，进入耳中；其直行的筋，于耳上出，下行结于颔部，又上行联属于眼外角。本经筋所发生的病证表现为：手的小拇指疼痛牵引肘内侧高骨后缘疼痛、沿臂的内侧至腋下及腋下后侧都疼痛、肩胛周围及颈部疼痛，并引起耳中鸣痛，牵引颔部使眼睛无法睁开，要过许久才能看东西；若颈筋拘急过甚，就导致筋痿、颈肿等证，颈部受寒热之气而发病的，应用火针速刺疾出的方法。针刺的次数以见效为度，以痛处作为针刺的穴位。如针刺后肿仍不消除，就再用锐利的针刺治。这种病称为仲夏痹。

手少阳三焦经的筋，起于手的无名指端，结聚于手碗，沿臂上行并结聚于肘部，再向上绕臑的外侧，行至肩部，然后至颈部与手太阳小肠经的筋相合。它的支筋，由曲颊部深入，系于舌根；另有一条支筋，上行于曲牙，沿耳前联属于眼外角，再向上经过额部，结聚于额角。本经筋所发生的病证表现为：经筋所过之处，出现疼痛、抽筋、舌卷等证。治疗时应采取火针速刺疾出的方法。针刺的次数以见效为度，以痛处作为针刺的穴位。将这种病证称为季夏痹。

手阳明大肠经的筋，起于手的食指之端，结于腕部，沿臂上行并结于肘部的外侧，再经过臑部而结于肩；它的支筋，绕过肩胛，挟脊柱两侧面行；其直行的筋，由肩上至颈部；出于手太阳小肠经筋的前方，再至左额角，络于头部，然后下行到右额。另一条支筋，上行于颊部，结聚于颧骨部。本经筋所发生的病证表现为：本筋经所经过的部位，出现疼痛、抽筋、肩不能抬、脖颈不能左右转动。治疗时应采取火针速刺疾出的方法。针刺的次数以见效为度，以痛处作为针刺的穴位。这种病称为孟夏痹。

手太阴肺经的筋，起于手的大拇指之端，沿指上行，结聚于鱼际部之后，经过寸口的外侧，沿臂内结聚于肘中，再上行于膈部内侧，进入腋下，出于缺盆，又结聚于肩前方，然后上行结于缺盆，再下行结聚于胸里，分散而贯穿贲门下部，与手厥阴经的筋相合后，下行直抵季胁。本经筋所发生的病症表现为：循行经过的部位，出现抽筋、疼痛，严重的则发展为息贲之证（息贲：五脏积病之一，因肺气积于胁下，喘息上贲而得名。病状为：恶寒发热、右胁痛、背痛、呕逆等——译注）、两胁拘急、吐血。治疗时应采取火针速刺疾出的方法。针刺的次数以见效为度，以痛处作为针刺的穴位。这种病称为仲冬痹。

手厥阴心包络经的筋，起于手的中指之端，与手太阴肺经的筋并行，结聚于肘的内侧，再上行沿臂的内侧结聚于腋下，然后下行分散，前后夹胁肋；它的支筋，进入腋下，散布于胸中，结聚于贲门。本经筋所发生的病证表现为：其循行经过的部位，出现抽筋和胸部作痛，成为息贲证。治疗时应采取火针速刺疾出的方法。针刺的次数以见效为度，以痛处作为针刺的穴位。这种病称为孟冬痹。

手少阴心经的筋，起于手的小拇指的内侧，结聚于掌后高骨，再上行而结于肘部内侧，进入腋下，与手太阴肺经的筋相交叉，夹乳的内侧而结聚于胸中，然后沿着贲门，向下与脐部相连。本经筋所发生的病证表现为：胸内拘急、心下有积块坚伏而成伏梁（伏梁：五脏积病之一，起于心经气血凝滞，久治不愈，以致脐旁或脐上突起如手臂之物，伏而不动，如屋梁。——译注。）、肘部拘急、本经筋所循行经过的部位，都会抽筋、疼痛。治疗时，应采取火针速刺疾出的方法。针刺的次数，以见效为度，以痛处作为针刺的穴位。如果已成伏梁之证而吐脓血的，为不治之证。这种病称为季冬痹。

凡是经筋所发生的病证，遇寒则筋拘急；遇热就会使筋弛缓不收，阴痿不举。背部的筋拘急就会使身体向后反张，腹部的筋拘急就会使身体前俯而不能伸直。火针是用于刺治因寒而致筋急的，若因热而致筋弛缓，就不能再用火针了。而足阳明胃经和手太阳小肠经的筋拘急时，就会出现口眼歪斜、眼角拘急、视物模糊的症状，治疗时就可用上述治法。

骨度第十四

【原文】　黄帝问于伯高曰：脉度言经脉之长短，何以立之？伯高曰：先度其骨节之大小广狭长短，而脉度定矣。黄帝曰：愿闻众人之度，人长七尺五十者，其骨节之大小长短各几何？伯高曰：头之大骨围二尺六寸，胸围四尺五寸，腰围四尺二寸。发所复者，颅至项尺二寸，发以下至颐长一尺，君子参折。结喉以下至缺盆中长四寸，缺盆以下至髑骭长九寸，过则肺大，不满则肺小。髑骭以下至天枢长八寸，过则胃大，不满则胃小。天枢以下至横骨长六寸半，过则回肠广长，不满则狭短。横骨长六寸半，横骨上廉以下至内辅之长廉长一尺八寸，内辅之上廉以下至下廉长三寸半，内辅下廉下至内踝长一尺三寸，内踝以下至地长三寸，膝腘以下至跗属长一尺六寸，跗属以下至地长三寸，故骨围大则太过，小则不及。角以下至柱骨长一尺，行腋中不见者长四寸，腋以下至季胁长一尺二寸，季胁以下至髀枢长六寸，髀枢以下至膝中长一尺九寸，膝以下至外踝长一尺六寸，外踝以下至京骨长三寸，京骨以下至地长一寸。耳后当完骨者广九寸。耳前当耳门者广一尺三寸，两颧之间相去七寸，两乳之间广九寸半，两髀之间广六寸半。足长一尺二寸，广四寸半。肩至肘长一尺七寸，肘至腕长一尺二寸半，腕至中指本节长四寸，本节至其末长四寸半。项发以下至脊骨长三寸半，脊骨以下至尾骶二十一节长三尺，上节长一寸四分分之一，奇分在下，故上七节至于脊骨九寸八分分之七，此众人之骨度也，所以立经脉之长短也。是故视其经脉之在于身也，其见浮而坚，其见明而大者，多血；细而沉者，多气也。

【解读】 黄帝问伯高：脉度篇里所说的人身经脉的长短，是依照什么标准确定的呢？伯高回答说：先度量出各骨节的大小、宽窄和长短，而后用这个标准确定脉的长度。黄帝说：我希望你谈谈一般人的骨度，一般人如以身长七尺五寸为准，全身各骨节的大小、长短是多少？伯高说：头盖骨周围长二尺六寸，胸围四尺五寸，腰围四尺二寸。头发所覆盖的部位叫颅，从头颅的前发际到颈项后实际长一尺二寸，从前发际下至颐端长一尺，五官端正、体格匀称的人，面部上、中、下三停的部位长度相等。从喉头隆起处到缺盆中（指天突穴处）长四寸，从缺盆中下行到蔽心骨（鸠尾骨）长九寸，若超过九寸的则肺脏也大，不满九寸的肺脏也小。从胸骨下端至天枢穴之间（脐中）长八寸，超过八寸的则胃大，不满八寸的则胃小。从脐到横骨长六寸半，超过六寸半的则大肠粗且长，不满六寸半的大肠细且短。横骨长六寸半，从横骨的上缘向下到股骨内侧上缘长一尺八寸，膝骨内侧部的上缘至下缘长三寸半，从膝骨内侧下缘向下到内踝骨长一尺三寸，从内踝骨向下到地长三寸，从膝腘之间向下沿小腿外侧到跗属长一尺六寸，从跗属向下到地长三寸，所以骨围大的骨也大，骨围小的骨也小。度量人的侧面，从额角到颈项之根部长一尺，从颈根向下到腋窝横纹隐伏处长四寸，从腋窝到季胁长一尺二寸，从季胁到髀枢长六寸，从髀枢到膝中长一尺九寸，从膝到外踝长一尺六寸，从外踝到京骨长三寸，从京骨到地长一寸。耳后两高骨间的宽度是九寸，耳前两听宫部位的宽度是一尺三寸，两颧之间的宽度是七寸，两乳之间的宽度是九寸半，两髀之间的宽度是六寸半。足的长度是一尺二寸，宽四寸半。肩端至肘长一尺七寸，肘至腕长一尺二寸半，腕至中指末节根部长四寸，手指末节根部至指尖长四寸半。度量人的背部，从项后发际向下到脊骨大椎长三寸半，从大椎到尾骶骨共二十一节，长三尺，上七椎每节长一寸四分一厘，共长九寸八分七厘，其余不尽之数都在以下诸节平均计算，这是一般人周身的骨度，根据这个标准，确定了人体经脉的长短度数。同时可以观察人体的经脉，其呈现在体表浮浅而坚实或明显粗大的是多血之经，细而深伏的是多气之经。

五十营第十五

【原文】　黄帝曰：余愿闻五十营奈何？岐伯答曰：天周二十八宿，宿三十六分，人气行一周，千八分。日行二十八宿，人经脉上下、左右、前后二十八脉，周身十六丈二尺，以应二十八宿，漏水下百刻，以分昼夜。故人一呼，脉再动，气行三寸，一吸，脉亦再动，气行三寸，呼吸定息，气行六寸。十息，气行六尺，日行二分。二百七十息，气行十六丈二尺，气行交通于中，一周于身，下水二刻，日行二十分有奇。五百四十息，气行再周于身，下水四刻，日行四十分。二千七百息，气行十周于身，下水二十刻，日行五宿二十分。一万三千五百息，气行五十营于身，水下百刻，日行二十八宿，漏水皆尽，脉终矣。所谓交通者，并行一数也，故五十营备，得尽天地之寿矣，气凡行八百一十丈也。

【解读】　黄帝说：我愿意听你说说经脉之气在人体运行五十周的情况是怎样的？岐伯回答说：周天有二十八宿，每宿的距离是三十六分，人体的经脉之气，一昼夜运行五十周，合一千零八分。在一昼夜中日行周历了二十八宿，人体的经脉分布在上下、左右、前后，二十八脉，脉气在全身运行一周共十六丈二尺，恰好相应于二十八宿，并可用铜壶滴水下注百刻为标准，来划分昼夜，计算环周所需时间。所以人一呼气，脉跳动两次，脉气行三寸，一吸气，脉也跳动两次。脉气又行三寸，一呼一吸叫做一息，气行共六寸，十息气行共六尺。以二十七息而气行一丈六尺二寸计算，日行为二分有奇。二百七十息，每息六寸，脉气运行十六丈二尺，在此时间内，气行上下交流，内外贯通于经脉之中，在全身运行一周，漏水下注二刻，日行二十分有奇。二千七百息，脉气在全身运行十周，漏水下注二十刻，日行五宿二十分有奇。一万三千五百息，脉气在全身运行五十周，漏水下注一百刻，日行二十八宿。当一百刻的漏水滴尽时，脉气正好运行了五十周。前面所说上下交流，内外贯通的意思，就是二十八脉在全身运行

123

一周的总数。人的脉气如果能够经常保持一昼夜运行五十周的话，身体可健康无病，活到天赋的年龄。脉气在人体运行五十周的总长度是八百一十丈。

营气第十六

【原文】　黄帝曰：营气之道，内谷为宝。谷入于胃，乃传之肺，流溢于中，布散于外。精专者，行于经隧，常营无已，终而复始，是谓天地之纪。故气从太阴出，注手阳明，上行注足阳明，下行至跗上，注大指间，与太阴合，上行抵髀，从脾注心中，循手少阴，出腋，下臂，注小指，合手太阳。上行乘腋，出颇内，注目内眦，上巅，下项，合足太阳。循脊下尻，下行注小指之端，循足心，注足少阴。上行注肾，从肾注心，外散于胸中，循心主脉，出腋，下臂，出两筋之间，入掌中，出中指之端，还注小指次指之端，合手少阳。上行注膻中，散于三焦，从三焦注胆，出胁，注足少阳。下行至跗上，复从跗注大指间，合足厥阴，上行至肝，从肝上注肺，上循喉咙，入颃颡之窍，究于畜门。其支别者，上额，循巅，下项中，循脊，入骶，是督脉也，络阴器，上过毛中，入脐中，上循腹里，入缺盆，下注肺中，复出太阴。此营气之所行也，逆顺之常也。

【解读】　黄帝说：营气能运行全身，以纳入饮食为最宝贵。水谷入胃以后，所化生的精微之气，先上输到肺，再流溢于内以营养脏腑，布散于外以滋养四肢百骸。其中最精纯的部分，则运行于经脉之中，经常营运不息，终而复始，这是自然的规律。营气的运行首先从手太阴肺经发出，注于手阳明大肠经，上行注入足阳明胃经，再循经下行至足背，流注于足大趾间，与足太阴脾经会合，沿脾经上行到达髀部，入腹到脾，从脾上传注心中，沿手少阴心经，出腋，循臂内侧下行，流注手小指尖端，与手太阳小肠经会合。沿臂外侧上行经过腋部，出眼下眶内，注于眼内角，再上行头顶，下走后项，与足太阳膀胱经会合。沿脊柱两侧下行至尾骶部，再下行注入足小趾尖端，斜下入足心，注于足少阴肾经。又从足心上行注入肾脏，由肾脏转注心脏，向外布散于胸中，沿手厥阴心包经，出腋窝，下行臂内侧，出于腕后两筋之间，入掌中，出于中指的尖端，又从中指端还出注入无名指的尖端，与手少阳三焦经相合。由手上行注于两乳之间的膻中，下膈散布于三焦，从三焦注于胆，出于胁部，注入足少阳胆经。沿股胫外侧下行至足背，又从足背注入足大趾，与足厥阴肝经相合。沿胫股内侧上行入腹至肝脏，从肝脏上注于肺脏，向上沿喉咙，入上腭之窍，深入于鼻内通脑之处。别行的分支，上行额部，沿头顶，下行项部的中央，沿脊柱下行入尾骶部，这是督脉；再由此向前络于阴器，从阴毛中部上行，入于脐中，上沿腹内，入缺盆，下行注于肺中，再从手太阴肺经发出。这就是营气运行的途径，自上而下，自下而上，阴阳经交相逆顺的正常情况。

脉度第十七

【原文】 黄帝曰：愿闻脉度。岐伯答曰：手之六阳，从手至头，长五尺，五六三丈。手之六阴，从手至胸中，三尺五寸，三六一丈八尺，五六三尺，合二丈一尺。足之六阳，从足上至头，八尺，六八四丈八尺。足之六阴，从足至胸中，六尺五寸，六六三丈六尺，五六三尺，合三丈九尺。跷脉从足至目，七尺五寸，二七一丈四尺，二五一尺，合一丈五尺。督脉、任脉各四尺五寸，二四八尺，二五一尺，合九尺。凡都合一十六丈二尺，此气之大经隧也。经脉为里，支而横者为络，络之别者为孙络，孙络之盛而血者疾诛之"，盛者泻之，虚者饮药以补之。

【解读】 黄帝说：我愿听你谈谈脉的长度。岐伯回答说：手太阳，手少阳，手阳明，左右共六条手阳经，从手到头，每条经脉长五尺，五六合三丈。手太阴，手少阴，手厥阴，左右共六条手阴经，从手到胸中，每条经脉长三尺五寸，三六是一丈八尺，五六是三尺，共合二丈一尺。足太阳，足少阳，足阳明，左右共六条足阳经，从足上至头，每条经脉长八尺，六八是四丈八尺。足太阴，足少阴，足厥阴，左右共六条足阴经，从足至胸中，每条经脉长六尺五寸，六六是三丈六尺，五六是三尺，共合三丈九尺。左右跷脉，从足至目，每条长七尺五寸，二七是一丈四尺，二五是一尺，共合一丈五尺。督脉、任脉，每条长四尺五寸，二四是八尺，二五是一尺，两条经脉共合九尺。以上二十八条经脉的总长度是一十六丈二尺，这是营气循行的大隧道。经脉隐伏循行人体深部，从经脉分出支脉横行的是络脉，络脉别出的分支为孙络，孙络盛满而有瘀血的，应当立即用放血法去除瘀血，邪气盛的用泻法，正气虚的应服药进行调补。

【原文】 五脏常内阅于上七窍也，故肺气通于鼻，肺和则鼻能知臭香矣；心气通于舌，心和则舌能知五味矣；肝气通于目，肝和则目能辨五色矣；脾气通于口，脾和则口能知五谷矣；肾气通于耳，肾和则耳能闻五音矣。五脏不和则七窍不通，六腑不和则留结为痈。故邪在腑则阳脉不和，阳脉不和则气留之，气留之则阳气盛矣。阳气太盛则阴脉不和，阴脉不和则血留之，血留之则阴气盛矣。阴气太盛，则阳气不能荣也，故曰关。阳气太盛，则阴气弗能荣也，故曰格。阴阳俱盛，不得相荣，故曰关格。关格者，不得尽期而死也。

【解读】 五脏的精气，经常由体内分别外通于面部的七窍。肺气外通于鼻，肺脏的功能正常，鼻就能辨别香臭；心气外通于舌，心脏的功能正常，舌就能辨别五味；肝气外通于目，肝脏的功能正常，目就能辨别五色；脾气外通于口，脾脏的功能正常，口就能辨别饮食的味道；肾气外通于耳，肾脏的功能正常，耳就能辨别五音。如果五脏失于和利，则与其相通的七窍就不通畅；六腑失于调和通利，邪气留阻，气血凝结，发为痈疡。所以，邪在六腑，属阳的经脉会失于和利，阳脉失和则气行留滞，气行留滞则使阳气偏盛。如果阳气偏盛则影响属阴的经脉失于和调通利，阴脉失和，则血行留滞，血留滞则使阴气偏盛。如阴气太盛，影响到阳气不能营运入内与阴气相交，这叫做关。若阳气太盛，阳盛则阴病，阴气亦不能营运外出与阳气相交，这叫做格。若阴阳之气俱盛，表里相隔，彼此不能营运相交，这叫做关格。关格是阴阳离决，两相格拒的表现，出现这种情况，人就不能活到应该活到的年岁而早亡。

【原文】 黄帝曰：跷脉安起安止，何气荣水？岐伯答曰：跷脉者，少阴之别，起于然骨之后，上内踝之上，直上循阴股入阴，上循胸里人缺盆，上出人迎之前，入頄属目内眦，合于太阳、阳跷而上行，气并相还则为濡目，气不荣则目不合。黄帝曰：气独行五脏，不荣六腑，何也？岐伯答曰：气之不得无行也，如水之流，如日月之行不休，故阴脉荣其脏，阳脉荣其腑，如环之无端，莫知其纪，终而复始。其流溢之气，内溉脏腑，外濡腠理。黄帝曰：跷脉有阴阳，何脉当其数？岐伯答曰：男子数其阳，女子数其阴，当数者为经，其不当数者为络也。

【解读】 黄帝说：跷脉从哪里起到哪里止，是哪一经的经气使它像流水一样营运呢？岐伯回答说：阴跷脉是足少阴肾经的别脉，起于然骨之后的照海穴，上行于内踝的上面，直向上沿大腿内侧入于前阴，而后沿着腹部上入胸内，入于缺盆，向上出入迎的前面，入頄部，连属于眼内角，与足太阳经、阴跷脉会合而上行。阴跷与阳跷的脉气并行回还而濡润眼目，若脉气不荣则目不合。黄帝说：阴跷之脉气，独行于五脏，没有营运到六腑是什么道理？岐伯回答说：脏气的流行是没有停息的，像水的流行，日月的运转，永不休止，所以阴脉营运五脏精气，阳脉营运六腑精气，如环无端，终而复始，无从知道它的起点，也无法计算它转流的次数。跷脉之气，流于内，灌溉五脏六腑，溢于外，濡润肌腠皮肤。黄帝说：跷脉有阴跷、阳跷的区别，那么怎样计算跷脉共长一丈五尺的长度，才能符合脉度十六丈二尺的总数呢？岐伯答：男子计算阳跷脉的长度，女子计算阴跷脉的长度，男子以阳跷为经，阴跷为络，女子以阴跷为经，阳跷为络。以前所说，跷脉共长一丈五尺，是从称为经的角度计算的，而络脉是不计算在总长度之内的。

营卫生会第十八

【原文】　黄帝问于岐伯曰：人焉受气？阴阳焉会？何气为营？何气为卫？营安从生？卫于焉会？老壮不同气，阴阳异位，愿闻其会。岐伯答曰：人受气于谷，谷入于胃，以传与肺，五藏六府皆以受气。其清者为营，浊者为卫，营在脉中，卫在脉外，营周不休，五十而复大会。阴阳相贯，如环无端。卫气行于阴二十五度，行于阳二十五度，分为昼夜，故气至阳而起，至阴而止。故曰日中而阳陇为重阳，夜半而阴陇为重阴。故太阴主内，太阳主外，各行二十五度，分为昼夜。夜半为阴陇，夜半后而为阴衰，平旦阴尽而阳受气矣。日中为阳陇，日西而阳衰，日入阳尽而阴受气矣。夜半而大会，万民皆卧，命曰合阴。平旦阴尽而阳受气，如是无已，与天地同纪。

黄帝曰：老人之不夜瞑者，何气使然？少壮之人不昼瞑者，何气使然？岐伯答曰：壮者之气血盛，其肌肉滑，气道通，营卫之行不失其常，故昼精而夜瞑。老者之气血衰，其肌肉枯，气道涩，五藏之气相搏，其营气衰少而卫气内伐，故昼不精夜不瞑。

黄帝曰：愿闻营卫之所行，皆何道从来？岐伯答曰：营出于中焦，卫出于下焦。

黄帝曰：愿闻三焦之所出。岐伯答曰：上焦出于胃上口，并咽以上，贯膈而布胸中，走腋，循太阴之分而行，还至阳明，上至舌，下足阳明，常与营俱行于阳二十五度，行于阴亦二十五度，一周也，故五十度而复大会于手太阴矣。

黄帝曰：人有热饮食下胃，其气未定，汗则出，或出于面，或出于背，或出于身半，其不循卫气之道而出何也？岐伯曰：此外伤于风，内开腠理，毛蒸理泄，卫气走之，固不得循其道，此气慓悍滑疾，见开而出，故不得从其道，故命曰漏泄。

黄帝曰：愿闻中焦之所出。岐伯答曰：中焦亦并胃中，出上焦之后，此所受气者，泌糟粕，蒸津液，化其精微，上注于肺脉，乃化而为血，以奉生身，莫贵于此，故独得行于经隧，命曰营气。

黄帝曰：夫血之与气，异名同类，何谓也？岐伯答曰：营卫者，精气也；血者，神气也。故血之与气，异名同类焉。故夺血者无汗，夺汗者无血。故人生有两死，而无两生。

黄帝曰：愿闻下焦之所出。岐伯答曰：下焦者，别回肠，注于膀胱而渗入焉。故水谷者，常并居于胃中，成糟粕而俱下于大肠，而成下焦。渗而俱下，济泌别汁，循下焦而渗入膀胱焉。

黄帝曰：人饮酒，酒亦入胃，谷未熟而小便独先下，何也？岐伯答曰：酒者，熟谷之液也，其气悍以清，故后谷而入，先谷而液出焉。

黄帝曰：善。余闻上焦如雾，中焦如沤，下焦如渎。此之谓也。

【解读】 黄帝问岐伯道：人是怎么接受气的？阴阳气是怎么会合的？什么气是营气，什么气是卫气？营气是从哪里产生的？卫气是在哪里与营气会合的？老年人与壮年人气的盛衰是不相同的，阴气与阳气互易其位，希望了解阳气与阳气是怎样会合的。岐伯回答说：人是从谷物那里接受气的。谷物进入胃里，胃里的谷气就传达到肺里，五脏六腑都接受了气，那清轻之气中，重浊之气就是卫气。营气在经脉之中，卫气在经脉之外，运行周旋而不休止。营气昼夜在体内运行五十周，再进行一次大的会合。阴气阳气互相贯通，环循往复，无始无终。卫气运气于阴经二十五次，运行于阳经二十五次，以此划分白天黑夜。所以卫气运行到阳经人就起床，运行到阴经人就入睡。所以说：中午阳气最盛，这个时候叫重阳；半夜阴气最盛，这个时候叫重阴。营气起始于手太阴经，而又会合于手太阴经，主内；卫气起始于足太阳经，而又会合于足太阳经，主外。营气、卫气一昼夜各行二十五次，据以划分白天黑夜。半夜是阴气最盛的时候，半夜以后阴气渐衰，黎明时阴气已尽，阳气兴起。中午是阳气最盛的时候，太阳偏时阳气渐衰。太阳下山时阳气已尽，阴气兴起。半夜时，营、卫二气都在阴分，是互相会合之时，万民都已入睡，名叫合阴。黎明时阴气已尽，阳气兴起。如是循环不止，与天地的运行规律同一。

黄帝问：老年人晚上不能入睡，是什么气使其如此的？少年人壮年人白天不能入睡，是什么气使其如此的？岐伯回答说：壮年人的气血旺盛，他们的肌肉滑润，气道通畅，营气、卫气的运行，不失其正常状态，所以白天精力充沛，而晚上睡得很好。老年人的气血虚弱，他们肌肉干枯，气道凝涩，五脏里面的气互相搏击，他们的营气虚弱量少，而卫气内耗，所以白天精力不充沛，晚上不能入睡。

黄帝问：希望听听营气、卫气的运行，是从哪个通道来的？岐伯回答说：营气出自中焦，卫气出自上焦。黄帝说：希望了解三焦的气又出自何处？岐伯回答说：上焦的卫气出自胃上口，出气即顺着食道口上行，穿过膈膜，散布于胸中，走入腋下，顺着手太阴经下行至手指端，回转注入手阳明经，上行至舌头。下行注入足阳明经，与营气一道，常行不止。白天运行二十五次，夜间运行二十五次，一次为一小周，一昼夜共运行五十次，为一大周，大会于手太阴经。黄帝问，人如果有热的饮食下到胃里，水谷尚未变成气，汗水就流出来了，或者从脸上流出，或者从背上流出，或者从半身流出，却不顺着卫气的通道流出。这是什么原因？岐伯回答说：这是因为体表受到风邪的伤害，体内腠理开张，汗毛伸直，腠理泄漏，卫气于是走向这些地方，所以不能顺着它固有的通道流动。这卫气急勇滑快，见孔即出，所以不能顺着固有的通道流动，因此叫做漏泄风。

黄帝说：希望知道中焦的营气出自何处。岐伯回答说：中焦也是胃口，在上焦的下面。中焦是接受水谷之气的，它泌去糟粕，接受津液，将它变化成精微的气，向上流注到肺脉里，于是变成了血，以保养身体，没有什么比这更宝贵的，所以能够单独在经脉里运行，这就叫营气。黄帝问：血与气，名称不同却同是一类，这怎么解释？岐伯回答说：营气和卫气是至精之气，血是神明之气。所以血和气，名称不同，却是一类。汗和气，亦非两种。只是血主营，为阴为里，汗属卫，为阳为表。因此，失血过多的人，不要再发其汗，出汗过多的人，不要再取其血。因此人生有两死，脱阴亦死，脱阳亦死；人生无两生，孤阴不能生，孤阳亦不能生。

黄帝说：希望知道下焦出气的情况。岐伯回答说：下焦在脐下，当膀胱上口，水谷的糟粕由此别行大肠，津液由此别透膀胱。原来水谷之物，经常同时聚集在胃里，形成糟粕，都下行到达大肠，到达下焦，水液渗透下行，经过滤出水液，顺着下焦渗入膀胱。黄帝问：人喝了酒，酒也进入胃里，入胃的谷物尚未腐烂消化，唯独小便先排出，这是为什么呢？岐伯回答说：酒是酿熟了的谷物的水液，酒气勇而清，所以后于谷物进入胃里，由酒变成的尿却先于谷物排泄出来。黄帝说：讲得好。我听说，上焦如雾，使水谷之气弥漫全身；中焦如沤，浸泡水谷使之腐烂变化；下焦如渎，使糟粕水液得以排泄。说的正是这种情况。

四时气第十九

【原文】　黄帝问于岐伯曰：夫四时之气，各不同形，百病之起，皆有所生，灸刺之道，何者为定？岐伯答曰：四时之气，各有所在，灸刺之道，得气穴为定。故春取经、血脉、分肉之间，甚者深刺之，间者浅刺之；夏取盛经孙络，取分间绝皮肤；秋取经腧，邪在府取之合；冬取井荥，必深以留之。

温疟汗不出，为五十九痏。风痹肤胀，为五十七痏，取皮肤之血者，尽取之。飧泄，补三阴之上，补阴陵泉，皆久留之，热行乃止。转筋于阳治其阳；转筋于阴治其阴；皆卒刺之。徒疢，先取环谷下三寸，以铍针针之，已刺而筩之，而内之，入而复之，以尽其疢，必坚。来缓则烦悗，来急则安静，间日一刺之，疢尽乃止。饮闭药，方刺之时，徒饮之，方饮无食，方食无饮，无食他食，百三十五日。著痹不去，久寒不已，卒取其三里。骨为干。肠中不便，取三里，盛写之，虚补之。疠风者，素刺其肿上，已刺以锐针针其处，按出其恶气，肿尽乃止，常食方食，无食他食。

腹中常鸣，气上冲胸，喘不能久立，邪在大肠，刺肓之原、巨虚上廉、三里。小腹控睾，引腰脊，上冲心，邪在小肠者，连睾系，属于脊，贯肝肺，络心系。气盛则厥逆，上冲肠胃，熏肝，散于肓，结于脐。故取之肓原以散之，刺太阴以矛之，取厥阴以下之，取巨虚下廉以去之，按其所过之经以调之。善呕，呕有苦，长太息，心中憺憺，恐人将捕之，邪在胆，逆在胃，胆液泄则口苦，胃气逆则呕苦，故曰呕胆。取三里以下胃气逆，则刺少阳血络以闭胆逆，却调其虚实，以去其邪。饮食不下，膈塞不通，邪在胃脘，在上脘则刺抑而下之，在下脘则散而去之。小腹痛肿，不得小便，邪在三焦约，取之太阳大络，视其络脉与厥阴小络结而血者，肿上及胃脘，取三里。

睹其色，察其目，知其散复者，视其目色，以知病之存亡也。一其形，听其动静者，持气口人迎，以视其脉，坚且盛且滑者，病日进；脉软者，病将下；诸经实者，病三日已。气口候阴，人迎候阳也。

①温虐：温虐是疟疾的一种。临床以先热后寒（或无寒但热）为主证。又有风伤卫疟、阳明瘅疟等名称。

②风痃（shuì 税）：痃，水肿病。风痃，是内有水气，外感风邪，风与水相合而形成的一种水肿病。后世通作"风水"。

③五十七痏：指适用于治疗水病的五十七个穴位。据《素问·水热穴论》王冰注为：脊中、悬枢、命门、腰俞、长强各一穴，大肠俞、小肠俞、膀胱俞、中膂俞、白环俞、胃仓、肓门、志室、胞肓、秩边、中柱、四满、气穴、大赫、横骨、外陵、大臣、水道、归来、气街、太冲、复溜、阴谷、照海、交信、筑宾各二穴。

④卒刺：此处指用火针刺治。卒，同焠。

⑤徒痃：单纯的水病，与上文的"风痃"不同。

⑥环谷下三寸：环谷，一般认为是指环跳穴。环谷下三寸，即为环跳穴下三寸处的风市穴。

⑦箭：同"筒"，指中空如筒的针。

⑧闭药：指通闭的药物，在此指利小便、化气行水的药物。

⑨骨为干：语出《经脉》篇，在此与上下文义不相衔接，疑为衍文。

⑩曰：原文作"以"，据《太素》卷二十三杂刺改。本书《九针十二原》、《小针解》两篇亦并作"目"，与《太素》合。

【解读】　黄帝问岐伯道：四时气候的变化，各有不同，而百病的产生，又与气候有一定的关系，怎样来决定针灸治疗的方法呢？岐伯回答说：四时邪气，侵袭人体而使人发病，但各有一定的部位。灸刺的原则，也应当根据不同的发病季节来确定有关的穴位。所以在春天针刺，就取用络脉分肉的间隙，病重的深刺，病轻的浅刺；在夏天针刺，就取用阳经、孙络，或取分肉之间，以及透过皮肤浅刺；在秋天针刺，就取用各经的输穴。如病邪在六腑的，可以取用合穴；在冬天针刺，就取用各经的井穴和荥穴，应深刺而且留针时间较长。

患温疟而不出汗的，可以取五十九个治疗热病的主要腧穴。患风水病，皮肤浮肿的，可以取五十七个治疗水病的主要腧穴。如果皮肤有血络，就应针刺放血。患飧泄证，应补三阴交穴，同时上刺阴陵泉，都应长时间留针，待针下有热感才可止针。患转筋在外侧部位的，取三阳经的腧穴；患转筋在内侧部位的，取三阴经的腧穴，都是用火针刺入。

患水肿而不兼风邪的，首先用铍针刺脐下三寸的部位，然后再用中空如筒的针刺入针处，以吸出腹中的水。反复这样做，把水放尽。水去之后，则肌肉坚实。若排水时排泄缓慢，就会使病人烦躁满闷；若排泄得较快，则病人觉得舒适安静。用此法可隔天刺一次，直至水尽为止，并兼服利水的药物。一般在刚进行针刺时服药。服药时不可吃东西，吃东西时不可服药，开始禁食伤脾助湿的食物一百三十五天。患各种痹症经久不愈的，是有寒湿久留在内，应用火针刺足三里；如腹中感觉不适，就取足三里穴针治。邪气盛的就用下泻法，正气虚的就用补益法。患麻风病的，应经常用针刺其肿胀部位，然后再用锐利的针刺患处，并用手按压出毒气恶血，直到肿消为止。患者宜经常吃些适宜的食物，忌吃任何不利于调理的食物。

腹中时常鸣响，气上逆而冲向胸部，喘促，身体不能久立，说明邪在大肠，应用针刺气海、巨虚上廉、足三里。小腹部牵引睾丸作痛，连及腰脊上冲心而痛，表明邪在小肠而为小肠疝病，小肠下连睾系，向后附属于脊椎，与肝肺相通，联络心系。因此邪气盛时，就会使厥气上逆，冲犯肠胃，干扰肝脏，散布于肓膜，结聚于脐。所以治小肠病时应当取脐下的气海穴，以散邪气。针刺手太阴经以补肺经之虚；取足厥阴经，以泻肝经之实；取下巨虚穴以去小肠的病邪，并且按邪气所过的经脉取穴调治。

病人时常呕吐，且呕吐物有苦味，常叹息，心里恐惧不安，如人将捕捉他一般，这是邪气在胆，胃气上逆所致。胆汁外泄，就会口感苦味，胃气上逆，就会呕出苦水来，所以叫呕胆。治疗时应取足三里穴以降胃气之逆，刺足少阳经的血络，以抑制胆气之逆，然后根据病的虚实用补虚泻实的方法，调虚实去其邪。饮食入咽后，如停滞不下，就会感觉胸膈闭塞不通，这是邪气在胃脘所致。如邪气在上脘，就针刺上脘穴，使滞气下行；若邪气在下脘，就针刺下脘穴，用温而使其散行的方法，以散寒滞。小腹部肿痛，小便不通，这是邪在膀胱，下焦阻塞不通所致，应当取用足太阳经的大络委阳穴。如发现足太阳经的络脉与足厥阴经的孙络有瘀血结聚，且肿势又向上延及胃脘，就应该取足三里穴刺治。针刺时，应注意观察病人的气色和眼神，从而推知正气的散失或恢复。观察病人目色的变化，可推知病邪的存在或消失。诊病时，医生要形神专注，察看病人的神态举止，诊其气口脉和人迎脉。如果脉象坚硬并且洪大而滑，说明邪气正盛，是病证日渐加重的迹象；如果脉象软而和缓，表明正气正在恢复，是病势将退的征兆。如病在各经而且脉坚实有力，说明病再过三天左右就会痊愈，气口脉属手太阴肺脉，为五脏之主，故以候手足各脉之阴；人迎脉属足阳明胃脉，胃为六腑之源，故以候手足各脉之阳。

五邪第二十

【原文】 邪在肺，则病皮肤痛，寒热，上气喘，汗出，咳动肩背。取之膺中外腧，背三椎之傍，以手疾按之，快然，乃刺之，取之缺盆中以越之。邪在肝，则两胁中痛，寒中，恶血在内，肮善掣，节时肿，取之行间以引胁下，补三里以温胃中，取血脉以散恶血，取耳间青脉，以去其掣。邪在脾胃，则病肌肉痛，阳气有余，阴气不足，则热中善饥，阳气不足，阴气有余，则寒中肠鸣腹痛。阴阳俱有余，若俱不足，则有寒有热，皆调于三里。邪在肾，则病骨痛阴痹，阴痹者，按之而不得，腹胀腰痛，大便难，肩背颈项强痛，时眩。取之涌泉、昆仑，视有血者尽取之。邪在心，则病心痛喜悲，时眩仆，视有余不足而调之其输也。

【解读】 邪气在肺，就会发生皮肤疼痛，恶寒发热，气上逆而喘，出汗，咳嗽引动肩背作痛。治疗时可取胸部外侧的中府、云门穴，以及背部第三椎旁开一寸半的肺俞穴，针刺前先用手快速地按压，若有舒畅的感觉，即在该处进行针刺，然后再取任脉的天突穴，以散越肺中邪气。邪气在肝，就会发生两胁疼痛，肝气乘脾，木旺土虚，中焦寒气偏盛，出现脾胃虚寒证；肝藏血，肝病可使瘀血留滞体内，肝主筋，若筋脉失养，小腿的筋会出现抽掣，关节时有肿痛。治疗时可取足厥阴肝经的荥穴行间，以引气下行缓解胁痛，补足阳明胃经三里穴，以温胃暖中，并针刺本经血络以散恶血，取足少阳经近耳根处的青络，以去其掣痛的感觉。邪气在脾，就会发生肌肉疼痛，如果阳气有余，阴气不足，阳邪入腑，胃热过盛，则出现进食不久即感饥饿的症状；如果阳气不足，阴气有余，脾脏虚寒，健运失职，则出现肠鸣、腹痛等证。若阴阳都有余，则脾胃邪气俱盛；阴阳都不足，则脾胃正气俱不足，而病发寒热。但无论是寒是热，都可以针刺足阳明经的合穴三里进行调治。邪气在肾，则发生骨痛阴痹，所谓阴痹，其痛无定处，用手按摸也确定不了具体部位，同时会发生腹胀，腰痛，大便难，肩背颈项强痛，时常头眩。治疗时可取足少阴经的涌泉穴和足太阳经的昆仑穴。如发现有郁血现象，均应刺之出血。邪气在心，则发生心痛，喜悲伤，时常有眩晕、昏仆等证，应视病证的虚实，取本经的腧穴，用补虚泻实的方法进行调治。

寒热病第二十一

【原文】 皮寒热者，不可附席，毛发焦，鼻槁腊，不得汗，取三阳之络，以补手太阴。肌寒热者，肌痛，毛发焦而唇槁腊，不得汗，取三阳于下，以去其血者，补足太阴，以出其汗。骨寒热者，病无所安，汗注不休。齿未槁，取其少阴于阴股之络；齿已槁，死不治。骨厥亦然。骨痹，举节不用而痛，汗注烦心，取三阴之经，补之。身有所伤，血出多，及中风寒，若有所堕坠，四支懈惰不收，名曰体惰，取其小腹脐下三结交。三结交者，阳明、太阴也，脐下三寸关元也。厥痹者，厥气上及腹，取阴阳之络，视主病也，写阳补阴经也。

颈侧之动脉人迎，人迎，足阳明也，在婴筋之前。婴筋之后，手阳明也，名曰扶突。次脉，足少阳脉也，名曰天牖。次脉，足太阳也，名曰天柱。腋下动脉，臂太阴也，名曰天府。阳迎头痛，胸满不得息，取之人迎。暴喑气鞭，取扶突与舌本出血。暴聋气蒙，耳目不明，取天牖。暴挛痫眩，足不任身，取天柱。暴瘅内逆，肝肺相搏，血溢鼻口，取天府。此为天牖五部。

臂阳明有入烦遍齿者，名曰大迎，下齿龋取之。臂恶寒补之，不恶寒写之。足太阳有入顾遍齿者，名曰角孙，上齿龋取之，在鼻与烦前。方病之时，其脉盛，盛则写之，虚则补之。一曰取之出鼻外。足阳明有夹鼻入于面者，名曰悬颅，属口，对入系目本，视有过者取之。损有余，益不足，反者亦甚。足太阳有通项入于脑者，正属目本，名曰眼系，头目苦痛，取之在项中两筋间。入脑乃别阴跷阳跷，阴阳相交，阳入阴，阴出阳，交于目锐眦，阳气盛则瞋目，阴气盛则瞑目。热厥取足太阴、少阳，皆留之；寒厥取足阳明、少阴于足，皆留之。舌纵涎下，烦悗，取足少阴。振寒洒洒，鼓颔，不得汗出，腹胀烦愧，取手太阴。刺虚者，刺其去也；刺实者，刺其来也。

春取络脉，夏取分腠，秋取气口，冬取经输。凡此四时，各以时为齐。络脉治皮肤，分腠治肌肉，气口治筋脉，经输治骨髓、五藏。

身有五部：伏兔一；腓二，腓者，腨也；背三；五藏之腧四；项五。此五部有痈疽者死。

病始手臂者，先取手阳明、太阴而汗出；病始头首者，先取项太阳而汗出；病始足胫者，先取足阳明而汗出。臂太阴可汗出，足阳明可汗出。故取阴而汗出甚者，止之于阳；取阳而汗出甚者，止之于阴。凡刺之害，中而不去则精泄，不中而去则致气；精泄则病甚而恇，致气则生为痈疽也。

【解读】　邪在皮肤而发生的寒热病，皮肤疼痛，不能着席而卧，毛发焦枯，鼻内干燥，汗不得出，治疗可取足太阳膀胱经的络穴飞扬以泄表热，再针刺手太阴肺经的穴位以补肺气。邪在肌肉而发生的寒热病，肌肉疼痛，毛发焦枯，口唇干燥，汗不得出，治疗可取足太阳膀胱经在下肢的络穴飞扬，以祛除其中的瘀血，并补足太阴脾经的穴位，以出其汗。邪在骨而发生寒热病，患者烦躁不安，汗出如注而不止。如果牙齿尚未枯槁，治疗可取足少阴肾经的络穴大钟；如果牙齿已经枯槁，为不治的死证。骨厥的诊断和治疗也是这样。骨痹之病，全身所有的关节不能随意活动而疼痛，汗出如注，心中烦躁，治疗可取三阴经的穴位，用补法。身体受了创伤，出血过多，又受到风寒之邪的侵袭，或从高处坠落跌伤，以致四肢怠惰而不能运动，这种病名叫"体惰"，治疗可取小腹部在脐下的三结交。所谓"三结交"，是足阳明胃、足太阴脾与任脉三经交结之处，在脐下三寸，就是关元穴。厥痹之病，厥逆之气上及腹部，治疗可取与本病有关的阴经或阳经的络穴，但必须观察以何经之病为主，在阳经用泻法，在阴经用补法。

颈部两侧的动脉是人迎，人迎属于足阳明胃经，位于颈筋的前面。颈筋的后面是手阳明经，有穴叫扶突。向后次一行的经脉是足少阳经，有穴叫天牖。再向后次一行的经脉是足太阳经，有穴叫天柱。腋窝下方的动脉处，是手太阴经，有穴叫天府。阳经邪气上逆而发生头痛，胸中满闷，呼吸不利，治疗可取人迎穴。突然声哑，喉舌强硬，可取扶突穴，并针刺舌根出血。突然耳聋，视物不清，耳不聪目不明，可取天牖穴。突然发作的拘挛、癫痫、眩晕，两足站立不稳，不能支撑身体，可取天柱穴。突然发生热病，使在内的气机逆乱，肝肺两经邪火相争，血往上溢，口鼻出血，可取天府穴。这就是天牖等五个穴位的部位及其主治的病证。

手阳明大肠经有走入颧骨遍络齿龈的，有穴名叫大迎，下齿龋痛，可取手阳明经的某些穴位治疗。如果臂部恶寒的用补法，不恶寒的用泻法。足太阳膀胱经也有走入颧骨遍络齿龈的，有穴名叫角孙，上齿龋痛，可取足太阳经在鼻与颧骨前的穴位治疗。刚刚发病的时候，其脉气充盛，可用泻法，如果脉气虚，可用补法。另一种说法，上齿龋痛可取鼻外侧的禾髎、迎香等穴治疗。足阳明胃经有夹行于鼻两侧而走入面部的，有穴名叫悬颅，该经脉下行的联属于口，上行的对着口角而走入眼睛深部，诊视该部如有病变，可取悬颅穴治之。有余者泻之，不足者补之，如果补泻反用，就会使疾病加重。足太阳膀胱经有通于项后入走脑部的，直接联属于眼睛深部，名叫做目系，头目疼痛，可取项中两筋之间的玉枕穴。足太阳膀胱经入脑后才分出两支联属于阴跷和阳跷，阴跷和阳跷相互交会，阳跷由外入里，阴跷由里出外，交会于目内眦的睛明穴处。如果阳气偏盛眼睛就睁大，阴气偏盛眼睛就闭合。热厥证，可取足太阴脾经、足少阳胆经的腧穴，都应当留针；寒厥证，可取足阳明胃经、足少阴肾经在足部的腧穴，且都应当留针。舌纵缓不收。口角流涎，心中烦闷，可取足少阴肾经的腧穴。身体恶寒，甚至两颔颤抖，汗不得出，腹胀，烦闷，可取手太阴肺经的腧穴。针刺虚证，当顺着脉气去的方向转针；针刺实证，当迎着脉气来的方向转针。

春季针刺多取络脉间的穴位，夏季针刺多取分肉腠理间的穴位，秋季针刺多取气口部的穴位，冬季针刺多取经脉的腧穴。大凡这四季的刺法，是以各个时令为刺剂的标准。刺络脉间的穴位可治皮肤的病，刺分肉腠理间的穴位可治肌肉的病，刺气口的穴位可治筋脉的病，刺经俞可治骨髓、五脏的病。

身体有五处重要的部位，一是大腿前方的伏兔部，二是小腿肚部，三是背部中行的督脉部，四是五脏的背俞穴部，五是项部。这五个部位如果发生痈疽，预后多不良。

疾病开始发生于手部臂部的，应先取阳明大肠经、手太阴肺经的穴位，使其出汗；疾病开始发生在头部的，应先取项部足太阳膀胱经的穴位，使其出汗；疾病开始发生于足胫部的，应先取足阳明胃经的穴位，使其出汗。针刺手太阴肺经的穴位可以发汗，针刺足阳明胃经的穴位也可以发汗。如果针刺阴经而汗出过多的，可刺阳经来止汗；针刺阳经而汗出过多的，可刺阴经来止汗。大凡误用针刺的危害有二：一是刺中病邪而留针不去，则易使精气外泄，二是尚未刺中病邪即出针，则会使邪气凝聚不散。精气外泄则会使病情加重、形体更趋衰弱，邪气凝聚不散而易变生痈疽外证。

癫狂第二十二

【原文】 目眦外决于面者，为锐眦；在内近鼻者为内眦，上为外眦，下为内眦。

【解读】 眼角向外开裂于面颊一侧的，称锐眦；眼角向内开裂于近鼻一侧的，称内眦。上眼胞属外眦，下眼胞属内眦。

【原文】 癫疾始生，先不乐，头重痛，视举目赤，其作极已而烦心，候之于颜，取手太阳、阳明，太阴，血变而止。癫疾始作而引口啼呼喘悸者，候之平阳明、太阳左强者攻其右，右强者攻其左，血变而止。癫疾始作而反僵，因而脊痛，候之足太阳、阳明、太阴、手太阳，血变而止。

【解读】 癫病将要发作时，病人先出现精神抑郁、闷闷不乐，头重而痛，两目上视，眼睛发红等症，当其严重发作之后，感到烦乱不宁。诊断时，可通过察看天庭部的色泽，来推测病之将要发作。治疗时，应取手太阳经的支正、小海，手阳明经的偏历、温溜，手太阴经的太渊，列缺等穴，针刺泻去邪血，待其血色变至正常而后止针。癫病开始发作，口角常被牵引以致歪斜，啼哭呼叫或见喘促心悸等证，治疗时，应取手阳明、太阳二经的穴位，观察其病之所在，采用缪刺法，向左侧牵引的，刺其右侧；向右侧牵引的，刺其左侧，待其血色变至正常，而后止针。癫病开始发作，先出现背强反张，身体僵直，因而脊背疼痛，治疗时，取足太阳经、足阳明经、足太阴经和手太阳经的穴位，观察其病候所在，进行针刺，待其血色变至正常，而后止针。

【原文】　治癫疾者，常与之居，察其所当取之处。病至，视之有过者泻之，置其血于瓠壶之中，至其发时，血独动矣，不动，灸穷骨二十壮，穷骨者，骶骨也。

【解读】　治疗患癫病的人，应该常和病人居住在一起，借此观察发病时的情况和变化，以便确定应当针刺的经脉穴位。即将发病时，看到有病的经脉，施行针刺泻血，把刺出的血，盛在葫芦里，到其发病时，其血独动，若不动时，可在穷骨施灸二十壮，所谓穷骨，就是尾骶骨（指长强穴）。

【原文】　骨癫疾者，颎齿诸腧分肉皆满，而骨居，汗出烦悗。呕多涎沫，气下泄，不治。筋癫疾者，身倦挛急脉大，刺项大经之大杼。呕多涎沫，气下泄，不治。脉癫疾者，暴仆，四肢之脉皆胀而纵。脉满，尽刺之出血；不满，灸之挟项太阳，灸带脉于腰相去三寸，诸分肉本输，呕多涎沫，气下泄，不治。癫疾者，疾发如狂者，死不治。

【解读】　病深入骨的骨癫病，在腮、齿各腧穴的分肉之间，被邪气壅滞而胀满，骨骼强直，出汗，心中烦闷。若有呕吐很多涎沫及气陷于下的，为脾肾俱败，这是不治的死证。病入筋的筋癫病，身体倦屈，痉挛拘急，脉大，可针刺足太阳在项后第一椎旁的大杼穴。若呕吐很多涎沫，气陷于下的，为脾肾俱败，这是不治的死证。病入脉的脉癫病，卒然仆倒，四肢的脉皆胀而弛纵。如果脉胀满的，都要刺其出血；脉不胀满的，可灸挟项两旁的足太阳经的天柱、大杼等穴，再灸足少阳胆经的带脉穴，此穴在距腰间三寸许的部位。各经分肉之间和四肢的腧穴，皆可酌情取用。若呕吐很多涎沫，气焰于下的，为脾肾俱败，这是不治的死证。患癫病的，如突然发作像狂一样的证候，也是不治的死证。

【原文】　狂始生，先自悲也，喜忘，苦怒，善恐者，得之忧饥，治之取手太阴、阳明，血变而止，及取足太阴、阳明。狂始发，少卧不饥，自高贤也，自辩智也，自尊贵也，善骂詈，日夜不休，治之取手阳明、太阳、太阴、舌下、少阴，视脉之盛者，皆取之，不盛，释之也。

【解读】　狂病开始发生时，患者常先有悲哀的心情，好忘事，容易发怒，时常恐惧，大多由于过度忧愁和饥饿所致，治疗时应先取手太阴经、手阳明经的穴位，针刺泻去邪血，待血色变至正常，而后止针，又可刺取足太阴经、足阳明经的穴位，以配合治疗。狂病开始发作时，患者常有睡眠少，不饥饿，自以为了不起，自以为最聪明、最尊贵等理智失常的狂妄表现，并且经常骂人，日夜吵闹不休，治疗时应取手阳明经、手太阳经、手太阴经的穴位和廉泉穴、手少阴心经的神门、少冲等穴。要观察上述各经脉，凡是充盛的都可针刺出血，不充盛的可不取刺。

【原文】 狂言、惊、善笑、好歌乐、妄行不休者，得之大恐，治之取手阳明、太阳、大阴。狂，目妄见、耳妄闻、善呼者，少气之所生也，治之取手太阳、太阴、阳明、足太阴、头、两颞。狂者多食，善见鬼神，善笑而不发于外者，得之有所大喜，治之取足太阴、太阳、阳明，后取手太阴、太阳、阳明。狂而新发，未应如此者，先取曲泉左右动脉，及盛者见血，有倾已，不已，以法取之，灸骶骨二十壮。

【解读】 狂病患者，言语狂妄，善惊，好笑，喜欢歌唱，乱跑乱动无有休止，是由于受了大惊大恐伤其神志所致，治疗时应取刺手阳明经、手太阳经、手太阴经的穴位。狂病患者，两目妄见异物，两耳妄闻异声，时常呼喊，是由于气衰神怯所致，治疗时应取刺手太阳经、手太阴经、手阳明经、足太阴经及头部、两腮的穴位。狂病患者，饮食量多不知饥饱，幻视似见鬼神，经常冷笑而不出声的，是由于过度喜乐伤神所致，治疗时，应取刺足太阴经、足太阳经、足阳明经的穴位，再刺手太阴经、手太阳经、手阳明经的穴位。狂病属于新起，未出现以上狂病各节证候的，先取足厥阴经的左右曲泉穴，以及各盛满的经脉，刺其出血，病可很快痊愈，如果仍然不好的，可依照前述治狂病的方法取穴刺治，并灸骶骨长强穴二十壮。

【原文】 风逆暴四肢肿，身漯漯，唏然时寒，饥则烦，饱则善变，取手太阴表里，足少阴、阳明之经，肉清"取荥，骨清取井，经也。

【解读】 外感风邪，厥气内逆的病，突然四肢发肿，全身发冷战慄，口出唏嘘之声，饥饿时感觉烦闷，吃饱后则动扰不宁，治疗时可刺手太阴经及与其相表里的手阳明经的穴位，以祛风邪；又可取刺足少阴经、足阳明经的穴位，以调逆气。如果肌肉清冷的，可取刺上述四经的荥穴，以祛其寒；寒冷入骨的，可取刺上述四经的井穴和经穴，以泻其水邪。

【原文】 厥逆为病也，足暴清，胸若将裂，肠若将以刀切之，䐜而不能食，脉大小皆涩，暖取足少阴，清取足阳明，清则补之，温则泻之。

【解读】 厥逆为病，两足突然清冷，胸部好像将要裂开一样的难受，腹部好像被刀割切一样的疼痛，膜胀不能进食，脉搏不论大小均呈涩象。这样的病，如身体温暖的，当取刺足少阴经的穴位，身体清冷的，当取刺足阳明经的穴位，清冷的用补法，温暖的用泻法。

【原文】 厥逆腹胀满，肠鸣，胸满不得息，取之下胸二胁咳而动手者，与背腧以手按之立快者是也。内闭不得溲，刺足少阴、太阳与骶上以长针，气逆则取其太阴、阳明，厥甚取少阴、阳明动者之经也。少气，身漯漯也，言吸吸也，骨痠体重，懈惰不能动，补足少阴。短气，息短不属，动作飞索，补足少阴；去血络也。

【解读】 厥气上逆，如有腹部胀满，肠鸣，胸满而呼吸不利的，当取刺胸下左右两胁的穴位，让病人咳嗽，动而应手处，即是其穴。再取背部穴位，以手按之有舒快感的部位即是。下焦肾、膀胱的气化功能失常，小便不通的，当取刺足少阴经的穴位和足太阳经的穴位，再在尾骨端的长强穴，用长针刺之。气上逆的，当取刺足太阴脾经、足阳明胃经、足厥阴肝经的穴位，气逆较甚的，取足少阴肾经和足阳明胃经穴位配合施治，并在出现证候的经脉上针刺，以降其逆气。少气的病人，身体发寒战，言语断断续续不能连接，骨节酸疼，身体困重，四肢乏力，懒于动作，治疗这种病当取刺足少阴经的穴位，施以补法。短气的患者，呼吸迫促而不能接续，动作时呼吸更觉困难，治疗时亦当取刺足少阴经，施以补法；如发现有血络的，则当针刺去血。

热病第二十三

【原文】 偏枯，身偏不用而痛，言不变，志不乱，病在分腠之间。巨针取之，益其不足，损其有余，乃可复也。痱之为病也，身无痛者，四肢不收，智乱不甚，其言微知，可治；其则不能言，不可治也。病先起于阳，后入于阴者，先取其阳，后取其阴，浮而取之。

热病三日，而气口静、人迎躁者，取之诸阳，五十九刺，以写其热而出其汗，实其阴以补其不足者。身热甚，阴阳皆静者，勿刺也；其可刺者，急取之，不汗出则泄。所谓勿刺者，有死征也。热病七日八日，脉口动，喘而短者，急刺之，汗且自出，浅刺手大指间。热病七日八日，脉微小，病者溲血，口中干，一日半而死；脉代者，一日死。热病已得汗出，而脉尚躁，喘且复热，勿刺肤，喘甚者死。热病七日八日，脉不躁，躁不散数，后三日中有汗；三日不汗，四日死。未曾汗者，勿腠刺之。

热病先肤痛，窒鼻，充面，取之皮，以第一针，五十九；苛轸鼻，索皮于肺，不得索之火，火者，心也。热病先身涩，倚而热，烦悗，干唇口嗌，取之脉，以第一针，五十九；肤胀口干，寒汗出，索脉于心，不得索之水，水者，肾也。热病嗌干多饮，善惊，卧不能起，取之肤肉，以第六针，五十九；目眦青，索肉于脾，不得索之木，木者，肝也。热病面青，脑痛，手足躁，取之筋间，以第四针，于四逆；筋躄目浸，索筋于肝，不得索之金，金者，肺也。热病数惊，瘈疭而狂，取之脉，以第四针，急写有余者；癫疾毛发去，索血于心，不得索之水，水者，肾也。热病身重骨痛，耳聋而好瞑，取之骨，以第四针，五十九刺；骨病不食，啮齿，耳青，索骨于肾，不得索之土，土者，脾也。热病不知所痛，耳聋，不能自收，口干，阳热甚，阴颇有寒者，热在髓，死不可治。热病头痛，颞颥目瘈脉痛，善衄，厥热病也，取之以第三针，视有余不足。寒热痔。热病体重，肠中热，取之以第四针，于其腧及下诸指间，索气于胃胳，得气也。热病挟脐急痛，胸胁满，取之涌泉与阴陵泉，取以第四针，针嗌里。热病而汗且出，及脉顺可汗者，取之鱼际、太渊、大都、太白，写之则热去，补之则汗出，汗出太甚，取内踝上横脉以止之。热病已得汗而脉尚躁盛，此阴脉之极也，死；其得汗而脉静者，生。热病者，脉尚盛躁而不得汗者，此阳脉之极也，死；脉盛躁得汗静者，生。

热病不可刺者有九：一曰汗不出，大颧发赤，哕者死；二曰泄而腹满甚者死；三曰目不明，热不已者死；四曰老人婴儿，热而腹满者死；五曰汗不出，呕下血者死；六曰舌本烂，热不已者死；七曰咳而衄，汗不出，出不至足者死；八曰髓热者死；九曰热而痉者死。腰折，瘈疭，齿噤齘也。凡此九者，不可刺也。

所谓五十九刺者，两手外内侧各三，凡十二痏；五指间各一，凡八痏，足亦如是；头入发一寸傍三分各三，凡六痏；更入发三寸边五，凡十痏；耳前后口下者各一，项中一，凡六痏；巅上一，囟会一，发际一，廉泉一，风池二，天柱二。

气满胸中喘息，取足太阴大指之端，去爪甲如薤叶，寒则留之，热则疾之，气下乃止。心疝暴痛，取名太阴、厥阴，尽刺去其血络。喉痹舌卷，口中干，烦心，心痛，臂内廉痛，不可及头，取手小指次指爪甲下，去端如韭叶。目中赤痛，从内眦始，取之阴跷。风痉身反折，先取足太阳及腘中及血络出血；中有寒，取三里。癃，取之阴跷及三毛上及血络出血。男子如蛊，女子如怚，身体腰脊如解，不欲饮食，先取涌泉见血，视跗上盛者，尽见血也。

【解读】 偏枯病，即偏风，半身不遂而疼痛，言语与平常没有区别，神志不乱，病邪存在于分肉腠理之间。应让病人用温暖的被褥睡卧，使其出汗。用大针针刺，补不足的阳气，泻不足的阴气，身体就可以康复。风痱病的症状，身无痛处，四肢不能收放，神志混乱的不严重，言语能让人略微听清，可以治愈，严重的说不出话来，就无法治了。先治本后治标，病起始于阳分，后深入阴分的，先刺阳经的穴位，后刺阴经的穴位，要根据病邪侵入的表里决定用针的深浅。

热病生了三天，气口脉平静，人迎脉浮躁，应取阳经的穴位，刺五十九针，以泻去热气，并使其出汗。又充实阴经，以补阴气的不足。周身热得厉害，是由于阴阳交争，阴脉阳脉都处于相对静止的状态，这就不要用针了；如若还可以用针，应尽快取穴针刺，虽不能使其出汗，仍可用泻法。所谓不要用针，是有死亡的预兆。

　　热病生了七八天，寸口脉喘动而头脑晕眩的，热犹未去，须赶快用浅针刺手太阳经大指间的少商穴，汗将自出；汗不出，可深刺。

　　热病生了七天八天，脉象微小，是热重。病人小便带血，口中干燥，过一天半就会死。若见代脉，是脏气衰绝，一天之内就会死。热病已经出汗，脉象本当调和，却仍然躁动，气喘，而且又全身发热，就不用针刺了。喘得厉害，是热气太盛，肯定死。

　　热病生了七八天，脉不躁动，即使躁动也不散不频，再过三天，出了汗热气减退，病就会好。三天之内仍不出汗，第四天就会死。未曾出汗的，就不用针刺了。

　　热病，先是皮肤痛，鼻塞，面目浮肿，都是肺热伤皮，应在皮肤上取穴治疗，用九针中的第一刺，即头大末尖的镵针，针刺五十九次。鼻子长小疹，应从肺的经脉上去寻求针刺皮肤的穴位，而不能从在五行中属火的心的经脉上去寻求。

　　热病，先是热重而皮肤粗涩，心中烦闷，嘴唇咽喉干燥，应取肺脉的穴位，用九针中的第一镵针，刺五十九次，以泻阳气。腹胀，口干，出冷汗，应从心的经脉上去寻求针刺的穴位，而不能从在五行中属水的肾的经脉上去寻求。

　　热病，咽头干燥，饮水多，容易惊恐，睡不安稳，应从皮肉上取穴，用九针中的第六针即员利针，刺五十九次。有的眼角发青，应从脾的经脉上去寻求针刺肌肉的穴位，而不能从五行中属木的肝的经脉上去寻求。热病，面色发青，头痛，手足躁动，应取筋间的穴位，用九针中的第四针锋针刺四肢。足不能行，泪出不收，应从肝的经脉上去寻求针刺筋间的穴位，而不能从在五行中属金的肺上去寻求。

　　热病，频频惊恐，筋骨抽搐，精神狂乱，应刺血络，用九针中的第四针即锋针，快针泻有余的热邪。可能并发癫疾，毛发脱落。应从心的经脉上去寻求出血的穴位，而不能从在五行中属水的肾的经脉上去寻求。

　　热病，身体沉重，骨骼疼痛，耳聋，喜欢闭目，应当取刺骨的穴位，用九针中的第四针即锋针，刺五十九次。骨病不欲进食，咬牙切齿，两耳发青，应从肾的经脉上去寻求刺骨热的穴位，而不应从在五行中属土的脾的经脉寻求。

　　热病，不知道痛的部位，耳聋，四肢不能收放，口干，阳脉热重，阴脉略微有寒，热邪深入骨髓，是至死不治的绝症。

热病，头痛，鬓角及眼区筋脉牵掣作痛，容易出鼻血，这是热上逆的厥热病，用九针中的第三针即锟针刺穴位，根据血气的虚实，泻有余的热邪，补正气的不足。此法也可用于治寒热痔。

热病，身体沉重，肠中热重，这是胃热病，取穴用九针中的第四针即锋针，刺胃经的腧穴，以及手足指间八处胃络，以得气为限。

热病，肚脐两侧剧痛，这是肾经热病；胸胁部胀满，这是脾经热病。应取足少阴肾经的涌泉穴和足太阴脾经的阴陵泉穴，用九针中的第四针即锋针。因肾、脾二经都上络咽嗌，故又可刺舌下部的廉泉穴。

热病，汗自出，以及阳证得阳脉，脉与证相顺，可以出汗的，取手大指本节后内侧的鱼际穴，掌后陷中的太渊穴，足大趾本节后的大都穴，足内侧的太白穴。这些都是治热病的穴位，用泻法，就可以使热邪除去；用补法，就可使其出汗。出汗过多，刺内踝上的横脉，就可以把汗止住。

热病，已经出了汗，而脉象仍然躁动宏大，这是阴脉的终极，也就是没有了阴气，孤阳不敛，是死证。出汗之后，脉象平静，是热已去，能够活着。热病，脉象宏大躁动，却出不来汗，这是阳热亢极，是死证。脉象宏大躁动而能出汗，脉象转为平静，是顺证，能够活着。

热病不能够针刺的有九种情况：第一，颧骨发红，呃逆的，是死证；第二，下泻，而腹部仍然胀满得厉害的，是死证；第三，眼睛视物不清的，烧热不通的，是死证；第四，老年人和婴儿，发热而腹部胀满的，是死证；第五，汗出不来，呕吐带血的，而烧热仍不退的，是死症。第六，舌根都烧烂了，而烧热仍不退的，是死证；第七，咳嗽，而且鼻出血，汗出不来，或者出汗达不到足部，是死证；第八，骨髓热重的，是死证；第九，发热而痉挛的，是死证。所谓发热有痉挛，是指腰硬反折，手足抽搐，口噤不开，牙齿相切等症。所有这九种症状，是不能用针刺就治得好的。

所谓刺热病的五十九个穴位是：两手手指端外侧各三穴是少泽、关冲、商阳；内侧各三穴是少商、少冲、中冲；共十二穴。手五指本节后各一穴是后溪、中渚、三间、少府（手太阴、厥阴二经本节后无穴），共八穴。足五趾本节后各一穴是束骨、临位、陷谷、太白（足少阴经脉不行于趾，足厥阴经本节后无穴），共八穴；头部入前发际一寸督脉上星穴两旁各三穴是五处、承光、通天，共六穴。再从入发际的中行向后三寸的两边各五穴是临泣、目窗、正营、承灵、脑空，共十穴。耳前后各一穴是听会、完骨，口下一穴是承浆，项中一穴是哑门，共六穴。头顶一穴是百会，囟会一穴是囟会，前发际一穴是神庭，后发际一穴是风府，廉泉一穴，左右风池共二穴，左右天柱共二穴。

气充满胸中，喘气，刺足太阴经的隐白穴，穴位在足大趾内侧末端，距爪甲如韭叶宽处，寒证用留针法，热证用快针法，上逆之气泻去后就停针。

心气郁结引起的心疝病，取足太阴经、足厥阴经的穴位，全部刺去络脉中的瘀血。

喉痹，舌头卷曲，口中干燥，心烦心痛，手臂内侧疼痛，不能举到头部，取手少阳经的关冲穴，此穴在手第四指末端外侧，距爪甲角约韭叶宽处。

眼睛发红疼痛，红痛从内眼角开始，刺阴跷脉的起点照海穴。

风痉，身子反折，刺足太阳经的穴位和膝后窝中的委中穴，并刺有瘀血的络脉，泻去瘀血。内有塞的，刺足阳明经的足三里穴。

小便不通的癃病，刺阴跷脉的起点照海穴，以及足厥阴经位于足大趾外侧三毛上的大敦穴，并刺有瘀血的络脉，泻去瘀血。

男子如果患了小腹热痛的蛊胀病，女子如果患了月经阻隔的病，周身特别是腰间脊柱像散架了一样，不思饮食，先刺涌泉穴以除去瘀血。发现脚背上血脉盛满，也要针刺，把瘀血清除干净

厥病第二十四

【原文】　厥头痛，面若肿起而烦心，取之足阳明、太阴。

【解读】　经气逆乱上冲造成的头痛，兼有面部浮肿、心烦等症的，可选足阳明胃经、足太阴脾经的有关穴位进行针刺。

【原文】　厥头痛，头脉痛，心悲，善泣，视头动脉反盛者，刺尽去血，后调足厥阴。

【解读】　经气逆乱而致头部沿脉络作痛，病人情绪悲苦，常常哭泣，诊察其头部脉络有搏动激烈、异常盛满之处，先用针刺破，泻出恶血，然后调治足厥阴肝经。

【原文】　厥头痛，贞贞头重而痛，泻头上五行，行五，先取手少阴，后取足少阴。

【解读】　经气逆乱，以致头部沉重、痛而不移，应在头上选用督脉、足及阳膀胱经、足少阳胆经的穴位，进行局部的针刺，同时泻手少阴心经，然后调补足少阴肾经以壮水制火。

【原文】　厥头痛，意善忘，按之不得，取头面左右动脉，后取足太阴。

【解读】　经气逆乱而致头痛，以手寻按，找不到头痛的部位，记忆力减退，可取头面左右的动脉进行针刺，然后再刺足太阴脾经加以调理。

【原文】　厥头痛，项先痛，腰脊为应，先取天柱，后取足太阳。

【解读】　经气逆乱所致的头痛，项部先痛，而后腰脊也相应作痛的，先取足太阳膀胱经的天柱穴作局部针刺，然后再取该经其他相应的穴位进一步调治。

【原文】　厥头痛，头痛甚，耳前后脉涌有热，泻出其血，后取足少阳。

【解读】　经气逆乱所致的头痛，其头痛剧烈，耳前后脉络充盛而有热感，先刺破脉络出血，再取足少阳胆经有关穴位针刺调治。

【原文】　真头痛，头痛甚，脑尽痛，手足寒至节，死不治。

【解读】　真头痛，痛得很厉害，病人感到满脑都疼痛，手足冷到肘膝关节，这是邪气盛而正气衰惫，为死症。

【原文】　头痛不可取于腧者，有所击堕，恶血在于内；若肉伤，痛未已，可则刺，不可远取也。

【解读】　头痛有不能取远端腧穴刺治的，如像撞击跌仆之类的外伤，有瘀血内留的，就是如此；假若肌肉损伤，疼痛不止，可就近于局部针刺止痛，不可远取腧穴来治疗。

【原文】　头痛不可刺者，大痹为恶，日作者，可令少愈，不可已。

【解读】　头痛有针刺不易取效的，如严重的痹症酿成的头痛，若天天都发作，针刺后也只能略有好转，但不能根治。

【原文】　头半寒痛，先取手少阳、阳明，后取足少阳、阳明。

【解读】　偏头痛而半侧发凉的，可先选刺手少阳三焦经、手阳明大肠经的腧穴，再选刺足少阳胆经、足阳明胃经的腧穴取治。

【原文】　厥心痛，与背相控，善瘈，如从后触其心，伛偻者，肾心痛也，先取京骨、昆仑，发针不已，取然谷。

【解读】　厥心痛，牵引至后背，抽搐集中，与从后背对心脏进行撞击无异，病人疼得腰背弯曲，这种心痛病由肾经邪气向上运行对心部进行侵害所致，因此称为肾心痛。医治时应首先取足太阳膀胱经的京骨穴及昆仑穴。如针刺后依然存在痛感，则取足少阴肾经和然谷穴。

【原文】　厥心痛，腹胀胸满，心尤痛甚，胃心痛也，取之大都、太白。

【解读】　厥心痛，胸腹胀满，心痛特别厉害的，属于胃经的邪气干犯于心，称为胃心痛。治疗取与足阳明胃经相表里的足太阴脾经的大都、太白二穴。

【原文】　厥心痛，痛如以锥针刺其心，心痛甚者，脾心痛也，取之然谷、太溪。

【解读】　厥心痛，痛得像锥刺一样难以忍受，为脾气犯心所致，称脾心痛，宜刺足少阴肾经的然谷、太溪二穴。

【原文】　厥心痛，色苍苍如死状，终日不得太息，肝心痛也，取之行间、太冲。

【解读】　厥心痛，面色苍青如死灰，气息不畅，欲作深呼吸而疼痛不止，这是由肝气厥逆犯心而致痛，称为肝心痛，取足厥阴肝经的行间、太冲二穴针治。

【原文】　厥心痛，卧若徒居心痛间；动作痛益甚，色不变，肺心痛也，取之鱼际、太渊。

【解读】　厥心痛，卧床休息或闲居静养的时候，心痛稍有缓解；动作时疼痛就加剧，面色没什么变化，这是肺气逆乱犯心而致，称为肺心痛，应取手太阴肺经的鱼际、太渊二穴针治。

【原文】　真心痛，手足清至节，心痛甚，旦发夕死，夕发旦死。

【解读】　邪气犯心而成的真心痛，发作时手足厥冷至肘、膝，这是极严重的疾病，常出现早晨发作晚上死亡、晚上发作不过第二天早晨就死亡的现象。

【原文】　心痛不可刺者，中有盛聚，不可取于腧。

【解读】　心痛有不宜针刺治疗的，如内有移聚、瘀血等，由于这种心痛是有形实邪影响的结果，所以不能用针刺腧穴、调整经气的方法来治疗。

【原文】　肠中有虫瘕及蛟蛕，皆不可取以小针；心腹痛，懊憹发作肿聚，往来上下行，痛有休止，腹热，喜渴涎出者，是蛟蛕也。以手聚按而坚持之，无令得移，以大针刺之，久持之，虫不动，乃出针也。腹懊痛，形中上者。

【解读】　肠中寄生虫病，或虫聚成瘕推之可移的，都不宜以小针治疗。虫病常造成心腹疼痛而烦闷难忍，或形成上下移动的肿物，时痛时止，并有腹内发热，口渴流涎等症，治疗时，用手按住肿物或疼痛处，不让它移动，用大针刺入，这样坚持到虫已经不动的时候，然后出针。凡是出现满腹疼痛，烦闷不堪，肿物上下移动的虫病，多用此法治之。

【原文】　耳聋无闻，取耳中；耳鸣，取耳前动脉；耳痛不可刺者，耳中有脓，若有干耵聍，耳无闻也。耳聋取手足小指次指爪甲上与肉交者，先取手，后取足；耳鸣取手足中指爪甲上，左取右，右取左，先取手，后取足。

【解读】　耳聋听不到声音，针刺位于耳中的听宫穴（属手太阳小肠经）；耳鸣，针刺耳前动脉旁的耳门穴（属手少阳三焦经）；耳部作痛有些是不能针刺的，如耳中有脓，或者有耳垢壅塞，听觉闭闷而疼痛的，就属这一类；一般的耳聋，可针刺无名指端外侧爪甲角与肉相交处的关冲穴（属手少阳三焦经）和足窍阴穴（属足少阳胆经），次序是先针关冲后针窍阴；耳鸣的治疗，一般取手中指指端爪甲角的中冲穴（属手厥阴心包经）和足大趾外侧爪甲角部的大敦穴（属足厥阴肝经）。左耳鸣的，取右边的穴位，右耳鸣的取左边的穴位，针刺时，先取中冲穴，后取大敦穴。

【原文】　足髀不可举，侧而取之，在枢合中，以员利针，大针不可刺。

【解读】　腿股不能活动，令病人侧卧，取大转子部位的环跳穴，以员利针刺之，不要使用大针。

【原文】　病注下血，取曲泉。

【解读】　大便泻注而下血，针刺足厥阴肝经的曲泉穴。

【原文】　风痹淫泺，病不可已者，足如履冰，时如入汤中股胫淫泺，烦心头痛，时呕时悗，眩已汗出，久则目眩，悲以喜恐，短气不乐，不出三年，死也。

【解读】　风痹病浸淫发展到严重阶段，甚至不可治疗的时候，有时足冷得像踏着冰块，也有时像浸泡在滚热的汤水中，冷热不定。下肢的严重病变，可以向体内发展，出现心烦、头痛、呕吐、满闷，过后又出现目眩，接着汗出，情绪波动，时或悲苦，时或喜悦，时或恐惧，郁郁不乐，气息短弱，这样发展下去，不出三年，就要死亡。

病本第二十五

【原文】　先病而后逆者，治其本；先逆而后病者，治其本；先寒而后生病者，治其本；先病而后生寒者，治其本；先热而后生病者，治其本；先病而后生热者，治其本；先病而后泄者，治其本；先泄而后生他病者，治其本，必且调之，乃治其他病；先病而后中满者，治其标；先中满而后烦心者，治其本。

【解读】　先有某种疾病，继而出现四肢厥逆的，治其原来的本病；先有厥逆的症状，而后出现其它疾病的，应先治厥逆这个本病；先有了寒病，而引起其它病变的，治疗寒病这个本病；先有了某种疾病而后产生寒症的，先治原发的那个本病；先有了热病，而后产生其它病变的，治疗热病这个本病；先有了某种疾病，而后发生热症的，治其原发的那个本病；先有某种疾病而后发生泄泻的，治疗其原发的本病；先有泄泻而后转生其他疾病的，须先调治泄泻这个本病，再接着治疗继发的病变；先有某种疾病，而后发生中满的，要治疗中满这个标病；先有中满的病症发生，而后继发心中烦闷的，应先治中满这个本病。

【原文】 有客气，有同气。大小便不利，治其标；大小便利；治其本。

【解读】 人有感受外界非时而至的六淫邪气而发病的，也有因不能适应按时而至的六气而发病的，不论哪种情况，凡出现大小便不利症状的，都应首先救治这个紧急的标病。如果大小便通利而无其它紧急症象的，就先治其本病。

【原文】 病发而有余，本而标之，先治其本，后治其标；病发而不足，标而本之，先治其标，后治其本，谨察间甚，以意调之，间者并行，甚者独行。先小大便不利而后生他病者，治其本也。

【解读】 疾病发作之后出现实证的，一般先治其本，祛除病邪，而后治其标，解决病症；疾病发作之后出现虚证的，一般先治其标，助正补虚，后治其本，祛除病邪。医者应审慎而详细地观察病情的浅深轻重，根据客观情况，发挥主观努力，用心调治。病轻缓的，可标本同治，病深重的，要看准关键的所在，侧重于一个方面。先有大小便不利，而后出现其他病症的，要先治大小便不利这个本病。

杂病第二十六

【原文】 厥夹脊而痛者，至顶，头沉沉然，目䀮䀮然，腰脊强，取足太阳腘中血络。厥胸满，面肿，唇漯漯然，暴言难，甚则不能言，取足阳明。厥气走喉而不能言，手足清，大便不利，取足少阴。厥而腹响响然，多寒气，腹中榖榖然，便溲难，取足太阴。

嗌干，口中热如胶，取足少阴。膝中痛，取犊鼻，以员利针，发而间之。针大如氂，刺膝无疑。

喉痹不能言，取足阳明；能言，取手阳明。疟不渴，间日而作，取足阳明；渴而日作，取手阳明。齿痛，不恶清饮，取足阳明；恶清饮，取手阳明。聋而不痛者，取足少阳；聋而痛者，取手阳明。衄而不止，衃血流，取足太阳；衃血，取手太阳。不已，刺宛骨下；不已，刺腘中出血。腰痛，痛上寒，取足太阳、阳明；痛上热，取足厥阴；不可以俯仰，取足少阳；中热而喘，取足少阴、腘中血络。喜怒而不欲食，言益小，刺足太阴；怒而多言，刺足少阳。颔痛，刺手阳明与颔之盛脉出血。项痛不可俯仰，刺足太阳；不可以顾，刺手太阳也。小腹满大，上走胃，至心，淅淅身时寒热，小便不利，取足厥阴。腹满，大便不利，腹大，亦上走胸嗌，喘息喝喝然，取足少阴。腹满食不化，腹响响然，不能大便，取足太阴。

心痛引腰脊，欲呕，取足少阴。心痛，腹胀啬啬然，大便不利，取足太阴。心痛引背，不得息，刺足少阴；已，取手少阳。心痛引小腹满。上下无常处，便溲难，刺足厥阴。心痛，但短气不足以息，刺手太阴。心痛，当九节刺按之，已刺按之，立已；不已，上下求之，得之立已。

颠痛，刺足阳明曲周动脉见血，立已；不已，按人迎于经，立已。气逆上，刺膺中陷者与下胸动脉。腹痛，刺脐左右动脉，已刺按之，立已；不已，刺气衔，已刺按之，立已。痿厥，为四末束悗，乃疾解之，日二，不仁者，十日而知，无休，病已止。哕，以草刺鼻，嚏，嚏而已；无息而疾迎引之，立已；大惊之，亦可已。

【解读】　厥气挟脊生痛，连及头项，头部感觉沉重，两眼视物不清，腰脊强直，应取足太阳经的委中穴，刺络脉出血。

厥气上逆，导致胸中满闷，面部及口唇肿起，突然感到说话困难、甚至于不能说话的，应取足阳明经穴位针刺。

厥气上逆于喉导致不能言语，并伴有手足冰冷、大便不通的，应取足少阴经穴位进行针刺。

经气厥逆，腹部胀满，寒气内盛，腹中肠鸣如水响，大小便困难的，应取是太阴脾经穴位进行针刺。

咽喉干燥，口中觉热，唾液粘稠如胶的，应取足少阴经的穴位进行针刺。膝关节痛，可取足阳明胃经的犊鼻穴，用员利针刺治，出针以后，要间隔片刻再刺。由于员利针的针身大如耗尾，用来刺治膝关节病是没有问题的。

咽喉肿痛阻塞而不能说话的，应取足阳明经穴刺治；能说话的，应取手阳明经穴刺治。

患疟疾，口不渴，隔日发作一次的，应取足阳明的穴位进行针刺；如有口渴现象而每日发作的，就应取手阳明经的穴位进行针治。

牙齿疼痛，喜冷饮的，可在足阳明经取穴针治；如不喜冷饮则取手阳明经的穴位进行针治。

耳聋而不疼痛的，应取足少阳经的穴位刺治；耳聋而疼痛的，应取手阳明经的穴位刺治。

鼻出血不止，并有血块流出的，应取足太阳经穴位针治；出血不多但有血块的，应取手太阳经穴位针治。如血仍不止的，可刺手太阳经的腕骨穴；再不止的，可刺腘横纹中央委中穴出血。

腰痛，痛而忌寒的，应取足太阳经、足阳明经的穴位针治；如腰痛兼有热感的，应取足厥阴经的穴位针治；腰痛不能前后俯仰的，应取足少阳经的穴位针治，腰痛而兼有内热气喘的，就当取足少阴经穴位针刺并刺膝腘横纹中央的血络。

易怒而不思饮食，话少声微的，应取足太阴经穴位针刺；若发怒而话多且声音大的，应取足少阳经穴位刺治。

腮部作痛的，应针刺手阳明经的穴位及肋部附近充盛的络脉令其出血。

项部疼痛不能上下俯仰的，应针刺足太阳经的穴位；不能左右回顾的，应当针刺手太阳经的穴位。

小腹部胀满膨大，感觉有气上冲胃脘以至心中，身体时热时寒，小便又兼不利的，应取足厥阴经的穴位进行针刺。

腹部胀满，大便不通，腹部胀大，胀闷感觉上及胸部甚至咽喉，以致喘息张口，喝喝作响的，当取足少阴经的穴位进行针刺。

腹部胀满，消化不良，肠鸣有声，大便不通的，治疗时应取足太阴经的穴位进行针刺。

心痛牵引腰背作痛，想要呕吐的，治疗时应取足少阴经的穴位进行针刺。

心痛，腹部胀满，大便涩滞不畅的，治疗时应取足太阴经的穴位。

心痛牵引背部作痛，影响防碍正常呼吸的，应针刺足少阴经穴位；如症状不见好转，应再取手少阳经的穴位。

心痛，牵引小腹胀满，上下作痛而没有固定的部位，大小便困难的，治疗时应取足厥阴经的穴位。

心痛，只感觉气短而呼吸困难的，治疗时应刺手太阴经的穴位。

心痛，治疗时当刺脊椎第九节下的穴位，先在穴位上按揉，刺后，再按揉，可立刻止痛；如仍不止，可在九椎上下的部位寻取与本病有关的穴位配合针刺，穴位准确，痛可立止。

腮部疼痛的，刺足阳明胃经的颊车穴出血之后，可立即止痛，如痛不止，再按压本经的人迎穴，立即止痛。

气逆上冲的，可针刺胸旁陷中的穴位，以及胸下的动脉处。

腹痛的，可以针刺脐部左右的天枢穴，刺后用手按压该处，则可立即止痛；如痛仍不止，再针刺足阳明经的气冲穴，刺后用手按压针孔，则可立即止痛。

四肢痿软无力而寒冷的痿厥病，治疗时需将患者的四肢绑缚起来，待他有烦闷感觉时立即解开，每天进行两次。假若病人不感觉烦闷，到了十天就会感觉到，不要间断，直到病好为止。

患呃逆之症的，治疗时可用草茎刺激鼻孔，使其打喷嚏，打喷嚏后则呃逆止；或屏住呼吸，待呃逆上冲时，迅速吸气以迎其逆气，就可止住；或当其发作时突然使他大吃一惊，也能治愈。

周痹第二十七

【原文】 黄帝问于岐伯曰：周痹之在身也，上下移徙随脉，其上下左右相应，间不容空，愿闻此痛在血脉之中邪？将在分肉之间乎？何以致是？其痛之移也，间不及下针；其慉痛之时，不及定治，而痛已止矣。何道使然？愿闻其故。岐伯答曰：此众痹也，非周痹也。

黄帝曰：愿闻众痹。岐伯对曰；此各在其处，更发更止，更居更起，以右应左，以左应右，非能周也，更发更休也。

黄帝曰：善。刺之奈何？岐伯对曰：刺此者，痛虽已止，必刺其处，勿令复起。

帝曰：善。愿闻周痹何如？岐伯对曰：周痹者，在于血脉之中，随脉以上，随脉以下，不能左右，各当其所。

黄帝曰：刺之奈何？岐伯对曰：痛从上下者，先刺其下以过之，后刺其上以脱之；痛从下上者，先刺其上以过之，后刺其下以脱之。

黄帝曰：善。此痛安生？何因而有名？岐伯对曰：风寒湿气，客于外分肉之间，迫切而为沫，沫得寒而聚，聚则排分肉而分裂也，分裂则痛，痛则神归之，神归之则热，热则痛解，痛解则厥，厥则他痹发，发则如是。帝曰：善。余已得其意矣。此内不在藏，而外未发于皮，独居分肉之间，真气不能周，故命曰周痹。故刺痹者，必先切循其下之六经，视其虎实，及大络之血结而不通，及虚而脉陷空者而调之，熨而通之，其瘈坚，转引而行之。

黄帝曰：善。余已得其意矣，亦得其事也。九者，经巽之理，十二经脉阴阳之病也。

【解读】 黄帝问岐伯道：周痹在身上，是上下移动的，它随着血脉的上下流动而上下，有左右两个，中间没有空隙，希望知道这种痹痛，是在血脉里面呢？还是在分肉里面呢？是怎么得来的？这种痹痛的移动之迅速，简直来不及下针。当它在某处作痛时，未来得及决定针刺，这个部位的疼痛就已经停止了。这是什么道理使其如此的？希望知道其中的缘故。岐伯回答说：这痹病移动到各处，是众痹，不是周痹。黄帝说：想听听众痹的情况。岐伯回答说：这种痹痛移动到各处，它发作了又停止，平定了又长出，右边的痹痛和左边的相应，左边的痹痛和右边的相应，未能周而复始，而是发了又止。黄帝说：讲得好。那末，怎么刺治呢？岐伯回答说：刺这种病，疼痛虽然已经停止了，但还必须刺其痛处，不要让它复发。

黄帝说：讲得好。希望知道周痹的症状如何？岐伯回答说：周痹在血脉里面，它随着血脉上行，又随着血脉下移，不能有左右两处，各有其固定的发病部位。黄帝问：怎么刺法？岐伯回答说：疼痛从上向下移动的，先刺痛处的下部以遏止它的移动，然后刺痛处上部以解除疼痛；疼痛从下向上移动的，先刺痛处的上部以遏止它的活动，然后刺痛处的下部以解除疼痛。黄帝问：这种痹是怎么发生的？是根据什么得名的？岐伯回答说：风邪、寒邪、湿邪停留在外层的肌肉中间，将人体内的津液挤压成稠沫，稠沫受寒就凝聚，稠沫凝聚就排挤肌肉而使肌肉分裂，肌肉分裂就疼痛，肌肉疼痛，神志就专注在痛处，就使阳气聚结而发热，发热就使疼痛缓解，疼痛缓解就气逆，气逆，其他部位的痹就又发生，周痹的发生就是如此。

黄帝说：讲得好。我已经懂得周痹的意思了。这种痹痛，既不在体内的皮肤里，也未散发在体外的皮肤，而是在肌肉中间，使真气不能周流，所以名叫周痹。所以治痹病，必须首先循按痹病之下的三阴经和三阳经，察看六经的虚实，以及十五大络的血郁结通否，经脉虚弱下陷否，然后加以调理，用熨烫法使经络血气疏通。那拘急坚硬的部位，应转移引导以通气。黄帝说：讲得好。我已经知道周痹的意思了，也懂得刺治的事了。九针能使经络气顺，治疗十二经脉虚实阴阳的各种病症。

·卷六·

口问第二十八

【原文】 黄帝闲居，辟左右而问于岐伯曰：余已闻九针之经，论阴阳逆顺，六经已毕，愿得口问。岐伯避席再拜曰：善乎哉问也！此先师之所口传也。黄帝曰：愿闻口传。岐伯答曰：夫百病之始生也，皆生于风雨寒暑，阴阳喜怒，饮食居处，大惊卒恐。则血气分离，阴阳破败，经络厥绝，脉道不通，阴阳相逆，卫气稽留，经脉虚空，血气不次，乃失其常。论不在经者，请道其方。

黄帝曰：人之欠者，何气使然？岐伯答曰：卫气昼日行于阳，夜半则行于阴。阴者主夜，夜者卧；阳者主上，阴者主下。故阴气积于下，阳气未尽，阳引而上，阴引而下，阴阳相引，故数欠。阳气尽，阴气盛，则目瞑；阴气尽而阳气盛，则寤矣。写足少阴，补足太阳。

黄帝曰：人之哕者，何气使然？岐伯曰：谷入于胃，胃气上注于肺。今有故寒气与新谷气，俱还入于胃，新故相乱，真邪相攻，气并相逆，复出于胃，故为哕。补手太阴，写足少阴。

黄帝曰：人之唏者，何气使然？岐伯曰：此阴气盛而阳气虚，阴气疾而阳气徐，阴气盛而阳气绝，故为唏。补足太阳，写足少阴。

黄帝曰：人之振寒者，何气使然？岐伯曰：寒气客于皮肤，阴气盛，阳气虚，故为振寒寒栗。补诸阳。

黄帝曰：人之噫者，何气使然？岐伯曰：寒气客于胃，厥逆从下上散，复出于胃，故为噫。补足太阴、阳明。

黄帝曰：人之嚏者，何气使然？岐伯曰：阳气和利，满于心，出于鼻，故为嚏。补足太阳荣、眉本。

黄帝曰：人之𩔞者，何气使然？岐伯曰：胃不实，则诸脉虚；诸脉虚，则筋脉懈惰；筋脉懈惰，则行阴用力，气不能复，故为𩔞。因其所在，补分肉间。

黄帝曰：人之哀而泣涕出者，何气使然？岐伯曰：心者，五藏六府之主也；目者，宗脉之所聚也，上液之道也；口鼻者，气之门户也。故悲哀愁忧则心动，心动则五藏六府皆摇，摇则宗脉感，宗脉感则液道开，液道开故泣涕出焉。液者，所以灌精濡空窍者也，故上液之道开则泣，泣不止则液竭，液竭则精不灌，精不灌则目无所见矣，故命曰夺精。补天柱经侠颈。

黄帝曰：人之太息者，何气使然？岐伯曰：忧思则心系急，心系急则气道约，约则不利，故太息以伸出之。补手少阴、心主、足少阳，留之也。

黄帝曰：人之涎下者，何气使然？岐伯曰：饮食者，皆入于胃，胃中有热则虫动，虫动则胃缓，胃缓则廉泉开，故涎下。补足少阴。

黄帝曰：人之耳中鸣者，何气使然？支伯曰：耳者，宗脉之所聚也，故胃中空则宗脉虚，虚则下，溜脉有所竭者，故耳鸣。补客主人、手大指爪甲上与肉交者也。

黄帝曰：人之自啮舌者，何气使然：岐伯曰：此厥逆走上，脉气辈至也。少阴气至则啮舌；少阳气至则啮颊；阳明气至则啮唇矣。视主病者，则补之。

凡此十二邪者，皆奇邪之走空窍者也。故邪之所在，皆为不足。故上气不足，脑为之不满，耳为之苦鸣，头为之苦倾，目为之眩；中气不足，溲便为之变，肠为之苦鸣；下气不足，则乃为痿厥心悗。补足外踝下，留之。

黄帝曰：治之奈何？岐伯曰：肾主为欠，取足少阴。肺主为哕，取手太阴、足少阴。唏者，阴与阳绝，故补足太阳，写足少阴。振寒者，补诸阳。噫者，补足太阴、阳明。嚏者，补足太阳、眉本。軃，因其所在，补分肉间。泣出，补天柱经侠颈，侠颈者，头中分也。太息，补手少阴、心主、足少阳，留之。涎下，补足少阴。耳鸣，补客主人、手大指爪甲上与肉交者。自啮舌，视主病者，则补之。目眩、头倾，补足外踝下，留之。痿厥、心悗，刺足大指间上二寸，留；一曰足外踝下，留之。

【解读】 黄帝闲暇之时，让左右的人避开，对岐伯说：我已经知道九针在医经上的记载，对论述阴阳经的逆顺走向，手足六经都已经讲完了，我还想了解一下你从别人的口述中得到的医学知识。岐伯离开座位，再行施礼后说：您问的好啊！这些知识都是先师口传给我的，黄帝说：我希望听听这些口传的医学知识。岐伯答道：各种疾病的发生大多由于风雨寒暑，房劳过度，喜怒不节，饮食不调，居处不适，以及严重的惊恐等原因。从而导致了血气分离，阴阳衰竭，经络闭塞，脉道不通，阴阳逆乱，卫气滞留，经脉空虚，气血循行紊乱，于是人体失去了正常状态。这些在古代医经文献上没有记载的病证，请让我来说明其道理及治疗方法吧。

黄帝问：人打呵欠，是什么原因引起的？岐伯回答说：卫气白天行于阳分，夜间行于阴分。阴气主夜主静，故入夜则多睡眠；阳气主升而向上，阴气主沉降而向下。人在夜晚要睡眠时候，阴气聚集于下，阳气还未全入阴分，阳引阴气向上，阴引阳气向下，阴阳上下相引，于是连连呵欠。等到阳气都入于阴分，而阴气盛时，就会闭目入睡；若天明阴气渐退而阳气盛时，人就醒了。对于这种情况，应泻足少阴肾经，补足太阳膀胱经。

黄帝问：人发生呃逆，是什么原因引起的？岐伯回答说：在正常情况下，饮食物入胃，经过胃的熟腐、脾的运化，将水谷精微上注到肺。现在胃已感受寒气，又新进饮食，寒邪与食滞都留于胃中，新进的饮食与原有的寒气两相扰乱，邪正相争，邪气与胃气相互搏结而同时上逆，从胃中倒行而出，所以发生呃逆。治疗时，应补手太阴肺经，泻足少阴肾经。

黄帝问：人发生哀叹，是什么原因引起的？岐伯回答说：这是由于阴气盛而阳气虚，阴气运行疾速而阳气运行缓慢，甚至阴气过盛而阳气衰微，所以发生哀叹。治疗时，应补足太阳经，泻足少阴经。黄帝问：人发冷战抖，是什么原因引起的？岐伯回答说：由于寒邪侵入皮肤，阴寒之气偏盛，体表阳气偏虚，所以出现发冷、战抖的症状。治疗时，当采用温补各阳经的方法。

黄帝说：人发生嗳气，是什么原因引起的？岐伯回答说：寒邪侵入胃中，厥逆之气从下向上运行，再从胃中而出，所以就出现嗳气。治疗时，应该补足太阴脾经和足阳明胃经。

黄帝说：人打喷嚏，是什么原因引起的？岐伯回答说：阳气和利，布满心胸而上出于鼻，成为喷嚏。治疗时应补足太阳荥穴通谷，以及眉根部的攒竹穴。

黄帝问：人发生全身无力，疲困懈惰，是什么原因引起的？岐伯回答说：胃气虚，不能供给各经脉以充足的营养，以致各经脉皆虚；各经脉皆虚，就会导致筋脉懈惰无力；筋脉懈惰，若再强力入房，则元气不能恢复，于是就发生了懈惰无力的軃证。治疗时，应根据病变发生的所在部位，在分肉间施以补法。

黄帝问：人因悲哀而涕泪皆出，是什么原因引起的？岐伯回答说：心是五脏六腑的主宰；眼睛是众多经脉聚会的地方，也是津液由上而外泄的道路；口和鼻是气出入的门户。人的悲哀忧愁等情志变化，首先刺激心神，心神不安则影响到其他脏腑和经脉，从而使眼及鼻的液道开张，涕泪就由此而出。人体的津液，有渗灌精微物质濡养空窍的作用，所以在上的液道开张就流泪，哭泣不止则精液耗竭，而不能灌输精微以濡养空窍，所以目无所见，这叫做"夺精"。治疗时应补足太阳经在后项部的天柱穴。

黄帝问：人有叹气，是什么原因引起的？岐伯回答说：忧愁思虑则心系急迫，心系急迫就约束气道，气道被约则呼吸不利，所以不时作深呼吸以伸展其气。治疗时，应补手少阴经、手厥阴经、足少阳经，采用留针的方法。

黄帝问：人流口涎，是什么原因引起的？岐伯回答说：饮食入胃，若胃中有热，寄生虫因热而蠕动，致使胃气弛缓，胃缓则舌下廉泉开张而流口涎。治疗时，应补足少阴肾经。

黄帝问：人发生耳鸣，是什么原因引起的？岐伯回答说：耳是众多经脉集聚之处，如胃中空虚，水谷精气供给不足，则众脉必虚，众脉虚则清阳不升，精微不得上荣，上行入耳的经脉气血不充而有耗竭的趋势，所以耳中鸣响。治疗时，应在足少阳胆经的客主人穴，及位于手大指爪甲角的手太阴肺经少商穴施以补法。

　　黄帝问：人有时自咬其舌，是什么原因引起的？岐伯回答说：这是由于厥逆之气上升，影响各经脉，经脉之气分别上递所致。如少阴脉气上逆，就会咬舌；少阳脉气上逆，就会咬颊部；阳明脉气上逆就会咬口唇。治疗时，应视其被咬的部位所属经脉，而施行补法。

　　上述十二种病证，都是奇邪侵入孔窍造成的。而邪气所以能侵害这些部位，都是由于正气不足。凡上部正气不足，则脑髓不充，耳中鸣响，头觉倾斜，两目昏眩；中部正气不足，就会出现二便失调，腹中肠鸣；下部正气不足，就会出现两足痿弱无力或厥冷，心胸满闷。治疗时，补足太阳经位于足外踝后部的昆仑穴，并用留针法。

　　黄帝问：上述各病证，该怎样治疗呢？岐伯回答说：肾主呵欠，治疗宜取足少阴肾经；肺主呃逆，治疗宜取手太阴肺经及足少阴肾经；哀叹是由于阴盛阳衰，所以要补足太阳膀胱经、泻足少阴肾经；发冷战抖，宜补各阳经；嗳气，宜补足太阴脾经和足阳明胃经；喷嚏，宜补足太阳膀胱经的攒竹穴；肢体懒惰无力，应根据发病部位，补分肉间；哭泣涕泪俱出的，宜补位于项后中行宜补足少阴肾经；耳鸣，宜补足少阴胆经的客主人穴，以及位于手大指爪甲角部的手太阴肺经的昆仑穴，用留针法；肢痿无力而厥冷，心胸室闷的，宜刺足大趾本节后二寸处，用留针法，另有治此病用针刺足外踝后的昆仑穴，也用留针法。

·卷七·

师传第二十九

【原文】　黄帝曰：余闻先师，有所心藏，弗著于方。余愿闻而藏之，则而行之，上以治民，下以治身，使百姓无病，上下和亲，德泽下流，子孙无忧，传于后世，无有终时，可得闻乎？岐伯曰：远乎哉问也。夫治民与自治，治彼与治此，治小与治大，治国与治家，未有逆而能治之也，夫惟顺而已矣。顺者，非独阴阳脉论气之逆顺也，百姓人民，皆欲顺其志也。

【解读】　黄帝说：我听说先师有一些学习心得，没有在著作之中记载下来，我想知道这些心得，把它牢牢记住，作为准则来加以奉行，这样既可治疗别人的疾病，又可以作自己医疗保健的参考，使百姓都不受疾病的痛苦，上下亲和愉快，把这个好处遗给后人，让子子孙孙不因疾病而忧虑，让后世无休止地把这经验永远流传，我可以听你讲讲这些心得吗？岐伯说：你提到的问题真够深远啊！不论治民、治身，治彼、治此，治理小范围的问题还是大范围的问题，治国还是理家，没有倒行逆施可以治理好的，只有顺应客观规律，才能行得通呀。所谓顺，并不单纯指医学上的阴阳、经脉、气血的逆顺，就连政治方面的问题也是如此，对待官员和普通的老百姓，也都应该顺应他们意志的。

【原文】　黄帝曰：顺之奈何？岐伯曰：入国问俗，入家问讳，上堂问礼，临病人问所便。黄帝曰：便病人奈何？岐伯曰：夫中热消瘅则便寒；寒中之属则便热。胃中热则消谷，令人县心善饥，脐以上皮热；肠中热则出黄如糜，脐以下皮寒。胃中寒，则热则胀而且泄；胃中热、肠中寒则疾饥，小腹痛胀。

【解读】　黄帝说：怎样做才算是顺呢？岐伯说：到了一个国家，要先了解当地的风俗习惯，到了一个家庭，要先了解人家有什么忌讳，进到正室里，要问清礼节，临证时，要问清病人的恶欲，借以确定疾病的性质。黄帝说：怎样通过了解病人的喜好来了解疾病的性质？岐伯说：因内热而致多食易饥的消瘅病，病人欲寒，得寒则舒；属于寒邪内侵一类的病，病人欲热，得热则舒；胃中有热；则谷食易化而常有饥饿感，胃脘空虚难忍。脐以上的腹部发热；肠中积热，则排泄黄色的稀粥样的粪便，脐下小腹部发热。胃中寒，则出现腹胀；肠中寒，则肠鸣、便泄、粪便中有没经消化的谷食。胃中寒、肠中热的寒热错杂证，则见腹胀而且便泄；胃中热、肠中寒的错杂证则易饥而又小腹胀痛。这些都可作判定疾病性质的参考。

【原文】　黄帝曰：胃欲寒饮，肠欲热饮，两者相逆，便之奈何？且夫王公大人，血食之君，骄恣从欲，轻人而无能禁之，禁之则逆其志，顺之则加其病，便之奈何？治之何先？岐伯曰：人之情，莫不恶死而乐生，告之以其败，语之以其善，导之以其所便，开之以其所苦，虽有无道之人，恶有不听者乎？

【解读】 黄帝说：胃中有热的欲得寒饮，肠中有寒的欲得热饮，本身的病在性质上就互相矛盾，怎样做才能适应病人的需要？还有那些高官厚禄，养尊处优，整天吃着膏粱厚味的大人们，骄傲自大，恣意妄行，他们看不起人，受不得一点约束，医生的嘱咐，若一定让他去遵守，就会违逆了他的情志，但若任从他的欲望，却会加重其病情，在这个时候，如何措置才算得宜呢？岐伯说：愿意活而不愿意死，这是人之常情，遇有上述情况，应对病人进行说服和开导，告诉他不遵医嘱的危害，说清楚遵从医嘱对恢复健康的好处，同时诱导病人创造适宜治愈疾病所需的条件，让他明白不适应病情将会有更大的痛苦，这样做了之后，即使有不通情理的人，哪里还会听不进去呢？

【原文】 黄帝曰：治之奈何？岐伯曰：春夏先治其标，后治其本；秋冬先治其本，后治其标。黄帝曰：便其相逆者奈何？岐伯曰：便此者，食饮衣服，亦欲适寒温，寒无凄怆，暑无出汗。食饮者，热无灼灼，寒无沧沧，寒温中适，故气将持，乃不致邪僻也。

【解读】 黄帝说：怎样治疗呢？岐伯说：春夏之时，应先治其在外的标病，后治其在内的本病，因此时人体适应天时而阳气生发向外；秋冬之时，应先治其在内的本病，后治其在外的标病，因此时人体适应天时而精气收敛闭藏。黄帝说：对那种意志与病情矛盾的情况如何措置才算适宜？岐伯说：顺应这样的病人，在饮食衣服方面，也应注意使他寒温适中，天冷时，衣服要加厚，不要着凉，天热时，衣服要单薄，不要使他热得出汗，饮食也不要过冷过热。寒热适中，病人正气就能支持不愈，邪气就不能进一步侵害了。

【原文】 黄帝曰：本脏以身形支节䐃肉，候五脏六腑之小大焉。今夫王公大人，临朝即位之君而问焉，谁可扪循之而后答乎？岐伯曰：身形支节者，脏腑之盖也，非面部之阅也。黄帝曰：五脏之气，阅于面者，余已知之矣，以肢节知而阅之奈何？岐伯曰：五脏六腑者，肺为之盖，巨肩陷咽，候见其外。黄帝曰：善。岐伯曰：五脏六腑，心为之主，缺盆为之道，骺骨有余，以候䯏骭。黄帝曰：善。岐伯曰：肝者主为将，使之候外，欲知坚固，视目小大。黄帝曰：善。岐伯曰：脾者，主为卫，使之迎粮，视唇舌好恶，以知吉凶。黄帝曰：善。岐伯曰：肾者主为外，使之远听，视耳好恶，以知其性。黄帝曰：善。愿闻六腑之候。

【解读】 黄帝说：本脏篇中说到根据人的形体、四肢、关节、䐃肉等的情况，可以测知五脏六腑的大小。但是若当朝的统治者和王公大人们想知道自己的身体情况，医生又不能随便地按扪抚摸加以检查，那怎么回复他们呢？岐伯答说：身形肢节，覆盖在五脏六腑的外部而与内脏有一定的关系，观察这些，确实可以知道内脏的情况，但观察身形肢节并不像观望面色以察五脏精气虚实那样的简单。黄帝说：从面部色泽来察知五脏精气的盛衰，这些道理，我已经懂得了。但从肢节形体的表现来察知内脏的情况究竟是怎样的？岐伯说：肺位最高，为五脏六腑之华盖，根据肩部的上下动态，咽部的升陷情况，可以推测肺的虚实。黄帝说：对。岐伯继续说：心为五脏六腑的主宰，缺盆为血脉的通路，观察缺盆两旁的肩端骨距离远近，再配合观察胸骨剑突的长短等，可以测知心脏的小大坚脆等情况。黄帝说：好。岐伯说：肝为将军之官，开窍于目，欲知肝脏的坚固情况，可以看眼睛的大小。黄帝说：对。岐伯说：脾主水谷精微的运化和输布，从而充实人体卫外能力，它的强弱，直接表现在食欲方面，所以了解唇舌口味的好坏，可以知道脾脏的虚实和脾病的吉凶。黄帝说：对。岐伯又说：肾脏的功能，表现在外的就是人的听觉，因肾开窍于耳，根据耳的听力的强弱，就可判断肾脏的虚实。黄帝说：好。希望再听你讲一下测候六腑的方法。

【原文】 岐伯曰：六腑者，胃为之海，广胲，大颈，张胸，五谷乃容。鼻隧以长，以候大肠，唇厚，人中长，以候小肠。目下果大，其胆乃横。鼻孔在外，膀胱漏泄。鼻柱中央起，三焦乃约，此所以候六腑者也。上下三等，脏安且良矣。

【解读】 岐伯说：六腑的测候方法是这样的：胃为水谷之海，若颊部肌肉丰满，颈部粗壮，胸部开阔，胃容纳水谷的量就多。鼻道是否深长，可测知大肠的状况。口唇的厚薄，人中的长短，可测候小肠。下眼胞大，胆气就强。鼻孔掀露于外，则膀胱易于漏泄。鼻梁高起的，三焦正常。这就是测候六腑的一般情况。面部的上、中、下三个部位距离相等的，一般说来，内脏是安好的。

决气第三十

【原文】 黄帝曰：余闻人有精、气、津、液、血、脉，余意以为一气耳，今乃辨为六名，余不知其所以然。岐伯曰：两神相搏，合而成形，常先身生，是谓精。何谓气？岐伯曰：上焦开发，宣五谷味，熏肤充身泽毛，若雾露之溉，是谓气。何谓津？岐伯曰：腠理发泄，汗出溱溱，是谓津。何谓液？岐伯曰：谷入气满，淖泽注于骨，骨属屈伸，泄泽补益脑髓，皮肤润泽，是谓液。何谓血？岐伯曰：中焦受气取汁，变化而赤，是谓血。何谓脉？岐伯曰：壅遏营气，令无所避，是谓脉。

【解读】 黄帝说：人的精、气、津、液、血、脉，我认为都是一气所生，现在把它分为六种名称，我不懂这是怎么回事。岐伯说：男女交合之后，可以产生新生命，在形体出现之前形成的物质叫做精。黄帝问：什么是气？岐伯答：上焦将饮食精微宣发布散到全身各部，以温煦皮肤，充实形体，润泽毛发，像雾露灌溉着各种生物一样，这就叫做气。黄帝问：什么叫做津？岐伯说：肌腠疏泄，流出大量的汗液，这汗液就叫做津。黄帝问：什么叫做液？岐伯说：水谷入胃以后，化生精微，向全身布散，使全身精气充满，渗润骨髓，使骨骼关节屈伸自如，流泄润泽于脑，以补益脑髓，渗润皮肤，使皮肤滑润，这渗润于骨、脑和皮肤的精微物质就称为液。黄帝问：什么叫做血？岐伯说：中焦脾胃消化了饮食物，其中精微物质，经气化作用变成红色液体，这就叫做血。黄帝问：什么叫做脉？岐伯说：限制营血，使其不向外流溢的管道，就叫做脉。

【原文】 黄帝曰：六气者，有余不足，气之多少，脑髓之虚实，血脉之清浊，何以知之？岐伯曰：精脱者，耳聋；气脱者，目不明；津脱者，腠理开，汗大泄；液脱者，骨属屈伸不利，色夭，脑髓消，胫痠，耳数鸣；血脱者，色白，夭然不泽；脉脱者，其脉空虚，此其候也。

【解读】 黄帝问：上述精、气、津、液、血、脉六气的有余不足，气的多少，脑髓的虚实，血脉的清浊等，怎样知道呢？岐伯答：精虚的，会发生耳聋；气虚的，眼睛看不清东西；津虚的，腠理开泄，大量出汗；液虚的，骨骼连接处的关节屈伸不利，面色枯槁不润，脑髓不充满，小腿发痠，时作耳鸣等；血虚的，肤色苍白枯槁；脉脱的，脉道空虚下陷，从这些方面就可以了解六气的有余不足等问题。

【原文】 黄帝曰：六气者，贵贱何如？岐伯曰：六气者，各有部主也，其贵贱善恶，可为常主，然五谷与胃为大海也。

【解读】 黄帝问：六气的重要性各有什么不同？岐伯说：六气都分别有它自己的统领的脏器，所以它们在人体中的重要性以及正常失常等，都因这些固定的主管脏器的情况而定。虽然如此，但六气都由五谷精微所化生，而这些精微又都化生于胃，所以胃是这六气化生的源泉。

肠胃第三十一

【原文】 黄帝问于伯高曰：余愿闻六腑传谷者，肠胃之小大长短，受谷之多少余何？伯高曰：请尽言之，谷所从出入浅深远近长短之度：唇至齿长九分，口广二寸半，齿以后至会厌，深三寸半，大容五合；舌重十两，长七寸，广二寸半；咽门重十两，广一寸半，至胃长一尺六寸；胃纡曲屈，伸之，长二尺六寸，大一尺五寸，径五寸，大容三斗五升；小肠后附脊，左环回周迭积，其注于回肠者，外附于脐上，回运环反十六曲，大二寸半，径八分分之少半，长三丈二尺；回肠当脐，右环回周叶积而下，回运环反十六曲，大四寸，径一寸寸之少半，长二丈一尺；广肠傅脊，以受回肠，左环叶积上下，辟大八寸，径二寸寸之大半，长二尺八寸。肠胃所入至所出，长六丈四寸四分，回曲环反，三十二曲也。

【解读】 黄帝问伯高说：我想了解一下六腑中负责饮食物消化传导的器官肠胃等的大小、长短、受盛水谷的多少是怎样的？伯高说：请让我详细地谈谈从饮食物入口一直到废物的排出，所经过的所有消化道的深浅、远近、长短等情况：自唇到牙齿长九分，口的宽度是二寸半，从牙齿之后到会厌，深三寸半，整个口腔可容五合的食物；舌的重量为十两，长七寸，宽二寸；咽门重十两，宽一寸半；自咽门到胃为一尺六寸；胃体是弯曲的，伸直了长二尺六寸，周围长一尺五寸，直径五寸，容积二斗五升；小肠的后部附于脊部，从左向右环绕堆迭，下接回肠，外附于脐之上方，共有十六个弯曲，周围二寸半，直径不到八分半，长三丈二尺；回肠在脐部开始向右环绕而重迭，也有十六个弯曲，周围四寸，直径不到一寸半，长两丈一尺；广肠附着于脊部，接受回肠的内容物，向左环绕盘迭脊部上下，周围八寸，直径二寸半有余，长二尺八寸。整个消化道从食物入口算起直到糟粕排出，总长六丈四寸四分，有弯曲的地方三十二处。

平人绝谷第三十二

【原文】 黄帝曰：愿闻人之不食，七日而死何也？伯高曰：臣请言其故。胃大一尺五寸，径五寸，长二尺六寸，横屈，受水谷三斗五升，其中之谷常留二斗，水一斗五升而满。上焦泄气，出其精微，慓悍滑疾，下焦下溉诸肠。小肠大二寸半，径八分分之少半，长三丈二尺，受谷二斗四升，水六升三合之大半。回肠大四寸，径一寸寸之少半，长二丈一尺，受谷一斗，水七升半。广肠大八寸，径二寸寸之大半，长二尺八寸，受谷九升三合八分合之一。肠胃之长，凡五丈八尺四寸，受水谷九斗二升一合合之大半，此肠胃所受水谷之数也。平人则不然，胃满则肠虚，肠满则胃虚。更虚更满，故气得上下，五藏安定，血脉和利，精神乃居。故神者，水谷之精气也。故肠胃之中，当留谷二斗，水一斗五升。故平人日再后，后二升半，一日中五升，七日五七三斗五升，而留水谷尽矣。故平人不食饮七日而死者，水谷精气津液皆尽故也。

【解读】 黄帝说：希望听听一般人不吃食物，七天就会死亡，这是什么缘故？伯高说：让我讲讲其中的道理吧！胃周长一尺五寸，直径五寸，长二尺六寸，横置屈曲于腹部，可以容纳水谷三斗五升，其中二斗物、一斗五升水液胃就充满了。通过上焦布散精气，将饮食物的精微散布营养全身，其中一部分为运行快速滑利的卫气，其余的向下焦传入肠中。小肠周长二寸半，直径八分又三分之一，长三丈二尺，能容纳谷物二斗四升，水六升三合又三分之二合。回肠周长四寸，直径一寸又三分之一，长二丈一尺，能容纳谷物一斗，水七升半。直肠周长八寸，直径二寸又三分之二，长二尺八寸，能容纳谷物九升三合又八分之一合。肠胃的总长度，计五丈八尺四寸，能容纳水谷九斗二升一合又三分之二合，这就是肠胃能够容纳水谷的数量。但人平时并不是这样，因为当胃中充满水谷时，肠中是空虚的，当水谷注满到肠中时，则胃中又空虚了。肠胃交替地虚和满，所以气机才能上下通达，五脏功能就会正常，血脉运行通利，精神才能健旺。所以说神就是水谷之精气所化生而成的。由于肠胃之内，经常存留谷物二斗，水一斗五升，因而一般健康人，每天排便二次，每次排出二升半，一天就排便五升，七天则能排便三斗五升，这样就会将肠胃里所存留的水谷完全排尽。所以一般人如果七天不进饮食，就会死亡，这是由于水谷精气津液都已竭尽的缘故。

海论第三十三

【原文】　黄帝问于岐伯曰：余闻刺法于夫子，夫子之所言，不离于营卫血气。夫十二经脉者，内属于府藏，外络于肢节，夫子乃合之于四海乎？岐伯答曰：人亦有四海、十二经水。经水者，皆注于海，海有东、西、南、北，命曰四海。

黄帝曰：以人应之奈何？岐伯曰：人有髓海，有血海，有气海，有水谷之海。凡此四者，以应四海也。

黄帝曰：远乎哉！夫子之合人天地四海也，愿闻应之奈何？岐伯答曰：必先明知阴阳、表里、荥输所在，四海定矣。

黄帝曰：定之奈何？岐伯曰：胃者，水谷之海，其输上在气街，下至三里。冲脉者，为十二经之海，其输上在于大杼，下出于巨虚之上下廉。膻中者，为气之海，其输上在于柱骨之上下，前在于人迎。脑为髓之海，其输上在于其盖，下在风府。

黄帝曰：凡此四海者，何利何害？何生何败？岐伯曰：得顺者生，得逆者败；知调者利，不知调者害。

黄帝曰：四海之逆顺奈何？岐伯曰：气海有余者，气满胸中，悗息，面赤；气海不足，则气少不足以言。血海有余，则常想其身大，怫然不知其所病；血海不足，亦常想其身小，狭然不知其所病。水谷之海有余，则腹满；水谷之海不足，则饥不受谷食。髓海有余，则轻劲多力，自过其度；髓海不足，则脑转耳鸣，胫痠眩冒，目无所见，懈怠安卧。黄帝曰：余已闻逆顺，调之奈何？岐伯曰：审守其输，而调其虚实，无犯其害。顺者得复，逆者必败。帝曰：善。

【解读】　黄帝问岐伯道：你讲刺法时，总是离不开营卫气血。人体中运行营卫气血的十二经脉，在内联属于五脏六腑，在外联络于肢体关节，你能把它们与四海联系起来吗？岐伯回答说：人体也有四海和与十二经脉相应的十二经水，经水都留注于海中，自然界有东、南、西、北四个海，因此将其称为四海。

黄帝说：人体是怎样与四海相应的呢？岐伯说：人体有髓海、血海、气海、水谷之海，这四海与自然界的四海相应。

黄帝说：这实在是一个很精深的问题，你把人身的四海与自然界的四海联系在一起，他们是怎样相应的呢？岐伯回答说：必须先明确人身的阴阳、表里及经脉荥、输穴等的分布情况，才可以确定人身的四海。

黄帝说：怎样确定四海及经脉重要穴位的位置呢？岐伯说：胃受纳水谷，故为水谷之海。胃的气血所输注的重要穴位，在上为气冲穴，在下为足三里穴；冲脉与十二经联系密切，故为十二经之海。冲脉的气血所输注的重要穴位，在上为大杼穴，在下为上巨虚和下巨虚；膻中是宗气汇聚的地方，所以称为气海。膻中的气血所输注的重要穴位，在上部为天柱骨上的痖门穴和天柱骨下的大椎穴，在前面的有人迎穴；脑中充满髓液，所以脑为髓，脑的气血所输注的重要穴位，在上部脑盖中央的百会穴，在下为风府穴。

黄帝说：这四海，怎样滋助和损害人体呢？又是怎样促进和耗败生命活动的呢？岐伯说：如人身四海功能正常，生命力就旺盛；若四海功能失常，人的生命活动就会减弱。调养四海，就有利于身体健康，不善于调养四海，身体就会遭受损害。

黄帝说：四海的正常和反常情况是怎样的呢？岐伯说：如人的气海邪气有余，就会出现胸中满闷，呼吸急促，面色红赤的症状；如气海正气不足，就会出现气少而说话无力。如人的血海邪气有余，就会常常感到自己身体庞大，郁闷不舒，但又不知道有什么病。若人的水谷之海邪气有余，就会得腹满的病；如水谷之海正气不足，就会出现饥饿但却不欲进食的症状。如髓海邪气有余，动作就会表现为过于轻快有力，行动无度；髓海正气不足，就会出现头晕眩、耳鸣、目眩、腿酸软无力、目盲，周身懈怠懒动，常欲安卧等症状。

黄帝说：又怎样治疗四海的疾病呢？岐伯说：应诊察四海输注的各个要穴，并调节它们的虚实，但不要违反虚补、实泻的治疗原则，以免造成严重的后果。按照这条原则去治疗，就能使身体康复，否则，就会有死亡的危险。

黄帝说：讲得真好！

五乱第三十四

【原文】　黄帝曰：经脉十二者，别为五行，分为四时，何失而乱？何得而治？岐伯曰：五行有序，四时有分，相顺则治，相逆则乱。

【解读】　人的十二经脉分属于五行，并和四时变化密切相应，怎样就会引起失调而功能紊乱？怎样就能达到正常？岐伯说：木、火、土、金、水五行的生克各有一定的秩序，春夏秋冬四季变化，也各有一定的规律，人的经脉气血的活动与五行、四时的变化规律相符合，相适应，就会正常；相违背，就会功能反常和紊乱。

【原文】　黄帝曰：何谓相顺而治？岐伯曰：经脉十二者，以应十二月。十二月者，分为四时。四时者，春秋冬夏，其气各异，营卫相随，阴阳已和，清浊不相干，如是则顺之而治。

【解读】　黄帝说：什么叫相顺而治？岐伯说：人身的十二经脉，与一年的十二个月份相应。十二个月又分为四季，也就是春夏秋冬，这四季气候各不相同，人体与其相适应，也有相应的差别。如果在这自然变化的影响之下，营卫之气内外相随，运行有序，阴阳协调，清浊的升降也互不干犯，这就适应了自然而达到经脉功能正常，叫做相顺而治。

【原文】　黄帝曰：何谓相逆而乱？岐伯曰：清气在阴，浊气在阳，营气顺脉，卫气逆行，清浊相干，乱于胸中，是谓大悗。

【解读】　黄帝说：什么叫做相逆而乱？岐伯说：清阳之气应上升，居于上部外部，浊阴之气应沉降，居于下部和内部，若清气不能升散，而反居于下部和内部，浊气不能沉降而反居于上部和外部，这就是经气逆乱的表现。营气顺脉而行，而卫气的循行却不按常规，这和上面说的情况一样，都属于清浊混淆、阴阳紊乱。乱于胸中的，则使人十分烦闷。

【原文】　故气乱于心，则烦心密嘿，俯首静伏；乱于肺，则俯仰喘喝，接手以呼；乱于肠胃，则为霍乱；乱于臂胫，则为四厥；乱于头，则为厥逆，头重眩仆。

【解读】　气乱于心，则心神烦躁，沉默少言，垂头无力而懒动；气乱于肺，则呼吸不利，气喘喝喝，俯仰不安，两手交叉于胸部以呼气；气乱于肠胃，则成上吐下泻、升降失常的霍乱症；气乱于四肢，会造成四肢厥冷；气乱于头，就会发生气逆上冲，头重脚轻，眩晕仆倒的病症。

【原文】 黄帝曰：五乱者，刺之有道乎？岐伯曰：有道以来，有道以去，审知其道，是谓身宝黄帝曰：善。愿闻其道。岐伯曰：气在于心者，取之手少阴、心主之输；气在于肺者，取之手太阴荥、足少阴输；气在于肠胃者，取之足太阴、阳明，不下者，取之三里；气在于头者，取之天柱、大杼，不知，取足太阳荥输；气在于臂足，取之先去血脉，后取其阳明、少阳之荥输。

【解读】 黄帝说：对五乱的病症，针刺时有一定规律吗？岐伯说：疾病的发生发展是有规律的，它的祛除也有一定的规律可循，探明疾病发生发展以及治疗的规律，这时保持正常的生命机能是十分宝贵的。黄帝说：好。想听你讲讲治疗方面的规律。岐伯说：气乱于心的，应刺治手少阴心经的俞穴神门和手厥阴心包经的俞穴大陵；气乱于肺的，应刺治手太阴肺经的荥穴鱼际和足少阴肾经的俞穴太溪；气乱于肠胃的，应刺治足太阴脾经和足阳明胃经，如不愈，可再刺足三里穴；气乱于头的，应刺治足太阳膀胱经的天柱和大杼穴，如不愈，可再刺足太阳膀胱经的荥穴通谷和该经的俞穴束骨；气乱于臂足四肢的，如局部有血瘀现象，应先刺破瘀血的脉络，然后取手阳明大肠经的荥穴二间、俞穴三间，以及手少阳三焦经的荥穴液门、俞穴中渚治疗手臂的病患，取足阳明胃经的荥穴内庭、俞穴陷谷，以及足少阳胆经的荥穴侠溪、俞穴临泣治疗足胫的病患。

【原文】 黄帝曰：补泻奈何？岐伯曰：徐入徐出，谓之导气。补泻无形，谓之同精。是非有余不足也，乱气之相逆也。黄帝曰：允乎哉道，明乎哉论，请著之玉版，命曰治乱也。

【解读】 黄帝说：补泻的手法是怎样的？岐伯说：慢进针，慢出针，这种手法叫做导气，也就是引导和归顺经气使其正常，使扶正祛邪的调整作用，在不施明显的补泻手法的情况下发挥出来，这叫做同精，因为上述五乱病既不是有余的实证，也不是不足的虚证，只是气机逆乱，所以采用这样的方法。黄帝说：这些论述的确是十分恰当的，上面的分析也真是明白确切，请把这些记在玉版上，就叫做治乱吧。

胀论第三十五

【原文】 黄帝曰：脉之应于寸口，如何而胀？岐伯曰：其脉大坚以涩者，胀也。黄帝曰：何以知脏腑之胀也？岐伯曰：阴为脏，阳为腑。黄帝曰：夫气之令人胀也，在于血脉之中耶？脏腑之内乎？岐伯曰：三者皆存焉，然非胀之舍也。黄帝曰：愿闻胀之舍。岐伯曰：夫胀者，皆在于脏腑之外，排脏腑而郭胸胁，胀皮肤，故命曰胀。

【解读】 黄帝说：在寸口出现什么脉象是有胀病？岐伯说：脉象表现大、坚而又涩滞的，就是有胀病。黄帝说：怎样知道胀在脏还是胀在腑呢？岐伯说：出现了阴脉是胀在脏，出现了阳脉是胀在腑。黄帝说：气的失常可以使人发生胀病，它的发病是在血脉之中呢，还是在脏腑里面？岐伯说：血脉、脏、腑都有不正常的气，但这不是胀病的发病部位。黄帝说：想听你讲一下胀病的发病部位。岐伯说：胀气的发病，都在脏腑之外，向内排压脏腑，向外开张胸胁，使人皮肤发胀，所以称为胀病。

【原文】 黄帝曰：脏腑之在胸胁腹里之内也，若匣匮之藏禁器也，各有次舍，异名而同处，一域之中，其气各异，愿闻其故。岐伯曰：夫胸腹者，脏腑之郭也。膻中者，心主之宫城也。胃者，太仓也。咽喉小肠者，传送也。胃之五窍者，闾里门户也。廉泉玉英者，津液之道也。故五脏六腑，各有畔界，其病各有形状。营气循脉，卫气逆为脉胀，卫气并脉，循分为肤胀。三里而泻，近者一下，远者三下，无问虚实，工在疾泻。

【解读】 黄帝说：脏腑居于胸胁腹腔之内，就像贵重的东西收藏在匣柜中一样，而在胸腹内的脏器，都有一定的部位，既有不同的名称，又各有不同的功能，其发生胀病也有不同的表现，请你讲一下这方面的道理。岐伯说：胸腹为脏腑的外廓，膻中是心脏的宫城，胃是贮存水谷的仓廪，咽部和小肠是食物传送的道路，消化道的咽门、贲门、幽门、阑门、魄门这五个关卡，称为胃的五窍，就如里巷中的门户一样。廉泉、玉英，是津液的通路。五脏六腑各有其固定的位置界线，它们的病状也有不同的表现。若营气在脉内正常循行而卫气在脉外逆行，就会发生脉胀，卫气并入脉中，循行于分肉之间，就会发生肤胀。治疗时应取足阳明胃经的三里穴，施用泻法，若胀的部位离穴位较近，一次即可，若较远，需针治三次。不问虚实，胀病初起时都宜赶快施用泻法，以治其标。

【原文】 黄帝曰：愿闻胀形。岐伯曰：夫心胀者，心短气，卧不安。肺胀者，虚满而喘咳。肝胀者，胁下满而痛引小腹。脾胀者，善哕，四肢烦悗，体重不能胜衣，卧不安。肾胀者，腹满引背央央然，腰髀痛。六腑胀：胃胀者，腹满，胃脘痛，鼻闻焦臭，妨于食，大便难。大肠胀者，肠鸣而痛濯濯，冬日重感于寒，则飧泄不化。小肠胀者，少腹膜胀，引腰而痛。膀胱胀者，少腹满而气癃。三焦胀者，气满于皮肤中，轻轻然而不坚。胆胀者，胁不痛胀，口中苦，善太息。凡此诸胀者，其道在一，明知逆顺，针数不失。泻虚补实，神去其室，致邪失正，真不可定，粗之所败，谓之夭命。补虚泻实，神归其室，久塞其空，谓之良工。

【解读】 黄帝说：我想听你讲一下胀病的表现。岐伯说：心胀病，心烦气短，睡卧不宁。肺胀病，呼吸无力而胸中满胀，喘促咳逆。肝胀病，胁下胀满疼痛而牵引少腹。脾胀病，多呃逆，四肢闷胀不舒，身体重滞，连衣服都觉沉甸甸的，同时睡眠不安定。肾胀病，腹胀满，牵引到背部闭闷不舒，腰髀部感到疼痛。六腑的胀病：胃胀病，腹部胀满而胃脘疼痛，鼻中常闻到焦臭的气味，妨碍正常的食欲，大便也不通畅。大肠胀病，肠鸣濯濯有声而腹痛，若冬季再受寒，就会出现完谷不化的飧泄。小肠胀病，少腹胀满，牵引腰部作痛。膀胱胀病，少腹满而小便不利。三焦胀病，气充满在皮肤里面，胀满虚浮，按之空软。胆胀病，胁下胀痛，口苦，常作深长的呼吸而发出叹息的声音。上述有关脏腑的胀病，其发生与治疗都有共同的规律，只要明确了气血运行逆顺的道理并正确恰当地运用针刺技术，就能够治愈。如果虚证用了泻法，实证用了补法，治不对症，神气就要耗散，真气就不能安定，身体就受损伤，容易使人夭折性命，这种治疗上的失当，是粗浅的医术所造成的恶果；如能正确做到补虚泻实，就可达到神气内守，肉腠致密，很快恢复健康，若平时就能让人保养神气，使经脉内腠充实就不会有厥逆发生，这样的人就可以称为优秀的医生。

【原文】 黄帝曰：胀者焉生？何因而有？岐伯曰：卫气之在身也，常然并脉循分肉，行有逆顺，阴阳相随，乃得天和，五脏更始，四时循序，五谷乃化。然后厥气在下，营卫留止，寒气逆上，真邪相攻，两气相搏，乃合为胀也。黄帝曰：善。何以解惑？岐伯曰：合之于真，三合而得。帝曰：善。

【解读】 黄帝说：胀病是怎样发生的？什么原因导致胀的病变？岐伯说：卫气在人体内，常依傍着经脉而循行于分肉之间，其循行有逆顺的不同，营卫之气在脉内脉外相随顺，则与天地间阴阳的规律相合，五脏的经气输注运转，就像四季变化一样有一定次序，这样，生命机能就能正常发挥，饮食物也可以正常地消化吸收。若阴阳不相随顺，营卫之气循行紊乱，气逆于下，则易为寒邪所凑，营卫便不能正常流通而凝涩，寒气上逆，邪气与正气相搏结，这就形成了胀病。黄帝说：对。能否说的更明白些？岐伯说：确切地说，就是邪气乘营卫之气的逆乱而侵入人体，与正气相搏结，分别存在于血脉、五脏、六腑这三个地方。黄帝说：好！

【原文】 黄帝问于岐伯曰：胀论言无问虚实工在疾泻，近者一下，远者三下。今有其三而不下者，其过焉在？岐伯对曰：此言陷于肉肓而中气穴者也。不中气穴，则气内闭；针不陷肓，则气不行，上越中肉，则卫气相乱，阴阳相逐。其于胀也，当泻不泻，气故不下，三而不下，必更其道，气下乃止，不下复始，可以万全，乌有殆者乎？其于胀也，必审其脉，当泻则泻，当补则补，如鼓应桴，恶有不下者乎？

【解读】 黄帝问岐伯说：前面说到，胀病初起，不问虚实，都应迅速采取泻法针治，离病位较近的针泻一次，离病位较远的针泻三次，即可获愈，但是现有连续针泻三次而无效的，到底它的原因在哪里呢？岐伯回答说：前面提到的针泻一次或针泻三次都可以全愈的说法，是指针刺时确能深到肌肉的空隙，而刺中了气血输注的穴位而言。若没有刺入肌肉的空隙并刺中穴位，则经气仍不能畅行，邪气仍旧闭留在内，甚至上越，妄中肌肉，则卫气更会逆乱，营卫阴阳之气相互争逐排斥而不随顺，对于胀病而言，当泻而未泻，厥逆之气不能下行，所以病不能愈。针三次而气仍不下，胀病不减的，定要变更针刺的位置，厥逆之气下行了，胀病就可全愈。如果胀病仍然不愈，可再调整位置重新针刺，这样做，总会把病治愈的，而且不会有什么害处。对于那些不是急发的胀病，要采取治本的方法，一定要慎重地诊察其证状，当泻就泻，当补就补，这样做了，就像以槌击鼓必有响声一样，定能很快见效。

五癃津液别第三十六

【原文】 黄帝问于岐伯曰：水谷入于口，输于肠胃，其液别为五：天寒衣薄，则为溺与气；天热衣厚，则为汗；悲哀气并，则为泣；中热胃缓，则为唾；邪气内逆，则气为之闭塞而不行，不行则为水胀。余知其然也，不知其何由生，愿闻其道。岐伯曰：水谷皆入于口，其味有五，各注其海，津液各走其道。故三焦出气，以温肌肉，充皮肤，为其津；其流而不行者，为液。天暑衣厚则腠理开，故汗出，寒留于分肉之间，聚沫则为痛；天寒则腠理闭，气湿不行，水下留于膀胱，则为溺与气。

五脏六腑，心为之主，耳为之听，目为之候，肺为之相，肝为之将，脾为之卫，肾为之主外。故五脏六腑之津液，尽上渗于目，心悲气并则心系急，心系急则肺举，肺举则液上溢。夫心系与肺不能常举，乍上乍下，故咳而泣出矣。中热则胃中消谷，消谷则虫上下作，肠胃充郭，故胃缓，胃缓则气逆，故唾出。

五谷之津液和合而为膏者，内渗于骨空，补益脑髓，而下流于阴股。阴阳不和，则使液溢而下流于阴，髓液皆减而下，下过度则虚，虚故腰背痛而胫疫。阴阳气道不通，四海闭塞，三焦不写，津液不化，水谷并行肠胃之中，别于回肠，留于下焦，不得渗膀胱，则下焦胀，水溢则为水胀。此津液五别之逆顺也。

【解读】 水谷自口而入，经胃至肠，所化生的津液分而为五：当天气寒冷时，或穿衣过少时，津液则下流于膀胱变为尿与水气；当天气炎热时，或穿衣过多时，津液则从皮肤外泄而为汗；在情绪悲哀时，由于气并于上，则津液从目溢出而为泪；当中焦有热，胃弛缓时，津液从口溢出而为唾；当邪气内犯气机闭塞而不行时，津液则停聚于内而为水胀病。我已知道这些情况，但不知五液是怎样产生的，想听听其中的道理。岐伯说：水谷都从口入，其酸、苦、甘、辛、咸五味，分别注入五脏与四海，以营养全身。饮食所化生的津液，沿着各自的道路运行，经三焦布散的精气，具有温养肌肉，充实皮肤功能的叫做津；其流注（脏腑、官窍、脑髓）而不布散的叫做液。由于天热，或穿衣过厚，则腠理开张而汗液外泄。若寒邪滞留于分肉之间，则津液凝聚而为沫，阻碍气机流通就会产生疼痛。如果天气寒冷，则腠理关闭，水气难以从毛孔排出，而向下流于膀胱，则成为尿与气。

五脏六腑以心为主宰，在心的主宰下，耳司听觉，目司视觉，肺主辅佐，肝主谋虑，脾主卫护，肾主濡润外在的孔窍；因为五脏六腑的津液都上注于目，在心情悲哀时，则气举于心，而致心的络脉紧急，紧急则引肺叶上举，肺叶上举使津液向上泛溢，但心的络脉急肺叶又不能经常上举，而是时上时下，所以当水液随气上溢时，便发生咳嗽与流泪了。中焦有热，谷食易于消化，胃中容易空虚，空虚则肠中之虫上下扰动，胃肠因虫聚而宽满，宽满则胃弛缓，胃弛缓则气上逆，气上则津液随之上升，从口溢出而为唾。

由饮食所化生的津液，和合而成为脂膏，向内渗灌骨空，向上补益脑髓，向下流于阴器。在阴阳不协调的情况下（可因男女房事不节而致），气病则不摄，精病则不守，故液溢于下而流泄于阴窍，精液泄于下则髓液日益减少，髓液减则骨失充养而虚，虚则腰背脊骨疼痛，足胫酸楚。如果阴阳的气道阻滞不通，四海发生闭塞，三焦不能输泻，津液不能布化，所受的水谷并聚于肠胃之中，从迴肠留于下焦，又不能渗泄于膀胱，所以下焦胀满，水液溢于肌肤而为水胀。这就是津液分为五路运行的正常和反常情况。

五阅五使第三十七

【原文】　黄帝问于岐伯曰：余闻刺有五官五阅，以观五气。五气者，五藏之使也，五时之副也。愿闻其五使当安出？岐伯曰：五官者，五藏之阅也。黄帝曰：愿闻其所出，令可为常。岐伯曰：脉出于气口，色见于明堂，五色更出，以应五时，各如其常，经气入藏，必当治里。

帝曰：善。五色独决于明堂乎？岐伯曰：五官已辨，阙庭必张，乃立明堂。明堂广大蕃蔽见外，方壁高基，引垂居外，五色乃治，平博广大，寿中百岁。见此者，刺之必已。如是之人者，血气有余，肌肉坚致，故可苦以针。

黄帝曰：愿闻五官。岐伯曰：鼻者，肺之官也；目者，肝之官也；口唇者，脾之官也；舌者，心之官也；耳者，肾之官也。黄帝曰：以官何候？岐伯曰：以候五藏。故肺病者，喘息鼻张。肝病者，眦青。脾病者，唇黄。心病者，舌卷短，颧赤。肾病者，颧与颜黑。

黄帝曰：五脉安出？五色安见？其常色殆者如何？岐伯曰：五官不辨，阙庭不张，小其明堂，蕃蔽不见，又埤其墙，墙下无基，垂角去外，如是者，虽平常殆，况加疾哉！

黄帝曰：五色之见于明堂，以观五藏之气，左右高下，各有形乎？岐伯曰：府藏之在中也，各以次舍，左右上下，各如其度也。

【解读】 黄帝问岐伯道：我听说刺法中有用五官、五阅观察五气的方法。所谓五气，是受五脏支配的，也是与五时相配合的。我希望知道五脏之气的变化是怎样表现出来的？岐伯说：所谓五官，就是五脏的外部表现。黄帝说：希望了解外部表现与五脏的变化，使其可作为常规来遵循。岐伯说：五脏的变化，既表现在气口的脉象上，又表现在明堂即鼻部的色泽上。青、黄、赤、白、黑五色交替出现，以与春、夏、长夏、秋、冬五时相对应，各有其固定的配伍。如果邪气循经进入五脏，就一定要治疗内脏。

黄帝说：讲得好。五色的变化难道只是取决于明堂吗？五官已能分辨声、色、臭、味，各司其职，阙庭即眉间、天庭必然开阔，然后才建立明堂。明堂是广大的，两颊两旁和耳门在外面作为蕃蔽，面部肌肉方正，高耸，长长的耳垂被安置在两颊的外侧，面部气色良好，五官周正广大，可以长寿百岁。见到这样的人，刺到病除。像这样的人，血气有余，肌肉坚实致密，故可以取穴针刺。

黄帝说：希望知道五官的问题。岐伯说：鼻是与肺相连的器官，眼是与肝相连的器官，口唇是与脾相连的器官，舌是与心相连的器官，耳是与肾相连的器官。黄帝问：从五官那里可以测候什么呢？岐伯说：可以测候五脏的病变。所以，肺上有病的人，大口喘气，鼻孔张开。肝上有病的人，眼角发青。脾上有病的人，口唇发黄。心上的病的人，舌头卷曲、缩短，颧骨发红。肾上有病的人，颧骨与额颅发黑。

黄帝问：五脏的脉怎么表现出来，五色又怎么去发现辨别？那些脸色正常的人，一生病就很危险，这是怎么回事？岐伯说：五官不能分辨声色臭味，阙庭不开阔，鼻梁矮小，作为蕃蔽的面颊两旁和耳门未能突现出来，面部肌肉不丰满，下巴瘦削，只耳垂和耳角显露于外，像这样的人，即使是平常无病时都是危险的，何况加上生病呢？

黄帝说：五色表现在明堂上，据以观测五脏之气的虚实逆顺，那么，五色在明堂的左右上下，是否有相对应的固定的部位呢？岐伯说：五脏六腑在体内，各有固定的位置，五色在明堂的左右上下与五脏六腑在体内，各有固定的位置，五色在明堂的左右上下，与五脏六腑的位置的上下左右是一致的。

逆顺肥瘦第三十八

　　【原文】　　黄帝问于岐伯曰：余闻针道于夫子，众多毕悉矣。夫子之道，应若失，而据未有坚然者也。夫子之间学熟乎，将审察于物而心生之乎？岐伯曰：圣人之为道者，上合于天，下合于地，中合于人事，必有明法，以起度数，法式检押，乃后可传焉。故匠人不能释尺寸而意短长，废绳墨以起平水也，工人不能置规而为圆，去矩而为方。知用此者，固自然之物，易用之教，逆顺之常也。

　　【解读】　　黄帝问岐伯说：我听您讲针道，了解的很多也很细了，按照您讲的道理去应用，常可手到病除，甚至那些沉疴痼疾，也抵挡不住针刺的效力，您的知识是勤学好问得来的，还是从观察事物的过程，逐步体验、思考得来的？岐伯说：圣人的道理，符合天地自然及社会人事的变化规律，所以都有一定的法度和标准，按照这个法度和标准去指导行动，这就成为人们应该遵循的原则，而可以传给后世。匠人不能丢开尺寸去猜长短，放弃绳墨去求平直。工人也不能离开规矩而取方圆。这是自然事物的一般道理，是易于理解和应用的，人的生理也有逆顺常变的标准，掌握了它，就可以更好地在治疗中加以应用了。

　　【原文】　　黄帝曰：愿闻自然奈何？岐伯曰：临深决水，不用功力，而水可竭也，循掘决冲，而经可通也，此言气之滑涩，血之清浊，行之逆顺也。

　　【解读】　　黄帝说：请讲一下怎样适应自然？岐伯说：从深处决堤放水，不用很大功力，就能把水放尽。循着地下的空穴来开决水道，也很容易使其通行。人的生理也是这样，气有滑涩的区别，血有清浊的差异，经脉运行有逆顺的变化等，每个人的客观情况不尽相同，治疗时也要因势利导。

　　【原文】　　黄帝曰：愿闻人之白黑肥瘦少长，各有数乎？岐伯曰：年质壮大，血气充盈，肤革坚固，因加以邪，刺此者，深而留之。此肥人也。广肩腋，项肉薄，厚皮而黑色，唇临临然，其血黑以浊，其气涩以迟。其为人也，贪于取与，刺此者，深而留之，多益其数也。黄帝曰：刺瘦人奈何？岐伯曰：瘦人者，皮薄色少，肉廉廉然，薄唇轻言，其血清气滑，易脱于气，易损于血，刺此者，浅而疾之。

【解读】　黄帝说：人有黑白、胖瘦、年龄长幼的不同，针刺的浅深及次数有一定标准吗？岐伯说：壮年人，一般的气血充盛，皮肤坚固，感受外邪时，应采取深刺的方法，留针时间要长。肥壮的人，肩、腋宽阔，项肉却薄消的，皮厚而色黑，口唇肥大，血黑而浓浊，气涩而迟滞，性格好胜而勇于进取，慷慨乐施，在针刺这样的人时，要刺的深，留针时间要长，而且可以增加针刺的次数。黄帝说：针刺瘦人的时候又怎样呢？岐伯说：瘦人一般都是皮肤薄，颜色淡，肌肉消瘦，口唇薄，言语声音轻弱，血清稀而气滑利，气易散，血易耗，刺这样的人，应该轻浅而快速出针。

【原文】　黄帝曰：刺常人奈何？岐伯曰：视其白黑，各为调之，其端正敦厚者，其血气和调，刺此者，无失常数也。

【解读】　黄帝说：怎样针刺正常人呢？岐伯说：要根据皮肤颜色的黑白，分别调治，对于那些端正敦厚的人，因血气和调，针刺时，不要越出一般的常规刺法。

【原文】　黄帝曰：刺壮士真骨者奈何？岐伯曰：刺壮士真骨，坚肉缓节监监然，此人重则气涩血浊，刺此者，深而留之，多益其数。劲则气滑血清，刺此者，浅而疾之。

【解读】　黄帝说：强壮的人怎样进行针刺？岐伯说：体格强壮的人，骨骼坚实，肌肉缓纵，肌节明显外露，其中动作重缓的，多属气涩血浊，应在针刺时，采取深刺留针的方法，并增加针刺的次数。而动作轻劲的，多属气滑血清，针刺时，下针要浅，出针要快。

【原文】　黄帝曰：刺婴儿奈何？岐伯曰：婴儿者，其肉脆，血少气弱，刺此者，以毫针，浅刺而疾发针，日再可也。

【解读】　黄帝说：对婴儿怎样进行针刺？岐伯说：婴儿肌肉脆薄，血少气弱，针刺时，应选较细的毫针浅刺而快出，一天可以针两次。

【原文】　黄帝曰：临深决水奈何？岐伯曰：血清气滑，疾泻之，则气竭焉。黄帝曰：循掘决冲奈何？岐伯曰：血浊气涩，疾泻之，则经可通也。

【解读】　黄帝说：针刺方面与前述临深决水相类似的情况怎样？岐伯说：血清气滑的人，若采取疾泻的方法，则容易引起真气耗竭。黄帝说：那么，与循掘决冲的情况相类似的又怎么样呢？岐伯说：对于血浊气涩的人，就要像循着空穴开冲水道那样，找到合适的经穴，急疾地采取泻法，他的经脉气血就能畅通而疾病亦可很快全愈。

【原文】　黄帝曰：脉行之逆顺奈何？岐伯曰：手之三阴，从脏走手；手之三阳，从手走头；足之三阳，从头走足；足之三阴，从足走腹。

【解读】 黄帝说：各个经脉流转的顺序是怎么样的呢？岐伯说：手三阴经由胸部行往手指，手三阳经由手指行往头颅；足三阳经由头颅行往双足，足三阴经由双足行往腹部。

【原文】 黄帝曰：少阴之脉独下行何也？岐伯曰：不然。夫冲脉者，五脏六腑之海也，五脏六腑皆禀焉。其上者，出于颃颡，渗诸阳，灌诸精；其下者，注少阴之大络，出于气街，循阴股内廉，入腘中，伏行骭骨内，下至内踝之后属而别。其下者，并于少阴之经，渗三阴，其前者，伏行出跗属，下循跗，入大指间，渗诸络而温肌肉。故别络结则跗上不动，不动则厥，厥则寒矣。黄帝曰：何以明之？岐伯曰：以言导之，切而验之，其非必动，然后乃可明逆顺之行也。黄帝曰：窘乎哉！圣人之为道也。明于日月，微于毫厘，其非夫子，孰能道之也。

【解读】 黄帝说：足三阴经脉既然都上行到腹，怎么唯独足少阴经向下行？岐伯说：不，这不是足少阴经，而是冲脉。冲脉，是五脏六腑十二经脉之海，五脏六腑都禀受它的气血的濡养。这条经脉上行的一支，出喉咙上口上腭骨旁的鼻道，向诸阳经灌渗精气。它的向下的一支，注入足少阴肾经的大络，从气街部位浮出，沿着大腿的内侧下行，进入膝胭窝中，再下行于小腿深部胫骨的内侧，直到足内踝之后的跟骨上缘而分出两支，向下行的分支，与足少阴经相并行，同时将精气灌注于三阴经；向前行的分支，从内踝后的深部跟骨上缘处向外浮出，沿着足背进入足大趾间，将精气灌渗大大小小的络脉而温养肌肉，所以冲脉在下肢分出的络脉如果瘀结不通，足背的脉跳动就要减弱，气血厥逆，引起局部发凉。黄帝说：怎样查明经脉气血的逆顺呢？岐伯说：检查时，先向病人讲明道理，取得他的合作，然后细细地按循，如果不是厥逆，那足背的动脉就一定会搏动，而若有了病邪的存在并出现了经气厥逆的情况，搏动就会减弱。这就可以弄明白经脉气血逆顺的情况了。黄帝说：这个问题实在难解答啊！圣人研究的这些道理，明白得像日月照耀一样，细微得毫厘都不放过，若不是先生，谁能讲得出来！

血络论第三十九

【原文】 黄帝曰：愿闻其奇邪而不在经者，岐伯曰：血络是也。

黄帝曰：刺血络而仆者何也？血出而射者何也？血少黑而浊者何也？血出清而半为汁者何也？发针而肿者何也？血出若多若少而面色苍苍者何也？发针而面色不变，而烦悗者何也？多出血而不动摇者何也？愿闻其故。岐伯曰：脉气盛而血虚者，刺之则脱气，脱气则仆。血气俱盛而阴气多者，其血滑，刺之则射。阳气畜积，久留而不写者，其血黑以浊，故不能射。新饮而液渗于络，而未合和于血也，故血出而汁别焉。其不新饮者，身中有水，久则为肿。阴气积于阳，其气因于络，故刺之血未出而气先行，故肿。阴阳之气，其新相得而未和合，因而写之，则阴阳俱脱，表里相离，故脱色而苍苍然。刺之血出多，色不变而烦悗者，刺络而虚经。虚经之属于阴者，阴脱，故烦悗。阴阳相得而合为痹者，此为内溢于经，外注于络，如是者，阴阳俱有余，虽多出血而弗能虚也。

黄帝曰：相之奈何？岐伯曰：血脉者，盛坚横以赤，上下无常处，小者如针，大者如筯，则而写之，万全也。故无失数矣，失数而反，各如其度。

黄帝曰：针入而肉著者何也？岐伯曰：热气因于针则针热，热则肉著于针，故坚焉。

【解读】 黄帝说：希望听听那些病邪不在经脉里的奇邪病是什么样的病。岐伯说：病邪侵入血络的病，就是奇邪病。黄帝问：刺了血络后立即跌倒在地，这是为什么？血出后喷射，这是为什么？血流出来，颜色是黑的而且混浊，这是为什么？流出的血清淡稀薄，而且一半是水，这是为什么？出针后皮肤发肿，这是为什么？出血有多有少，而脸色发青，这是为什么？出血很多，但对针刺仍信而不疑，这是为什么？希望听听其中的道理。

岐伯说：脉中气盛而血虚的，刺血络后先血脱，而后气脱，气脱就会跌倒。血气都盛而阴气多的，他的血滑利，刺血脉后就射喷血；阳气畜积，长时间滞留在脉里而不排泄的，他的血就会颜色发黑而且浑浊，因此刺后不会喷血。刚饮水之后，水已经渗透到络脉里，但还没有变成血，所以血出时，水与血是分离的；新近没有饮水的人，体内本有水，时间久了就会肿胀。阴气长时间聚积在阳络里，因此刺络脉时，血未流出，而气先流了出来，因而发肿。阴气与阳气，新近相遇，但还没有调和，接着就施泻，结果是阴气阳气都虚脱，表里相脱离，所以脱色而面部发青。刺血络时出血多，脸色不变，但心中烦闷的，这是由于刺络脉，却使经脉也随之而虚，这虚弱的经脉如果属于阴经，就会使阴气虚脱，因而心中烦闷。阴气阳气相遇，都受邪而合成痹证，邪气在内溢满经脉，在外灌注络脉，这样，阴经阳络都邪气过多，即使是出血多，也不会虚脱。

黄帝问：阴阳都盛，该怎么测候？岐伯说：经脉里受邪的血气过甚，必然注入络脉里，因此络脉有坚硬、横出而色赤的包块，包块时上时下，无固定处所，小的像针，大的像筷子。对此，立即针刺出血，泻去邪气，万无一失。因此不要违背规矩法度，违背了规矩法度只会得到相反的效果，一切都应按照规律办事。

黄帝问：针刺进后，肉就附着在针上，这是什么原因呢？岐伯说：肌肤的热气传到针上，针就变热；针热，肉就附着在针上，因此坚紧，难于转动。

阴阳清浊第四十

【原文】　黄帝曰：余闻十二经脉，以应十二经水。十二经水者，其五色各异，清浊不同，人之血气若一，应之奈何？岐伯曰：人之血气，苟能若一，则天下为一矣，恶有乱者乎？黄帝曰：余问一人，非问天下之众。岐伯曰：夫一人者，亦有乱气，天下之众，亦有乱人，其合为一耳。

【解读】　黄帝说：我听说人的十二经脉与自然界十二条大河相应，而这十二条大河的颜色和清浊各有不同，而人身十二经脉气血都一样，怎样相应呢？岐伯说：人的气血若真的都一样，那普天下也就都能整齐划一了，那不就没有作乱的人了吗？黄帝说：我问的是一个人的情况，不是问普天之下人的情况。岐伯说：一个人身上也会有乱气，就和天下的人中总会有作乱的人一样，这是一个道理。

【原文】　黄帝曰：愿闻人气之清浊。岐伯曰：受谷者浊，受气者清。清者注阴，浊者注阳。浊而清者，上出于咽；清而浊者，则下行。清浊相干，命曰乱气。

【解读】　黄帝说：我想听你讲讲人的清气和浊气的情况。岐伯说：人体受纳的水谷有形之物是浊气，吸收的天空之气是清气，天阳之气注入脏，水谷浊气注入腑，水谷浊气所化生的清阳之气，上升出于咽，天空之气中的浊气则下降。若清气和浊气互相干扰不能正常的升降，就叫做乱气。

【原文】　黄帝曰：夫阴清而阳浊，浊者有清，清者有浊，别之奈何？岐伯曰：气之大别，清者上注于肺，浊者下走于胃。胃之清气，上出于口；肺之浊气，下注于经，内积于海。

【解读】　黄帝说：清气注脏，浊气注腑，浊中有清，清中有浊，这些情况如何判别？岐伯说：清浊之气的区别是这样的：天空的清气，上注于肺脏；水谷的浊气，下注于胃腑。而胃内水谷浊气中的清气向上出于口；肺中的浊气，则向下输注经脉中，并内积于胸中气海。

【原文】　黄帝曰：诸阳皆浊，何阳独甚乎？岐伯曰：手太阳独受之浊，手太阴独受阴之清。其清者上走空窍，其浊者下行诸经。诸阴皆清，足太阴独受其浊。

【解读】　黄帝说：诸阳经都受浊气的渗注，其中哪一经受浊气最甚？岐伯说：小肠受胃的水谷，将清浊分离，所以它以及它所属的手太阳小肠经受的浊气最多。肺脏主气而司呼吸，所以它以及它所属的手太阴肺经所受的清气最多。大凡清气都上走空窍，浊气都下灌到阳经中，五脏虽都受纳清气，而脾主运化水谷精微，与胃关系最密切，所以唯有脾脏及其所属的足太阴脾经独受浊气。

【原文】　黄帝曰：治之奈何？岐伯曰：清者其气滑，浊者其气涩，此气之常也。故刺阳者，深而留之；刺阴者，浅而疾之；清浊相干，以数调之也。

【解读】　黄帝问：阴阳清浊在治疗上怎样处理？岐伯说：清气滑利，浊气涩滞，这是一般的情况。因为阳经受浊气，所以针治时应深刺而留针时间长些；阴经受清气，所以针治时应浅刺而快出针。如果清浊相干、升降失常，应察清病情，掌握病机，了解清浊混乱的病位和程度，按相应的方法去调治。

·卷八·

阴阳系日月第四十一

【原文】 黄帝曰：余闻天为阳，地为阴，日为阳，月为阴，其合之于人，奈何？岐伯曰：腰以上为天，腰以下为地，故天为阳，地为阴。足之十二经脉，以应十二月，月生于水，故在下者为阴。手之十指，以应十日，日生于火，故在上者为阳。

【解读】 黄帝说：我听说天为阳，地为阴，日为阳，月为阴。这天、地、日、月与人相对应的关系是怎样的？岐伯说：人体的腰以上为阳，腰以下为阴，以应天地，足三阳和足三阴左右合计共十二条经脉在下，与一年中的十二个月份相对应，月生于水，属阴，所以在下的属阴。手的十指在上，与十日相对，日生于火，属阳，所以在上的为阳。

【原文】 黄帝曰：合之于脉，奈何？岐伯曰：寅者，正月之生阳也，主左足之少阳；未者，六月，主右足之少阳；卯者，二月，主左足之太阳；午者，五月，主右足之太阳；辰者，三月，主左足之阳明；巳者，四月，主右足之阳明，此两阳合于前，故曰阳明。申者，七月之生阴也，主右足之少阴；丑者，十二月，主左足之少阴；酉者，八月，主右足之太阴；子者，十一月，主左足之太阴；戌者，九月，主右足之厥阴；亥者，十月，主左足之厥阴，此两阴交尽，故曰厥阴。

【解读】 黄帝说：上面说的十二月和十日怎样与经脉相配合？岐伯说：以十二地支代表十二月，它们的配合及与足部十二经脉的相应关系是这样的：正月在地支上配寅，称为正月建寅，此时为阳气初生，主左足的少阳经；六月未，主右足的少阳经；二月卯，主左足的太阳经；五月午，主右足的太阳经；三月辰，主左足的阳明经；四月巳，主右足的阳明经，三、四月间，是自然界阳气旺盛的阶段，它的前面和后面是分别主少阳和太阳的正月二月以及五月六月，因此三、四两个月夹在两阳的中间，而为两阳合明，所以叫做阳明。七月申，自然界阴气渐生，主右足的少阴经；十二月丑，主左足的少阴经；八月酉，主右足的太阴经；十一月子，主左足的太阴经；九月戌，主右足的厥阴经；十月亥，主左足的厥阴经。因七、八月与十一、十二月分主少阴、太阴经，九、十月夹在中间为阴气交会的时间，所以称为厥阴。

【原文】 甲主左手之少阳，己主右手之少阳，乙主左手之太阳，戊主右手之太阳，丙主左手之阳明，丁主右手之阳明，此两火并合，故为阳明。庚主右手之少阴，癸主左手之少阴，辛主右手之太阴，壬主左手之太阴。

【解读】 以天干所代表的固定日子与上肢十条经脉分别相应的关系是这样的：甲日主左手的少阳经，己日主右手的少阳经，乙日主左手的太阳经，戊日主右手的太阳经，丙日主左手的阳明经，丁日主右手的阳明经，十天干按五行归类，丙、丁都属火，所以丙日丁日这是两火合并，因此称为阳明。庚日主右手的少阴经，癸日主左手的少阴经，辛日主右手的太阴经，壬日主左手的太阴经。

【原文】 故足之阳者，阴中之少阳也；足之阴者，阴中之太阴也；手之阳者，阳中之太阳也；手之阴者，阳中之少阴也。腰以上者为阳，腰以下者为阴。

【解读】 足在下，属阴，所以足的阳经，为阴中的少阳，阳气微弱；足的阴经，为阴中的太阴，阴气重盛；手在上，属阳，所以手的阳经，为阳中的太阳，阳气隆盛；手的阴经，为阳中的少阴，阴气微弱。总的说来，腰以上属于阳位，腰以下属于阴位，在阳位的阳经，阳气就隆盛，即使是阴经，阴气也微薄；在阴位的阴经，阴气就重盛，即使是阳经，阳气也微弱。

【原文】 其于五脏也，心为阳中之太阳，肺为阳中之少阴，肝为阴中之少阳，脾为阴中之至阴，肾为阴中之太阴。

【解读】 把这个划分阴阳的方法，结合到五脏来说，心肺居于膈上，就属于阳，心属火，所以为阳中的太阳，肺属金，所以为阳中的少阴。肝、脾、肾居于膈下，就属于阴。肝属木，所以为阴中的少阳，脾属土，所以为阴中的至阴，肾属水，所以为阴中的太阴。

【原文】 黄帝曰：以治之奈何？岐伯曰：正月、二月、三月，人气在左，无刺左足之阳；四月、五月、六月，人气在右，无刺右足之阳；七月、八月、九月，人气在右，无刺右足之阴，十月、十一月、十二月，人气在左，无刺左足之阴。

【解读】 黄帝说：以经脉与十二月的阴阳配属关系，结合到治疗上是怎样的呢？岐伯说：正月、二月、三月，分主左足的少阳、太阳、阳明经，说明此时人的阳气偏重在左，所以不宜针刺左足的三阳经；四月、五月、六月，分主右足的阳明、太阳、少阳经，说明此时人的阳气偏重在右，所以不宜针刺右足的三阳经；七月、八月、九月，分主右足的少阴、太阴、厥阴经，说明此时人的阴气偏重在右，所以不宜针刺右足的三阴经；十月、十一月、十二月，分主左足的厥阴、太阴、少阴经，说明此时人的阴气偏重在左，所以不宜针刺左足的三阴经。

【原文】 黄帝曰：五行以东方甲乙木王春，春者，苍色，主肝，肝者足厥阴也，今乃以甲为左手为少阳，不合于数，何也？岐伯曰：此天地之阴阳也，非四时五行之以次行也。且夫阴阳者，有名而无形，故数之可十，离之可百，散之可千，推之可万，此之谓也。

【解读】 黄帝说：人从五行归类来说，方位上的东方，天干中的甲、乙，同属于木，木气旺于春季，在颜色上为苍色，在内脏应于肝，而肝的经脉是足厥阴。现在以甲来配属左手的少阳，与五行配天干的规律不符，这是什么道理？岐伯说：这是根据天地阴阳消长变化的规律，来配合干支，以说明手足经脉的阴阳属性的，不是按四时之序的五行属性配合干支来分阴阳，所以不是一回事。而且，阴阳是抽象的概念，有名无形，用它可以概括一切事物的对立的属性来说明某一事物，所以它的运用是广泛而没有范围的，可以说明一两个事物，也可以扩大到十、百、千、万乃至无数的事物。

病传第四十二

【原文】 黄帝曰：余受九针于夫子，而私览于诸方，或有导引行气、乔摩、灸、熨、刺、焫、饮药，之一者可独守耶？将尽行之乎？岐伯曰：诸方者，众人之方也，非一人之所尽行也。

黄帝曰：此乃所谓守一勿失，万物毕者也。今余已闻阴阳之要，虚实之理，倾移之过，可治之属，愿闻病之变化，淫传绝败而不可治者，可得闻乎？岐伯曰：要乎哉问！道，昭乎其如日醒，窘乎其如夜暝，能被而服之。神与俱成，毕将服之，神自得之，生神之理，可著于竹帛，不可传于子孙。

黄帝曰：何谓日醒？岐伯曰：明于阴阳，如惑之解，如醉醒。黄帝曰：何谓夜暝？岐伯曰：瘖乎其无声，漠乎其无形，折毛发理，正气横倾，淫邪泮衍，血脉传溜，大气入藏，腹痛下淫，可以致死，不可以致生。

黄帝曰：大气入藏奈何？岐伯曰：病先发于心，一日而之肺，三日而之肝，五日而之脾，三日不已，死，冬夜半，夏日中。

病先发于肺，三日而之肝，一日而之脾，五日而之胃，十日不已，死，冬日入，夏日出。

病先发于肝，三日而之脾，五日而之胃，三日而之肾，三日不已，死，冬日入，夏蚤食。

病先发于脾，一日而之胃，二日而之肾，三日而之膂膀胱，十日不已，死，冬人定，夏晏食。

病先发于胃，五日而之肾，三日而之膂膀胱，五日而上之心，二日不已，死，冬夜半，夏日昳。

病先发于肾，三日而之膂膀胱，三日而上之心，三日而之小肠，三日不已，死冬大晨，夏晏薆。

病先发于膀胱，五日而之肾，一日而之小肠，一日而之心，二日不已，死，冬鸡鸣，夏下薆。

诸病以次相传，如是者，皆有死期，不可刺也；间一藏及二三四藏者，乃可刺也。

【解读】 黄帝说：我从先生这里学习了九针的知识，又自学了一些方书，其中有导引行气、按摩、灸、熨、针刺、火针、服药等方法，治病时是单独采用一种呢，还是全部用呢？岐伯说：方书上所载的各种疗法，是为众多的人治疗不同疾病而设的，不是对一个病人将每种方法都全部用上的。

黄帝说：这就是指医生从各种治疗中总结出治疗的原则，必须坚持下去，不要轻易丢失，这样即使遇到错综复杂的病情，也能选择最为适当的方法，使之得以完满的解决。现在我已经听了阴阳的要点，虚实的道理，因失于调护而造成的疾病，以及治愈各种疾病的方法等知识，我希望了解疾病变化的情况，以及病邪传变导致脏气败绝而不易救治的道理，你能告诉我吗？岐伯说：这个问题至关重要啊！这些医学道理，明白了就像白天头脑清醒一样，如不明白就像在黑夜中闭上眼睛，什么都难以觉察一样，如果能够接受而信服这个道理，在实际应用时由于心领神会，在诊、治上都能有所成就，若完全服从它的指导，更可得心应手，其效如神，对于这些能获神效的理论，可著在竹帛上以传后世，不应据为私有而只传给自己的子孙。

黄帝说：什么叫日醒？岐伯说：明白了阴阳的道理，就像迷惑的难题得到明确的解答，在醉酒后清醒过来一样。黄帝说：什么叫夜瞑？岐伯说：病邪入侵人体后所引起的内部变化，就像音哑发不出声音一样安静，像在广漠望不见物体一样无形，常在不知不觉中出现毛发毁折，腠理开泄，从而使正气大伤，邪气弥漫，并经过血脉传到内脏，就会引起腹痛，下焦气血逆乱，这都可以使人致死，而不可以使人生命再延长下去。

黄帝说：邪气入脏是怎样传变的呢？黄帝说：疾病开始发于心脏，过一天就传到肺，再过三天传到肝，再过五天传到脾，如果再经过三天不愈，就会死亡，冬天死于半夜，夏天死于中午。

疾病开始发于肺脏，过三天就传到肝，再过一天传到脾，再过五天就传到胃，若再经过十天不愈，就会死亡，冬天死于日入，夏天死于日出。

疾病开始发于肝，过三天传到脾，再过五天传到胃，再过三天传到肾，如果再经过三天不愈，就会死亡，冬天死于日入，夏天死于吃早饭时。

疾病开始发于脾，过一天传到胃，再过两天传到肾，两过三天传到脊背和膀胱，如再经过十天不愈，就会死亡。冬天死于刚入睡时，夏天死于吃晚饭时。

疾病开始发于胃，过五天传到肾，再过三天传到脊背和膀胱，再过五天上传到心，如再经过两天不愈，就会死亡，冬天死于半夜，夏天死于中午以后。

疾病开始发于肾，过三天就传到脊背和膀胱，再过三天上传到心，再过三天传到小肠，如再经过三天不愈，就会死亡，冬天死于黎明，夏天死于黄昏。

疾病开始发于膀胱，过五天传到肾，再过一天传到小肠，再过一天传到心，再经过两天不愈，就会死亡，冬天死于鸡鸣，夏天死于午后。

上述各脏发生疾病，都是以五行相克次序相传的，这样死亡之期可以预测，所以不可用针刺了；如果病的传次是间隔一脏或间隔二、三、四脏相传的，就可以用针刺治疗。

淫邪发梦第四十三

【原文】 黄帝曰：愿闻淫邪泮衍奈何？岐伯曰：正邪从外袭内，而未有定舍，反淫于脏，不得定处，与营卫俱行，而与魂魄飞扬，使人卧不得安而喜梦。气淫于府，则有余于外，不足于内；气淫于脏，则有余于内，不足于外。

【解读】 黄帝说：我想知道关于邪气在体内浸淫扩散引起的反应，它们到底是怎样的？岐伯说：正邪从外侵袭体内，有时没有固定的侵犯部位，却流溢于内脏，而且与营卫之气一起流行，没有一定处所，伴随魂魄一起飞扬，从而使人睡卧不宁而多梦。若邪气侵扰于腑，在外的阳气就有余，在里的阴气就不足；若邪气侵扰于脏，在里的阴气就有余，在外的阳气就不足。

【原文】 黄帝曰：有余不足，有形乎？岐伯曰：阴气盛，则梦涉大水而恐惧；阳气盛，则梦大火而燔焫；阴阳俱盛，则梦相杀。上盛则梦飞，下盛则梦堕；甚饥则梦取，甚饱则梦予；肝气盛，则梦怒；肺气盛，则梦恐惧、器泣、飞扬；心气盛，则梦善笑、恐畏；脾气盛，则梦歌乐，身体重不举；肾气盛，则梦腰脊两解不属。凡此十二盛者，至而泻之，立已。

【解读】 黄帝说：有余不足，有什么表现吗？岐伯说：阴气盛，就会梦见渡涉大水而感到恐惧；阳气盛，就会梦见大火而感到灼热；阴阳都盛，就会梦见互相杀伐；上部邪盛，会梦见向上飞腾；下部邪盛，会梦见向下坠堕；过度饥饿的时候，会梦见向人索取东西；过饱的时候，会梦见给予别人东西；肝气盛，会有忿怒的梦；肺气盛，会有恐惧、哭泣的梦；

心气盛，会梦见喜笑、恐惧和畏怯；脾气盛，则梦见歌唱、娱乐，或身体沉重难举；肾气盛，会梦见腰脊分离而不相连接。上面所谈的这十二种气盛的病，可分别根据梦境察出其病邪所在，针刺时在相应部位使用泻法，就可痊愈。

【原文】 厥气客于心，则梦见丘山烟火；客于肺，则梦飞扬，见金铁之奇物；客于肝，则梦见山林树木；客于脾，则梦见丘陵大泽，坏屋风雨；客于肾，则梦临渊，没居水中；客于膀胱，则梦游行；客于胃，则梦饮食；客于大肠，则梦田野；客于小肠，则梦聚邑冲衢；客于胆，则梦斗讼自刳；客于阴器，则梦接内；客于项，则梦斩首；客于胫，则梦行走而不能前，及居深地窌苑中；客于股肱，则梦礼节拜起；客于胞膑，则梦溲便。凡此十五不足者，至而补之立已也。

【解读】 因正气虚弱而邪气干扰，客于心脏，就会梦见山丘烟火弥漫；客于肺脏，就会梦见飞扬腾越，或看到金属一类的奇怪东西；客于肝脏，就会梦见山林树木；客于脾脏，就会梦见连绵的丘陵和巨大的湖沼，以及风吹雨淋之中的破漏房屋；客于肾脏，就会梦见身临深渊或浸没在水中；客于膀胱，就会梦见到处游荡不定；客于胃中，就会梦见饮食；客于大肠，就会梦见广阔的田野；客于小肠，就会梦见人物聚集的交通要冲；客于胆，就会梦见与人斗殴、打官司，或愤怒中剖割自己；客于生殖器官，就会梦中性交；客于项部，就会梦见杀头；客于足胫，就会梦见想要行走却不能前进，或者梦见被困于地窖、范围之中；客于股肱，就会在梦中行跪拜的礼节；客于尿道和直肠，就会梦到小便和大便。以上这十五种因正虚而致邪扰的疾病，可根据梦境察出其因虚致邪的脏腑或部位，针刺时，在相应的地方施以补法，就可痊愈。

顺气一日分为四时第四十四

【原文】 黄帝曰：夫百病之所始生者，必起于燥湿寒暑风雨，阴阳喜怒，饮食居处，气合而有形，得脏而有名，余知其然也。夫百病者，多以旦慧、昼安、夕加、夜甚，何也？岐伯曰：四时之气使然。

【解读】 黄帝说：各种疾病的发生，都由于燥湿寒暑风雨等外邪的侵犯，以及喜怒不节等情志刺激，饮食起居失常，生活没有规律所致，邪气侵犯内脏之后就会有各种病态出现，并且都有一定的病名。这些情况我已经知道，而疾病发生后，病人大多在早晨感觉病情轻减，神气爽快，白昼较安静，傍晚病势渐渐增重，夜间病势最甚，这是什么道理呢？岐伯说：这是由于四时的不同变化使人的阳气发生相应的盛衰而造成的。

【原文】　黄帝曰：愿闻四时之气。岐伯曰：春生、夏长、秋收、冬藏，是气之常气，人亦应之。以一日分为四时，朝则为春，日中为夏，日入为秋，夜半为冬。朝则人气始生，病气衰，故旦慧；日中人气长，长则胜邪，故安；夕则人气始衰，邪气始生，故加；夜半人气入脏，邪气独居于身，故甚也。

【解读】　黄帝说：想听你讲一下关于四时之气的问题。岐伯说：春天阳气生发，夏天阳气隆盛，秋天阳气收敛，冬天阳气闭藏，这是一年中自然界四时阳气变化的一般规律，人体的阳气变化也与此相应。以一昼夜来分四时，早晨就像春天，中午就像夏天，傍晚就像秋天，夜半时就像冬天。人的阳气变化与此相适应，早晨阳气生发，机能逐渐活跃，邪气衰退，所以病人在早晨感到清爽；中午，人的阳气逐渐隆盛，正能压邪，所以病情安静；傍晚，人的阳气开始收敛，机能渐渐衰退，邪气就相应地开始增强，所以病情加重；到了夜半，人的阳气闭藏于内脏，邪气却乘机大振，处于优势，所以疾病就显得深重。

【原文】　黄帝曰：其时有反者何也？岐伯曰：是不应四时之气，藏独主其病者，是必以脏气之所不胜时者甚，以其所胜时者起也。黄帝曰：治之奈何？岐伯曰：顺天之时，而病可与期。顺者为工，逆者为粗。

【解读】　黄帝说：疾病在一天中的轻重变化，也有和你说的旦慧、昼安、夕加、夜甚不同的情况，是怎么回事？岐伯说：这是疾病变化不和四时相应的缘故，这种情况出现在某一内脏单独对疾病发生决定性影响的时候。而这样的疾病，它的变化也和时间有一定的关系，当受病内脏的五行属性被时日的五行所克的时候，病就会加重，而受病内脏的五行属性克制时日的五行属性时，疾病就轻减。黄帝说：治疗时怎么办？岐伯说：治疗时，按照时日与受病内脏的五行关系，在适当时候施以补泻，使病脏不被时日克伐太过，疾病的治愈就大有希望。能这样做，就是高明的医生，不能这样做，就是粗劣的庸医了。

【原文】　黄帝曰：善。余闻刺有五变，以主五输，愿闻其数。岐伯曰：人有五脏，五脏有五变，五变有五输，故五五二十五输，以应五时。黄帝曰：愿闻五变。岐伯曰：肝为牡脏，其色青，其时春，其日甲乙，其音角，其味酸；心为牡脏，其色赤，其时夏，其日丙丁，其音徵，其味苦；脾为牡脏，其色黄，其时长夏，其日戊己，其音宫其味甘；肺为牝脏，其色白，其时秋，其日庚辛，其音商，其味辛；肾为牝脏，其色黑，其时冬，其日壬癸，其音羽，其味咸，是为五变。

【解读】　黄帝说：好。我听说刺法中有根据五变来决定针刺井、荥、俞、经、合五种输穴的情况，请谈一下其中的规律。岐伯说：人有五脏，五脏各有相应的色、时、日、音、味的五种变化，每种变化都有井、荥、俞、经、合五种输穴分别与之相应，五五相乘，所以这样的输穴有二十五个，又分别与五季相应。黄帝说：想听你讲一下五变是什么？岐伯说：肝属木，为阴中之少阳，所以称为牝脏，在色为青，在时为春，在日为甲乙，在音为角，在味为酸；心属火，为阳中之太阳，所以也称牝脏，在色为赤，在时为夏，在日为丙丁，在音为征，在味为苦；脾属土，为阴中之至阴月，所以称为牝脏，在色为黄，在时为长夏，在日为戊己，在音为宫，在味为甘；肺属金，为阳中之少阴，所以称为牝脏，在色为白，在时为秋，在日为庚辛，在音为商，在味为辛；肾属水，为阴中之太阴，所以也称为牝脏，在色为黑，在时为冬，在日为壬癸，在音为羽，在味为咸。这就是五变。

【原文】 黄帝曰：以主五输奈何？岐伯曰：脏主冬，冬刺井；色主春，春刺荥；时主夏，夏刺输；音主长夏，长夏刺经；味主秋，秋刺合。是谓五变以主五输。

【解读】 黄帝说：以五变分主五俞穴，是怎样的呢？岐伯说：五脏主冬，冬季刺井穴；五色主春，春季刺荥穴；五时主夏，夏季刺俞穴；五音主长夏，长夏刺经穴；五味主秋，秋季刺合穴。这就是五变分主五俞的情况。

【原文】 黄帝曰：诸原安合，以致六输？岐伯曰：原独不应五时，以经合之，以应其数，故六六三十六输。

【解读】 黄帝说：上边谈到的五输分别与五时相应，在井、荥、俞、经、合之外六腑本有原穴，为了达到六输之数，这些原穴怎么来配合呢？岐伯说：六腑的原穴，独与五时不相配合，而把它归在经穴之中来配应五时，这样六腑各有井、荥、俞、原、经、合六穴，六六三十六个输穴，数目就满了，而且都能与五时发生对应的联系。

【原文】 黄帝曰：何谓脏主冬，时主夏，音主长夏，味主秋，色主春？愿闻其数。岐伯曰：病在脏者，取之井；病变于色者，取之荥；病时间时甚者，取之输；病变于音者，取之经；经满而血者，病在胃及以饮食不节得病者，取之合，故命曰味主合，是谓五变也。

【解读】 黄帝问：什么叫做脏主冬，时主夏，音主长夏，味主秋，色主春？我想知道其中的道理。岐伯答：病在脏，邪气深，治疗时应刺井穴；疾病变化显现于面色，治疗时应刺荥穴；病情时轻时重的，治疗时应刺俞穴；疾病影响到声音发生变化的，应刺经穴；经脉盛满而有瘀血现象的，病在足阳明胃，与那些因饮食不节引起的消化、营养方面的病一样，治疗时都应刺合穴。由阳明胃腑及饮食不节所致的病都与五味营养的消化吸收有关，所以说味主合。这就是五变所表现的不同特征以及五输相应的针刺法则。

外揣第四十五

【原文】　黄帝曰：余闻九针九篇，余亲受其调，颇得其意。夫九针者，始于一而络于九，然未得其要道也。夫九针者，小之则无内，大之则无外，深不可为下，高不可为盖，恍惚无穷，流溢无极，余知其合于天道人事四时之变也，然余愿杂之毫毛，浑束为一，可乎？

岐伯曰：明乎哉问也！非独针道焉，夫治国亦然。黄帝曰：余愿闻针道，非国事也。岐伯曰：夫治国者，夫惟道焉。非道，何可小大浅深杂合为一乎？

黄帝曰：愿卒闻之。岐伯曰：日与月焉，水与镜焉，鼓与响焉。夫日月之明，不失其影；水镜之察，不失其形；鼓响之应，不后其声。动摇则应和，尽得其情。

黄帝曰：窘乎哉！昭昭之明不可蔽，其不可蔽，不失阴阳也。合而察之，切而验之，见而得之，若清水明镜之不失其形也。五音不彰，五色不明，五藏波荡，若是则内外相袭，若鼓之应桴，响之应声，影之似形。故远者司外揣内，近者司内揣外，是谓阴阳之极，天地之盖，请藏之灵兰之室，弗敢使泄也。

【解读】　黄帝说：我读过关于九针的九篇文章，并亲自验证了它的规律，也大致领会了其中的道理。九针从第一针开始，到第九针终止，都隐藏了许多深刻的道理，我还没能真正掌握它的要领。九针的道理，精微弘大，高深玄妙，应用无穷。我知道它符合天道、人事以及四时的变化，想把这复杂如牛毛的论述归纳成一个纲要，不知是否可以？岐伯说：你问得真高明呀！不但针刺的道理如此，就是治理国家，也应如此。

黄帝说：我想听的是针刺的道理，不是谈论国事。岐伯说：治理国家，应该有个总的纲领，如果没有总的纲领，怎么能将大、小、深、浅各种复杂的事物统一在一起呢？

黄帝说：希望您详尽地讲一下。岐伯说：这可用日和月、水和镜、鼓和响来作比喻。日月照耀物体，必定会有物体的影子出现；水和镜可以清楚地反映物体的形态；击鼓时会发出响声，声音和击鼓的动作几乎是同时发生的。凡形影、声响是相应和的，懂得了这些，也就能完全理解针刺的道理了。

黄帝说：这是个使我发窘的问题。日月的光明不可遮蔽，它之所以不可遮蔽，是因为不失阴阳的道理。临床上要把各种情况结合起来观察，并通过切脉来验证，以望诊来获知外部的病象，就像清水、明镜不失真一样。

若人的五音不响亮，五色不鲜明，就说明五脏的功能有了异常变动，这就是内外相互影响的道理，就如同以桴击鼓，响声随之而发生，也像影子与形体相随而又相似一样。所以通过观察病人体表的变化，就可测知内脏的变化；检查出内脏的变化，也可以推测显现于外表的证候。这就是阴阳理论的重点。天地之大，无不包括在阴阳的范围之内。请让我把它诊藏在灵兰之室，不要让它流失。

五变第四十六

【原文】 黄帝问于少俞曰：余闻百疾之始期也，必生于风雨寒暑，循毫毛而入腠理，或复还，或留止，或为风肿汗出，或为消瘅，或为寒热，或为留痹，或为积聚。奇邪淫溢，不可胜数，愿闻其故。夫同时得病，或病此，或病彼，意者天之为人生风乎，何其异也？少俞曰：夫天之生风者，非以私百姓也，其行公平正直，犯者得之，避者得无殆，非求人而人自犯之。

【解读】 黄帝向少俞问道：我听说各种疾病在开始发生的时候，都由于风雨寒暑这些外邪，沿着毛窍侵入人体，到达腠理，有的发生传变，有的就留在一定的部位，邪气滞留以后，可以发展成为各种疾病，或形成风肿汗出，或发为消瘅，或为寒热往来，或为留痹，或为积聚，各不相同。到处乱窜、不能意测其行动规律的邪气，蔓延滋扰，盛于体内，就造成无以数计的各色各样的病证。我想了解一下这究竟是什么缘故。还有这样的情况，同时得病，有的生这种病，有的生那种病，我想，难道是自然有意为人安排了各种不同性质的风邪吗？不然怎么会有这么大差别呢？少俞说：自然界有风的产生，不是为这个那个人设置的，风的活动是客观存在，对哪个人都没有什么偏倚，侵犯到了谁，谁就得病；谁能够及时预防、躲避了风邪的袭击，谁就会不受危害，并不是它一定要侵犯哪个人，而是人自己未加预防而感触了它的缘故。

【原文】 黄帝曰：一时遇风，同时得病，其病各异，愿闻其故。少俞曰：善乎哉问！请论以比匠人。匠人磨斧斤，砺刀削，斩材木，木之阴阳，尚有坚脆，坚者不入，脆者皮弛，至其交节，而缺斤斧焉。夫一木之中，坚脆不同，坚者则刚，脆者易伤，况其材木之不同，皮之厚薄，汁之多少，而各异耶。夫木之蚤花先生叶者，遇春霜烈风，则花落而叶萎；久曝大旱，则脆木薄皮者，枝条汁少而叶萎，久阴淫雨，则薄皮多汁者，皮溃而漉；卒风暴起，则刚脆之木，枝折杌伤；秋霜疾风，则刚脆之木，根摇而叶范。凡此五者，各有所伤，况于人乎！

【解读】 黄帝说：同时触冒风邪，而又同时得病，所生的病却不同，这是什么缘故？我很想知道。少俞说：问得好啊！请让我以工人砍伐树木为例，来说明这个问题吧。工匠磨快了刀斧，去砍削木材，木材本身的阳面阴面，就有坚硬和脆薄的差别，坚硬的不易砍削，脆薄的松散易裂，砍削不费力气。砍到树木枝杈交节的地方，就更加坚硬，连刀斧的刃都可能崩损而出现缺口，同一个树木，它的各部分就有坚硬、脆薄的区别，坚硬的地方和脆薄的地方结实程度会大不相同，更何况不同的树木材料，其外皮的厚薄，内含水分的多少，也都不相同。树木中开花长叶较早的，遇到早春的大风和寒霜，就会花落叶萎；木质脆而外皮薄的，遇到烈日的长期曝晒或太旱，就会枝条垂落，水分蒸发过多而干枯，树叶萎黄；如果长期阴雨连绵，那些皮薄而含水量多的树木，就会树皮溃烂，水湿漉漉；如果狂风骤起，就会使刚脆的树木折断枝干，树叶掉光；遇到秋季的严霜、大风，刚脆的树木，就会树根动摇，树叶零落。这五种情况说明，不同的树木，受外界气候的影响，损伤还有这么大的区别，更何况不同的人呢！

【原文】 黄帝曰：以人应木，奈何？少俞答曰：木之所伤也，皆伤其枝，枝之刚脆而坚，未成伤也。人之有常病也，亦因其骨节皮肤腠理之不坚固者，邪之所舍也，故常为病也。

【解读】 黄帝说：以人和上面说的树木的情况相比，究竟是怎样的呢？少俞回答说：树木的损伤，主要表现为损折树枝，而如果树枝坚硬刚强，就未必会损折。人也是这样，有的人经常生病，这也是因为他的骨节、皮肤、腠理等部分不够坚固，因而外邪会侵入和留在那里，而经常发病。

【原文】 黄帝曰：人之善病风厥漉漉汗者，何以候之？少俞答曰：腘肉不坚，腠理疏，则善病风。黄帝曰：何以候肉之不坚也？少俞答曰：肉不坚，而无分理者，肉不坚，肤粗而皮不缓者，腠理疏，此言其浑然者。

【解读】 黄帝说：人有时常患风邪内侵逆于体表而汗出不止的，怎样从外表察看出来？少俞回答说：肌肉不坚固，腠理疏松，就容易患风病。黄帝问道：怎样测知肌肉不知坚固呢？少俞答道：看肌肉结集突起的部位就可以知道，如果这些地方薄弱，而又看不清皮肤的纹理，就表明全身的肌肉不坚固。皮肤粗疏而不缜密，腠理也就疏松。这些说的是观察肌肉坚固与否的大致情况。

【原文】 人之善病消瘅者，何以候之？少俞答曰：五脏皆柔弱者，善病消瘅。黄帝曰：何以知五脏之柔弱也？少俞答曰：夫柔弱者，必有刚强，刚强多怒，柔者易伤也。黄帝曰：何以候柔弱之与刚强？少俞答曰：此人薄皮肤，而目坚固以深者，长衡直扬，其心刚，刚则多怒，怒则气上逆，胸中畜积，血气逆留，髋皮充肌，血脉不行，转而为热，热则消肌肤，故为消瘅。此言其人暴刚而肌肉弱者也。

【解读】 黄帝说：人有常患消瘅病的，怎样察知呢？少俞回答说：五脏都柔弱的人就容易患消瘅病。黄帝说：怎样知道五脏是柔弱的呢？少俞回答：五脏柔弱的人，必有刚强的性气，由于性情刚暴，就会因情志变动而更伤五脏。黄帝说：怎样从外表看出五脏柔弱与性气刚强呢？少俞回答说：这类人皮肤薄弱，两目转动不灵活，眼睛深陷在眶窝中，两眉上长而直，带着怒色。这样的人性情刚强、多怒，发怒就会使气上逆，血随气上，积留胸中，使皮肤肌肉充胀，血脉通行不利，郁积而成热，热能消灼津液而使肌肤瘦薄，所以成为消瘅病，以上所谈到的，是性情刚暴而肌肉脆弱的人的情况。

【原文】 黄帝曰：人之善病寒热者，何以候之？少俞答曰：小骨弱肉者，善病寒热。黄帝曰：何以候骨之小大，肉之坚脆，色之不一也？少俞答曰：颧骨者，骨之本也。颧大则骨大，颧小则骨小。皮肤薄而其肉无䐃，其臂懦懦然，其地色殆然，不与其天同色，污然独异，此其候也。然臂薄者，其髓不满，故善病寒热也。

【解读】 黄帝说：人有常患发冷发热这类病的，怎样测候？少俞回答说：骨胳小、肌肉弱的人，易患发冷发热的病。黄帝说：怎样测候骨胳的大小，肌肉的强弱和气色的不一致呢？少俞答说：颧骨是人身骨胳的基本标志，颧骨大的，全身骨胳就大，颧骨小的，全身骨胳都小。皮肤薄而肌肉瘦弱，没有显著突出的肉块，两臂懦然没有力气，地阁部位的色泽污暗没有光泽，和天庭部位的色泽不一样，这些就是赖以察肌肉强弱、色泽不一的外部表现。而臂部肌肉薄弱无力的，骨髓多不盛满，这说明他的阴精不足，所以易患发冷发热的病。

【原文】 黄帝曰：何以候人之善病痹者？少俞答曰：粗理而肉不坚者，善病痹。黄帝曰：痹之高下有处乎？少俞答曰：欲知其高下者，各视其部。

【解读】 黄帝说：人有易患痹证的，怎样测候呢？少俞回答说：皮肤纹理粗疏，而肌肉又不坚实的人，就容易患痹证。黄帝说：痹病部位的上下，有固定地方吗？少俞答说：想知道痹证发病部位的上下，要察看各部位的情况，虚的部位就容易患病。

【原文】 黄帝曰：人之善病肠中积聚者，何以候之？少俞答曰：皮肤薄而不泽，肉不坚而淖泽。如此，则肠胃恶，恶则邪气留止，积聚乃作，脾胃之间，寒温不次，邪气稍至，稸积留止，大聚乃起。

【解读】 人有易患肠中积聚病的，怎样测候呢？少俞回答说：皮肤薄而不润泽，肌肉虽微觉滑润却不坚实，说明他的肠胃不好，以致产生的营养津液不足，肠胃机能差，就容易使邪气留滞在内，形成积聚。当着饮食寒温失了正常的秩序，邪气在脾胃间稍有侵犯，就容易造成蓄积停留，形成较重的积聚病。

【原文】 黄帝曰：余闻病形，已知之矣！愿闻其时。少俞答曰：先立其年，以知其时。时高则起，时下则殆，虽不陷下，当年有冲通，其病必起，是谓因形而生病，五变之纪也。

【解读】 黄帝说：我了解了疾病的外部表现，已经知道怎样从外部测候疾病变化的常识。还想知道时序因素对疾病影响的情况。少俞回答说：先要确定代表某一年的干支，从干支来推算每年的客气加临于主气时的顺逆情况，一般地说，客气胜过主气，为上胜下，属顺，这时，疾病易于趋向轻缓和全愈，反之，主气胜过客气，为下胜上，属逆，这时疾病容易转向危重。有时虽然不属主气胜于客气的下胜上的情况，但由于年运的影响，也会发病，这是因各人不同的身体、气质类型与年运的五行属性的生克、反侮等关系所导致的。这些都是五变的纲领性的认识。

本脏第四十七

【原文】 黄帝问于岐伯曰：人之血气精神者，所以奉生而周于性命者也；经脉者，所以行血气而营阴阳，濡筋骨，利关节者也；卫气者，所以温分肉，充皮肤，肥腠理，司关合者也；志意者，所以御精神，收魂魄，适寒温，和喜怒者也。是故血和则经脉流行，营复阴阳，筋骨劲强，关节清利矣；卫气和则分肉解利，皮肤调柔，腠理致密矣；志意和则精神专直，魂魄不散，悔怒不起，五藏不受邪矣；寒温和则六府化谷，风痹不作，经脉通利，肢节得安矣。此人之常平也。五藏者，所以藏精神血气魂魄者也；六府者，所以化水谷而行津液者也，此人之所以具受于天地也，无愚智贤不肖，无以相倚也。然有其独尽天寿，而无邪僻之病，百年不衰，虽犯风雨卒寒大暑，犹有弗能害也；有其不离屏蔽室内，无怵惕之怒，然犹不免于病，何也？愿闻其故。

岐伯曰：窘乎哉问也！五藏得，所以参天地，副阴阳，而连四时，化五节者也。五藏者，固有小大、高下、坚脆、端正、偏倾者，六府亦有小大、长短、厚薄、结直、缓急。凡此二十五者，各不同，或善或恶，或吉或凶，请言其方。

心小则安，邪弗能伤，易伤以忧；心大则忧不能伤，易伤于邪。心高则满于肺中，悗而善忘，难开以言；心下则藏外，易伤于寒，易恐以言。心坚则藏安守固；心脆则善病消瘅热中。心端正则和利难伤；心偏倾则操持不一，无守司也。

肺小则少饮，不病喘喝；肺大则多饮，善病胸痹、喉痹、逆气。肺高则上气，肩息咳；肺下则居贲迫肺，善胁下痛。肺坚则不病咳上气；肺脆则苦病消瘅易伤。肺端正则和利难伤；肺偏倾则胸偏痛也。

肝小则藏安，无胁下之病；肝大则逼胃迫咽，迫咽则苦膈中，且胁下痛。肝高则上支贲切胁悗，为息贲；肝下则逼胃，胁下空，胁下空则易受邪。肝坚则藏安难伤；肝脆则善病消瘅，易伤。肝端正则和利难伤；肝偏倾则胁下痛也。

脾小则藏安，难伤于邪也；脾大则苦凑䏚而痛，不能疾行。脾高则䏚引季胁而痛；脾下则下加于大肠，下加于大肠则藏苦受邪。脾坚则藏安难伤；脾脆则善病消瘅易伤。脾端正则和利难伤；脾偏倾则善满善胀也。

肾小则藏安难伤；肾大则善病腰痛，不可以俯仰，易伤以邪。肾高则苦背膂痛，不可以俯仰；肾下则腰尻痛，不可以俯仰，为狐疝。肾坚则不病腰背痛；肾脆则善病消瘅易伤。肾端正则和利难伤；肾偏倾则苦腰尻痛也。凡此二十五变者，人之所苦常病。

黄帝曰：何以知其然也？岐伯曰：赤色小理者，心小；粗理者，心大。无𩩲骺者，心高；𩩲骺小短举者，心下。𩩲骺长者，心下坚；𩩲骺弱小以薄者，心脆。𩩲骺直下不举者，心端正；𩩲骺倚一方者，心偏倾也。

白色小理者，肺小；粗理者，肺大。巨肩反膺陷喉者，肺高；合腋张胁者，肺下。好肩背厚者，肺坚；肩背薄者，肺脆。背膺厚者，肺端正；胁偏疏者，肺偏倾也。

青色小理者，肝小；粗理者，肝大。广胸反骹者，肝高；合胁兔骹者，肝下。胸胁好者，肝坚；胁骨弱者，肝脆。膺腹好相得者，肝端正；胁骨偏举者，肝偏倾也。

黄色小理者，脾小；粗理者，脾大。揭唇者，脾高；唇下纵者，脾下。唇坚者，脾坚；唇大而不坚者，脾脆。唇上下好者，脾端正；唇偏举者，脾偏倾也。

黑色小理者，肾小；粗理者，肾大。高耳者，肾高；耳后陷者，肾下。耳坚者，肾坚；耳薄不坚者，肾脆。耳好前居牙车者，肾端正；耳偏高者，肾偏倾也。凡此诸变者，持则安，减则病也。

帝曰：善！然非余之所问也，愿闻人之有不可病者，至尽天寿，虽有深忧大恐，怵惕之志，犹不能感也，甚寒大热，不能伤也；其有不离屏蔽室内，又无怵惕之恐，然不免于病者，何也？愿闻其故。岐伯曰：五藏六府，邪之舍也，请言其故。五藏皆小者，少病，苦燋心，大愁忧；五藏皆大者，缓于事，难使以忧。五藏皆高者，好高举措；五藏皆下者，好出人下。五藏皆坚者，无病；五藏皆脆者，不离于病。五藏皆端正者，和利得人心；五藏皆偏倾者，邪心而善盗，不可以为人平，反复言语也。

黄帝曰：愿闻六府之应。岐伯答曰：肺合大肠，大肠者，皮其应；心合小肠，小肠者，脉其应；肝合胆，胆者，筋其应；脾合胃，胃者，肉其应；肾合三焦、膀胱；三焦、膀胱者，腠理毫毛其应。

黄帝曰：应之奈何？岐伯曰：肺应皮。皮厚者，大肠厚；皮薄者，大肠薄，皮缓，腹里大者，大肠大而长；皮急者，大肠急而短；皮滑者，大肠直；皮肉不相离者，大肠结。

心应脉，皮厚者脉厚，脉厚者小肠厚；皮薄者脉薄，脉薄者小肠薄；皮缓者脉缓，脉缓者小肠大而长；皮薄而脉冲小者，小肠小而短；诸阳经脉皆多纡屈者，小肠结。

脾应肉。肉䐃坚大者，胃厚；肉䐃么者，胃薄；肉䐃小而么者，胃不坚；肉䐃不称身者，胃下，胃下者，下管约不利。肉䐃不坚者，胃缓；肉䐃无小里累者，胃急；肉䐃多小里累者，胃结，胃结者，上管约不利也。

肝应爪。爪厚色黄者，胆厚；爪薄色红者，胆薄；爪坚以青者，胆急；爪濡色赤者，胆缓；爪直色白无纹者，胆直；爪恶色黑多纹者，胆结也。

肾应骨。密里厚皮者，三焦、膀胱厚；粗理薄皮者，三焦、膀胱薄；疏腠理者，三焦、膀胱缓；皮急而无毫毛者，三焦、膀胱急；毫光美而粗者，三焦、膀胱直；稀毫毛者，三焦、膀胱结也。

黄帝曰：厚薄美恶皆有形，愿闻其所病。岐伯答曰：视其外应，以知其内藏，则知所病矣。

【解读】 黄帝问岐伯说：人的气血精神，是用来奉养生命以维持正常生理机能的物质，经脉是气血运行的通道，能使气血运行于机体内外，濡润筋骨，滑利关节；卫气能温煦肌肉，充养皮肤，滋润腠理，主导汗孔的开合；人的意志，能够统驭精神，收摄魂魄，适应气候寒温的变化，调节情绪。血脉通调和顺，则气血畅行，流行周身，营养肌体，从而强劲筋骨，滑利关节；卫气的功能正常，则使肌肉滑润，皮肤柔和润泽，腠理致密；志意专注，则精神集中，思维敏捷，魂魄安定，不产生懊悔愤怒的情绪变化，五脏就不会遭受邪气的侵扰。如寒热调和，六腑就能运化五谷，使风病、痹病等无从产生，经脉通利，肢体关节灵活。以上就是人体正常的生理状态。五脏贮藏精神气血魂魄，六腑传化水谷而输送津液。这些功能，都是先天所赋，与人的愚笨、聪明、贤能、浅薄无关。但有的人能享尽天年，不受邪气侵扰，老而不衰，即使是风雨、骤寒暴暑，也不能伤害他；有的人虽然足不出户，也没有受到忧伤、惊恐的刺激，但仍免不了生病，这是为什么？请讲解一下好吗？

岐伯回答说：这个问题很难解答！五脏的生理功能，是与自然界相适应的，符合阴阳变化的规律，并与四时的变化相联系，与五个季节的五行相适应，五脏本身就有大小、高低、坚脆、端正及偏斜的不同，六腑也有大小、长短、厚薄、曲直、缓急的差异。这二十五种情况各不相同，分别显示着善恶吉凶，请允许我详加说明。

心脏小，则神气敛藏安定，邪气不易侵害人，但人易伤于忧愁；心脏大，则人不易伤于忧愁，而易被邪气所伤。心位偏高，则向上压迫肺使肺气壅滞，令人烦闷不舒而健忘，固执己见；心位偏低，则心神之脏气外散，令人易受寒邪，易被言语恐吓。心脏坚实的，则脏气安定，守卫固密；心脏脆弱，则人容易患消瘅病及热中。心脏端正，则神气血脉和利，邪气难以侵害人；心脏偏斜不正，则操守不坚，使人无主见。

肺脏小，则饮邪很少停留，不会使人喘息；肺脏大，则多有饮邪停滞，易使人患胸痹、喉痹及气逆的病。肺位偏高，则气机上逆，使人抬肩喘咳；肺位偏低，则居处接近横膈，以致胃脘上迫于肺，使人易患胁下疼痛的病。肺脏坚实，则人不易患咳逆上气；肺脏脆弱的，则易患消瘅。肺脏端正的，则肺气调和宣通，使人不易被邪气所伤。肺脏偏斜的，则使人胸中偏痛。

肝脏小，则脏气安宁，令人不患胁下痛；肝脏大，则压迫胃脘，上迫咽部面令人患膈中症，且胁下疼痛。肝位偏高，则向上支撑膈部，并紧贴着胁部使其满闷，成为息贲病；肝位偏低，则逼迫胃脘，令胁下空人，大肠通顺；皮肤与肌肉不相附的人，大肠多结涩不畅。

心与脉相应。皮肤厚的人，脉就厚，脉厚的人小肠就厚；皮肤薄的人，脉就薄，脉薄的人小肠就薄；皮肤松弛的人，脉就弛缓，脉弛缓的人小肠就大而长；皮肤薄而脉虚小的人，小肠就小而短；三阳经脉的部位多见弯弯曲曲的血脉的人，小肠就结涩不畅。

脾与肉相应，肉䐃坚实壮大的人，胃体就厚；肉䐃细薄的人，胃体就薄。肉䐃细小薄弱的人，胃体就不坚实；肉䐃瘦薄与身体不相称的人，胃就下垂，胃下垂，则胃下口约束不利。肉䐃不坚实的人则胃弛缓；肉䐃无小颗粒累累的人，胃体紧敛。肉䐃有小颗粒累累的，胃气结涩，胃气郁结，则胃上口约束不利。

胆与爪相应。爪甲厚实色黄的人，胆厚；爪甲薄弱色红的人，胆薄。爪甲坚硬色青的人，胆紧敛；爪甲濡软而色赤的人，胆弛缓。爪甲正常色白无纹理的人，胆气舒畅；爪甲异常色黑多纹理的人，胆气郁结不畅。

肾与骨相应。皮肤纹理致密厚实的人，三焦与膀胱都厚实；皮肤纹理粗疏薄弱的人，三焦与膀胱都薄弱。皮肤纹理疏松的人，三焦与膀胱弛缓；皮肤紧张而无毫毛的人，三焦与膀胱都紧敛，毫毛美泽而粗的人，三焦与膀胱之气疏畅；毫毛稀疏的人，三焦与膀胱之气都郁结不畅。

黄帝说：脏腑的厚薄、好坏都有一定的迹象，而它们所发生的病变是怎样的呢？岐伯回答说：脏腑与体表组织是内外相应的，观察外在的体表组织，就可知道脏腑的情况，从而可以了解到内脏所发生的病变。

· 卷九 ·

禁服第四十八

【原文】 雷公问于黄帝曰：细子得受业，通于九针六十篇，但暮勤服之，近者编绝，久者简垢，然尚讽诵弗置，未尽解于意矣。《外揣》言浑束为一，未知所谓也。夫大则无外，小则无内，大小无极，高下无度，束之奈何？士之才力，或有厚薄，智虑褊浅，不能博大深奥，自强于学若细子，细子恐其散于后世，绝于子孙，敢问约之奈何？黄帝曰：善乎哉问也！此先师之所禁，坐私传之也，割臂歃血之盟也，子若欲得之，何不斋乎！雷公再拜而起曰：请闻命于是也。乃斋宿三日而请曰：敢问今日正阳，细子愿以受盟。黄帝乃与俱入斋室，割臂歃血。黄帝亲祝曰：今日正阳，歃血传方，有敢背此言者，必受其殃。雷公再拜曰：细子受之。黄帝乃左握其手，右授之书，曰：慎之慎之，吾为子言之。

【解读】 雷公向黄帝问道：我自从接受了您所传授的九针六十篇以后，从早到晚勤奋地加以学习，尽管编绝简垢，仍不断地阅读背诵，虽然如此，还是不能完全了解其中的精义。《外揣》里说的"浑束为一"，我还未解其意。既然说九针的道理，大到不可再大，细到不能再细，它的大与小已经到了极点；它的至高无上，至深无下，也到了无法度量的境地，这样的博大精深，怎样将其归纳总结起来呢？况且人们的聪明才智，有厚有薄，有的智慧过人，思虑周密，也有的浅见薄识，不能领会它的高深的道理，又不能像我一样的刻苦努力学习，我恐怕这样长期下去，这一精深的学术就会流散，就会失传，子孙也就难于逐代的继承下来。因此我想向您请教怎样把它概括起来？黄帝说：你问的很好。这正是先师再三告诫，禁止轻易地传授给人的重要内容，必须经过割臂歃血的盟誓，才可以传授的。你要想得到它，何不至诚地斋戒呢！雷公很有礼貌地说：我愿遵照你说的去做。于是雷公很虔诚地斋宿三天，然后再来请求说：在今天正午的时候，我愿受盟传方。黄帝和他一同进入斋室，举行割臂歃血的仪式，黄帝亲自祝告说：今天在正午的时候，通过歃血的仪式传授医学要道，如果谁违背了今天的誓言，必定遭受灾殃。雷公说：我愿接受盟戒。黄帝就用左手握住雷公的手，右手将书授给雷公，并且说：一定要慎而又慎啊！我现在给你讲一下其中的道理。

【原文】 凡刺之理，经脉为始，营其所行，知其度量，内次五脏，外别六腑，审察卫气，为百病母，调其虚实，虚实乃止，泻其血络，血尽不殆矣。雷公曰：此皆细子之所以通，未知其所约也。黄帝曰：夫约方者，犹约囊也，囊满而弗约，则输泄，方成弗约，则神与弗俱。雷公曰：愿为下材者，勿满而约之。黄帝曰：未满而知约之，以为工，不可以为天下师。

【解读】 凡是要掌握针刺治病的道理，首先要熟悉经脉，掌握它循行的规律，知道它的长短和每经气血多少的差异，内知五脏的次序，外别六腑的功能，同时要审察卫气的变化，以作为研究百病发生原因的根据，进而用适当的方法，调治疾病的虚实，若治疗得宜，则由于虚实而出现的病变，都会停止发展。病在血络的，用刺络法，泻其血络，使邪血尽去，病情就会好转。雷公说：这些道理我是知道的，但还不能归纳起来掌握其要领。黄帝说：约方就像将一个袋子的口扎住一样，袋子满了，如果不扎住袋口，则所装的东西就会漏掉。学到的许多诊断和治疗方法，如果不能提纲挈领加以总结归纳，则杂而不精，不能出神入化，运用自如。雷公说：愿作下等人材的人，不求学识渊博，不等学的完满，就想归纳精简，其结果会怎样呢？黄帝说：这样的人只能做个一般的医生，而不能成为一个高明医生，更不能成为天下的师表。

【原文】 雷公曰：愿闻为工。黄帝曰：寸口主中，人迎主外，两者相应，俱往俱来，若引绳大小齐等，春夏人迎微大，秋冬寸口微大，如是者名曰平人。

【解读】 雷公说：我愿听一听做一般医生所应知道的理论。

黄帝说：寸口脉主候在内的五脏的变化，颈部的人迎脉，主候在外的六腑的变化，寸口、人迎二脉表里相应，往来不息，其搏动力量从理论上说应该大小相等，但春夏阳气盛，人迎脉略大一些，秋冬阴气盛，寸口脉略大一些，这就是无病之人的表现。

【原文】 人迎大一倍于寸口，病在足少阳，一倍而躁，在手少阳。人迎二倍，病在足太阳，二倍而躁，病在手太阳。人迎三倍，病在足阳明，三倍而躁，病在手阳明。盛则为热，虚则为寒，紧则为痛痹，代则乍甚乍间。盛则泻之，虚则补之，紧痛则取之分肉，代则取之血络且饮药，陷下则灸之，不盛不虚，以经取之，名曰经刺。人迎四倍者，且大且数，名曰溢阳，溢阳为外格，死不治。必审按其本末，察其寒热，以验其脏腑之病。

【解读】 人迎比寸口的脉象大一倍，是病在足少阳经，大一倍而躁疾的，病在手少阳经，人迎脉大于寸口的两倍，病在足太阳经，大二倍而躁疾的，是病在手太阳经。人迎脉大于寸口三倍，病在足阳明经，大三倍而躁疾的，则病在手阳明经。人迎脉盛大，阳气内盛则为热，脉虚小，阳气内虚则为寒。脉紧的为痛痹，出现代脉的，则有忽痛忽止，时轻时重的病症。治疗时，脉盛的用泻法，脉虚的用补法，脉紧而疼痛的，则针刺分肉之间的穴位，脉代的取血络放血，并配合服药。脉陷下不起的，有寒滞，用灸法治疗。不盛不虚，正经自病的，则取治于有病的本经，这叫做经刺。人迎脉比寸口大四倍，大而且数，阳脉甚盛，名曰溢阳，溢阳是阴气格阳于外的现象，阴阳将要离决，属不治的死症。必须详细研究其疾病的全过程，辨清属寒属热，以判明脏腑的病变，并据以进行治疗。

【原文】 寸口大于人迎一倍，病在足厥阴，一倍而躁，在手心主。寸口二倍，病在足少阴，二倍而躁，在手少阴。寸口三倍，病在足太阴，三倍而躁，在手太阴。盛则胀满，寒中食不化，虚则热中，出糜，少气，溺色变，紧则痛痹，代则乍痛乍止。盛则泻之，虚则补之，紧则先刺而后灸之，代则取血络而后调之，陷下则徒灸之，陷下者，脉血结于中，中有著血，血寒，故宜灸之，不盛不虚，以经取之。寸口四倍者，名曰内关，内关者，且大且数，死不治。必审察其本末之寒温，以验其脏腑之病。

【解读】 寸口脉大于人迎一倍，病在足厥阴经，大一倍而加以躁疾，病在手厥阴经。寸口脉大于人迎二倍，病在足少阴经，大二倍而加以躁疾，则病在手少阴经。寸口脉大于人迎三倍，病在足太阴经，大三倍而加以躁疾，则病在手太阴经。寸口脉主阴，寸口脉现盛大的，是阴气过盛，可出现胀满，寒滞中焦，食不消化等症。寸口脉现虚弱的，是阴虚，阴虚则阳气来乘，出现肠胃中热，排出的大便如糜粥样，少气，溺色也变黄。脉紧的属寒，出现痛痹，脉代的是血脉不调，时痛时止。治疗时，脉盛的用泻法，脉虚的用补法，脉紧的先针刺而后用灸法，脉代的刺血络泄去邪血，而后用药物调治。脉虚陷下不起的，采用灸法治疗。脉虚陷下不起是脉中的血行凝结，并有瘀血附着在脉中，这是因为寒气深入于血，血因寒而滞，故宜用灸法以通阳散寒。不盛不虚本经自病的，可以从本经取穴治疗。寸口脉大于人迎脉四倍，叫做内关，内关是阴气过盛，使阳气不能与阴气相交而外越，内关的脉象是大而且数，因阴阳隔绝，是不易治疗的死症。必须详细审察致病的本末及其寒热的不同，从而判明脏腑的病变，加以治疗。

【原文】 通其营输，乃可传于大数。大数曰：盛则徒泻之，虚则徒补之，紧则灸刺且饮药，陷下则徒灸之，不盛不虚，以经取之。所谓经治者，饮药，亦用灸刺。脉急则引，脉大以弱，则欲安静，用力无劳也。

【解读】 必须通晓脉的运行和输注的道理，才能进一步传授针灸治病的大法。大法的原则是：脉盛的用泻法，脉虚的用补法，脉紧的可灸刺服药三者并用。脉虚陷不起的则用灸法，脉不盛不虚本经自病的，就从本经取穴治疗。所谓经治，就是或服药，或灸刺，随其经脉所宜而选用施治方法。脉急的是邪盛，可兼用导引法以去病。脉大而弱的属于阴不足，宜安静以养阴。不要用力太过，烦劳过度。

五色第四十九

【原文】　雷公问于黄帝曰：五色独决于明堂乎？小子未知其所谓也。黄帝曰：明堂者，鼻也。阙者，眉间也。庭者，颜也。蕃者，颊侧也。蔽者，耳门也。其间欲方大，去之十步，皆见于外，如是者寿必中百岁。

雷公曰：五官之辩奈何？黄帝曰：明堂骨高以起，平以直，五藏次于中央，六府挟其两侧，前面上于厥庭，王宫在于下极。五藏安于胸中，真色以致，病者不见，明堂润泽以清，五官恶得无辨乎？雷公曰：其不辨者，可得闻乎？黄帝曰：五色之见也，各出其色部。部骨陷者，必不免于病矣。其色部乘袭者，虽病甚，不死矣。雷公曰：官五色奈何？黄帝曰：青黑为痛，黄赤为热，白为寒，是谓五官。

雷公曰：病之益甚，与其方衰如何？黄帝曰：外内皆在焉，切其脉口滑小紧以沉者，病益甚，在中；人迎气大紧以浮者，其病益甚，在外。其脉口浮滑者，病日进；人迎沉而滑者，病日损。其脉口滑以沉者，病日进，在内；其人迎脉滑盛以浮者，其病日进，在外。脉之浮沉及人迎与寸口气小大等者，病难已。病之在藏，沉而大者，易已，小为逆；病在府，浮而大者，其病易已。人迎盛坚者，伤于寒；气口盛坚者，伤于食。

雷公曰：以色言病之间甚奈何？黄帝曰：其色粗以明，沉夭者为甚；甚色上行者，病益甚；其色下行如云彻散者，病方已。五色各有藏部，有外部，有内部也。色从外部走内部者，其病从外走内；其色从内走外者，其病从内走外。病生于内者，先治其阴，后治其阳，反者益甚；其病生于阳者，先治其外，后治其内，反者益甚。其脉滑大以代而长者，病从外来，目有所见，志有所恶，此阳气之并也，可变而已。雷公曰：小子闻风者，百病之始也；厥逆者，寒湿之起也。别之奈何？黄帝曰：常候阙中，薄泽为风，冲浊为痹，在地为厥。此其常也，各以其色言其病。

雷公曰：人不病卒死，何以知之？黄帝曰：大气入于藏府者，不病而卒死矣。雷公曰：病小愈而卒死者，何以知之？黄帝曰"赤色出两颧，大如母指者，病虽小愈，必卒死。黑色出于庭，大如母指，必不病而卒死。雷公再拜曰：善哉！其死有期乎？黄帝曰"察色以言其时。

雷公曰：善乎！愿卒闻之。黄帝曰："庭者，首面也；厥上者，咽喉也；厥中者，肺也；下极者，心也；直下者，肝也；肝左者，胆也；下者，脾也。方上者，胃也；中央者，大肠也；挟大肠者，肾也；当肾者，脐也；面王以上者，小肠也；面王以下者，膀胱，子处也；颧者，肩也；颧后者，臂也；臂下者，手也"目内眦上者，膺乳也；挟绳而上者，背也；循牙车以下者，股也；中央者，膝也；膝以下者，胫也；当胫以下者，足也；臣分者，股里也；巨屈者，膝膑也。此五藏六府肢节之部也，各有部分，有部分，用阴和阳，用阳和阴，当明部分，万举万当。能别左右，是谓大道。男女异位，故曰阴阳。审察泽夭，谓之良工。

沉浊为内，浮泽为外。黄赤为风，青黑为痛，白为寒，黄而膏润为浓，赤甚者为血，痛甚为挛，寒甚为皮不仁。五色各见其部，察其浮沉，以知浅深；察其泽夭，以现成败；察其散抟，以知远近；视色上下，以知病处；积神于心，以知往今。故相气不微，不知是非，属意勿去，乃知新故。色明不粗，沉夭为甚，不明不泽，其病不甚。其色散，驹驹然未有聚，其病散而气痛，聚未成也。

肾乘心，心先病，肾为应，色皆如是。男子色左于面王，为小腹痛，下为卵痛，其圜直为茎痛，高为本，下为首，狐疝阴之属也。女子在于面王，为膀胱、子处之病，散为痛，抟为聚，方员左右，各如其色形。其随而下至胝为淫，有润如膏状，为暴食不洁。左为左，右为右，其色有邪，聚散而不端，面色所指者也。色者，青黑赤白黄，皆端满有别乡。别乡赤者，其色亦大如榆荚，在面王为不日。其色上锐，首空上向"下锐下向，在左右如法。以五色命藏，青为肝，赤为心，白为肺，黄为脾，黑为肾。肝合筋，心合脉，肺合皮，脾合肉，肾合骨也。

【解读】 雷公问黄帝道：五色只是取决于明堂吗？小子不知道是否这样。黄帝说：明堂就是鼻，阙是两眉之间，庭是额颅，蕃是面颊两侧，蔽是耳门。这些部位要端正宽大，在距离十步远的地方，都能看清它们的外形，像这样的人，一定会长命百岁。

雷公问：五官该怎么分辨呢？黄帝说：鼻子骨骼高而突起，平顺而直。五脏的脉有序地排列在鼻子中央，六腑的脉挟持在鼻子两旁，头在天庭、阙口的上面，心在两眉之间的下极。如果五脏安居胸中，正常的颜色就会在面部出现，而不会出现病色，明堂泽润而清明，五官怎么会不分明呢？黄帝说：五色的出现，都是出现在各自的色部上。如果色部下陷，那就一定是相应的部位发生了病变。如果色部出现子部承袭母部的情况，如心部见黄之类，即使病得厉害也不会死。雷公问：五色的证候是什么？黄帝说：青色、黑色是疼痛的证候，黄色、赤色是热病的证候，白色是寒病的证候，这就叫做五官。

雷公问：病情正加重，与病情正减轻，如何分辨呢？黄帝说：外腑内脏的病情都存在加重与减轻的分别。切摸寸口，脉滑、小、急而沉的，是病情加重，病在五脏，人迎气大、急而浮的，也是病情加重，病在六腑。如果寸口脉浮而滑，是病情日益减轻。人迎脉沉而滑的，也是病情日益减轻；如果寸口脉滑而沉，是病情日益发展，病在五脏；如果人迎脉滑、盛而浮的，也是病情日益发展，病在六腑。各经脉气的浮沉以及人迎与寸脉气的大小相等的，病很难治愈。病在五脏，脉沉而大的，阴阳和，容易治愈，脉沉而小的，纯阴，逆而难愈。病在六腑，脉浮而大的，病容易治痊。人迎脉盛而坚的，是受到寒邪的伤害；气口脉盛而坚的，是食不节使脏腑受伤。

雷公问：怎么根据面色判断疾病的轻重呢？黄帝问：病色略微显现而且晦滞的是病重；病色上行的，病更重；病色下行，如行云流散，是病正减轻。五色各有其对应脏腑的部位。鼻两侧是外部。属于六腑；鼻中央是内部，属于五脏。病色从鼻两侧走向中央的，是病邪从六腑走向五脏；病色从鼻中央走向鼻两侧的，是病邪从五脏走向六腑。病发生在五脏的，应先治五脏，后治六腑，如果相反，病就会加重；病发生在六腑的，先治六腑，后治五脏，如果相反，病就会加重。脉滑、大，或者变成长脉的，病从六腑来，两眼如有所见，神志如有所恨，这是阳气太盛的缘故，通过治疗，是可以改变的。雷公说：小子听说过，风是百病的根源，厥逆病是寒湿之气引起的，二者怎么区别呢？黄帝说：应当观测两眉之间的阙中，色浮浅而光泽的是风，色浑沉而浑浊的是痹，色在地阁即面的下部是厥，这是一般情况，分别根据面色来说病。

雷公问：人没有生病却突然死去，这怎么解释呢？黄帝说：极毒的病邪侵入脏腑，即使先并没有生病也会突然死去。雷公问"病稍痊愈却又突然死去，这怎么解释呢？黄帝说：两颧骨出现赤色，大如拇指一定会未生病而突然死去。雷公再拜，说：讲得好！这种人的暴死有一定的时间没有？黄帝说：观察面色可以判断暴死的时间。

雷公说：讲得好啊！希望听个究竟。天庭是反应头面疾病的部位，两眉间的上方是反应咽喉的部位，两眉之间是反应肺的部位，两目之间是反应心的部位，由此直下的鼻柱是反应肝的部位，鼻柱左侧是反应胆的部位，鼻准头是反应脾的部位，鼻准头两旁是反应胃的部位，面部中央是反应大肠的部位，挟面中央两旁的颊部是反应肾的部位。脐与肾相对，所以肾所属颊部的下方是反应脐的部位。面王以上是反应小肠的部位，面王以下是反应膀胱和子宫的部位，颧骨是反应肩的部位，颧骨后是反应臂的部位，颧骨后下方是反应手的部位，眼内角上方是反应胸和乳房的部位，近耳边直上处是反应背脊的部位，循牙车以下是反应大腿的部位，面部中央是反应膝的部位，面部中央以下是反应小腿的部位，面部中央最下方是反应足的部位，口角大纹处是反应大腿内侧的部位，颊下曲骨处是反应膝盖的部位。这就是五脏六腑的疾病反应在颜面的部位，各有各的部位。有了明确的部位，治疗时，就应分别泻阴气，使其与阳气调和，补泻阳气，使其与阴气调和。明确了疾病的对应部位，刺一万针一万个正确，能够分别右行的阴气与左行的阳气，这就叫做懂得了九针的最大的道理。男女病色的转移，位置左右互异，男以左为逆、右为从，女人右为逆，左为从，所以叫阴阳。能察明面色的好坏，便是高明的医生。

面色深沉浑浊，是内脏的病，浮浅光泽是外腑的病。黄红是风病，青黑是痛病，白是寒病。黄而油滑是有脓，深红是留血，深红而痛得厉害是筋挛，冷得厉害是皮肤麻木。五色各有其出现的部位，观察颜色的浮沉，就可以知道病邪的深浅；观察病色的明晦，就可以知道疾病的吉凶；观察病色的聚散，就可以知道病程的长短；观察病色的部位的高低，就可以知道疾病的处外；聚精会神，心有所悟，就可以知道疾病的过去和今后。所以观察气色不细致，就不能判断病的是非；集中注意力而不分散，才能知道病的新旧。面色不见其明亮，昏昏沉沉是病重的表现；不明不亮，病情并不严重。病色分散，如小马乱驰不集中，病势也分散而气痛，但邪气未聚积而成为大病。

肾邪侵犯心脏，是心脏先有病，然后肾才做出反应，色也如此，肾的黑色出现在面上属于心的部位，男子病色出现在面王即鼻准上，这是小腹病，向下牵连睾丸痛。如果病色出现在人中沟，是阴茎痛，在人中上半部是阴茎根痛，在人中下半部是茎头痛，这些都是狐疝和阴癞一类的病。女子的病色出现在面王，是膀胱和子宫上的病，色散是气痛，色聚是血凝，凝血或方或圆或中或右，分别和病色的形状相似。病色从面王而下至唇，是白淫，有润滑物如膏状，为暴饮暴食和食物不洁所致。色在左，病在左；色在右，病在右。病色有时是斜的，聚积得不端正，也可以从面色指出的方向找到疾病的部位。所谓色，就是青、黑、赤、白、黄五种颜色，这五色都端正充实地出现在别的部位。如赤色不出现在属心的部位，而出现在面王即鼻准处，而大如榆荚，是女子月经不下，病色上端尖锐，就是头面空虚，邪气上窜；病色下端尖锐，邪气下行，在左在右，也如法辨认。用五色分属五脏，青色属肝，赤色属心，白色属肺，黄色属脾，黑色属肾。而肝与筋合，心与脉合，肺与皮合，脾与肉合，肾与骨合。

论勇第五十

【原文】　黄帝问于少俞曰：有人于此，并行并立，其年之长少等也，衣之厚薄均也，卒然遇烈风暴雨，或病或不病，或皆病，或皆不病，其故何也？少俞曰：帝问何急？黄帝曰：愿尽闻之。少俞曰：春温风，夏阳风，秋凉风，冬寒风。凡此四时之风者，其所病各不同形。黄帝曰：四时之风，病人如何？少俞曰：黄色薄皮弱肉者，不胜春之虚风；白色薄皮弱肉者，不腹夏之虚风；青色薄皮弱肉者，不胜秋之虚风；赤色薄皮弱肉者，不胜冬之虚风也。黄帝曰：黑色不病乎？少俞曰：黑色而皮厚肉坚，固不伤于四时之风。其皮薄而肉不坚、色不一者，长夏至而有虚风者，病矣。其皮厚而肌肉坚者，长夏至而有虚风，不病矣。其皮厚而肌肉坚者，必重感于寒，外内皆然，乃病，黄帝曰：善。

【解读】 黄帝向少俞问道：假使有人在这里一同行走，一同站立，他们的年龄大小一致，穿的衣服厚薄也相等，突然遭遇狂风暴雨，有的生病，有的不生病，或都生病，或都不病，这是什么缘故？少俞说：你先问哪一个问题呢？黄帝说：我都想听一听它的道理。少俞说：春季当令的是温风，夏季是热风，秋季是凉风，冬季是寒风，四季的风，性质不同，影响到人体发病的情况也不同。黄帝说：四季的风，怎样使人发病呢？少俞说：色黄皮薄而肌肉柔弱的人，是脾气不足，不能抗拒春天的虚邪贼风；色白皮薄肌肉柔弱的人，是肺气不足，经不住夏季的虚邪贼风；色青皮薄肌肉柔弱的人，是肝气不足，不能抗拒秋天的虚邪贼风；色示皮薄肌肉柔弱的人，是心气不足，不能抗拒冬天的虚邪贼风。黄帝说：色黑的人不受病吗？少俞说：色黑而皮肤宽厚，肌肉致密坚固，就不会被四季虚邪贼风所伤。如果其人皮肤薄弱，肉不坚实，又不是始终保持黑色，到了长夏的季节，遇到了虚邪贼风就会生病。如果其人色黑皮肤宽厚，肌肉坚实，虽遇到长夏季节的虚风，因抵抗力强，也不会发病。这样的人必须是外伤于虚风，内伤于饮食生冷，外内俱伤，才会生病。黄帝说：你讲的很好。

【原文】 黄帝曰：夫人之忍痛与不忍痛者，非勇怯之分也。夫勇士之不忍痛者，见难则前，见痛则止；夫怯士之忍痛者，闻难则恐，遇痛不动。夫勇士之忍痛者，见难不恐，遇痛不动。夫怯士之不忍痛者，见难与痛，目转面盼，恐不能言，失气惊悸，颜色变化，乍死乍生。余见其然也，不知其何由，愿闻其故。少俞曰：夫忍痛与不忍痛者，皮肤之薄厚，肌肉之坚脆缓急之分也，非勇怯之谓也。

【解读】 黄帝说：人能够忍受疼痛与否，不能以性格的勇敢和怯懦来分别。勇敢而不能耐受疼痛的人，遇到危难时可以勇往直前，而当遇到疼痛时，则退缩不前；怯懦而能耐受疼痛的人，虽然他听说有危难的事就恐慌不安，但是遇到疼痛，却能忍耐而不动摇。勇敢而又能耐受疼痛的人，见到危难不恐惧，遇到疼痛也能忍耐。怯懦而又不能耐受疼痛的人，见到危难，遇到疼痛，就会吓得头眩眼花，颜面变色，两眼不敢正视，话也不敢说，心惊气乱，死去活来。我看到这些情况，却不知是什么原因，愿意听一下其中的道理是什么。少俞说：忍痛与否，主要决定于皮肤的厚与薄，肌肉的坚实、脆弱及松紧的不同，是不能用性格的勇敢、怯弱来说明的。

【原文】 黄帝曰：愿闻勇怯之所由然。少俞曰：勇士者，目深以固，长衡直扬，三焦理横，其心端直，其肝大以坚，其胆满以傍，怒则气盛而胸张，肝举而胆横，眦裂而目扬，毛起而面苍，此勇士之由然者也。黄帝曰：愿闻怯士之所由然。少俞曰：怯士者，目大而不减，阴阳相失，其焦理纵，𩩲𩩺短而小，肝系缓，其胆不满而纵，肠胃挺，胁下空，虽方大怒，气不能满其胸，肝肺虽举，气衰复下，故不能久怒，此怯士之所由然者也。

【解读】 黄帝说：我愿意知道，人为什么会有勇敢和怯懦的不同。少俞说：勇敢的人，目光深邃而坚定，眉毛宽大长直，皮肤肌腠的纹理是横的。心脏端正，肝脏坚厚，胆汁盛满，在发怒时，气壮盛而胸廓张大，肝气上举，胆气横溢，眼睁的很大，目光逼射，毛发竖起，面色铁青，这就是决定勇士性格的基本原因。黄帝说：我还愿意知道怯懦的人性格的产生是什么道理？少俞说：怯懦的人，目虽大而不深固，神气散乱，气血不协调，皮肤肌腠的纹理纵而不横，肌肉松弛，胸骨剑突短而小，肝系松缓，胆汁也不充满，胆囊松弛，肠胃纵缓，胁下空虚而肝气不能充满，虽值大怒，怒气也不能充满胸中，肝肺虽因怒而上举，但坚持不久，气衰即复下落，所以不能长时间发怒，这就是决定怯士性格的原因。

【原文】 黄帝曰：怯士之得酒，怒不避勇士者，何脏使然？少俞曰：酒者，水谷之精，熟谷之液也，其气慓悍，其入于胃中，则胃胀，气上逆，满于胸中，肝浮胆横。当是之时，固比于勇士，气衰则悔。与勇士同类，不知为之，名曰酒悖也。

【解读】 黄帝说：怯懦的人喝了酒以后，当他发怒的时候也和勇士差不多，这是那一脏的功能使他这样呢？少俞说：酒是水谷的精华，是谷类酿造而成的液汁，其气迅利猛急，当酒液进入胃中以后，促使胃部胀满，气机上逆，而充满于胸中，同时也影响到肝胆，使肝气冲动，胆气横逆。酒醉的时候，他的言谈举止，虽然和勇士差不多，但当酒气一过，则怯态如故，反而懊悔自己不该那样冲动。酒醉以后，言谈举止悖逆冲动，像勇士那样行为不知避忌的表现，称为酒悖。

背腧第五十一

【原文】 黄帝问于岐伯曰：愿闻五脏之腧，出于背者。岐伯曰：胸中大腧在杼骨之端，肺腧在三椎之傍，心腧在五椎之傍，膈腧在七椎之傍，胀腧在九椎之傍，脾腧在十一椎之傍，肾腧在十四椎之傍，皆挟脊相去三寸所，则欲得而验之，按其处，应在中而痛解，乃其脸也。灸之则可，刺之则不可。气盛则泻之，虚则补之。以火补者，毋吹其火，须自灭也。以火泻者，疾吹其火，传其艾，须其火灭也。

【解读】　黄帝向岐伯问道：我愿意知道五脏的俞穴，都出于背部什么部位？岐伯说：胸中的大腧是在项后第一椎骨下的两旁，肺俞在第三椎下的两旁，心俞在第五椎下的两旁，膈俞在第七椎下的两旁，肝俞在第九椎下的两旁，脾俞在十一椎下的两旁，肾俞在十四椎下的两旁，这些穴位，都在脊骨的两旁，左右穴位相距三寸，距脊中各约一寸五分许。要确定这些穴位，检验的方法是用手按其俞穴部位，病人感到酸麻胀痛，或者原有疼痛不适通过按压而缓解的，便是穴位的所在处。这些俞穴，在治疗上可以灸疗，不可妄用针刺。在施灸时，邪气盛的用泻法，正气虚的用刺法。用艾火来补的时候，艾火燃着后，不要吹其火，让它慢慢燃烧以待自灭。用艾火来泻的时候，艾火燃着后，迅速吹旺，并用手傅拥其艾，使之急燃而迅速熄灭。

卫气第五十二

【原文】　黄帝曰：五藏者，所以藏精神魂魄者也；六府者，所以受水谷而行化物者也。其气内干五藏，而外络肢节。其浮气之不循经者，为卫气；其精气之行于经者，为营气。阴阳相随，外内相贯，如环之无端，亭亭淳淳乎，孰能穷之。然其分别阴阳，皆有标本虚实所离之处。能别阴阳十二经者，知病之所生；候虚实之所在者，能得病之高下；知六府之气街者，能知解结契绍于门户；能知虚石之坚软者，知补写之所在；能知六经标本者，可以无惑于天下。

伯曰：博哉圣帝之论！臣请尽意悉言之。足太阳之本，在跟、上五寸中，标在两络命门。命门者，目也。足少阳之本，在窍阴之间，标在窗笼之前。窗笼者，耳也。足少阴之本，在内踝下上寸中，标在背腧与舌下两脉也。足厥阴之本，在行间上五寸所标在背俞也。足阳明之本，在厉兑，标在人迎颊颃颡也。足太阴之本，在中封前上四寸之中，标在背腧与舌本也。手太阳之本，在外踝之后，标在命门之上一寸也。手少阳之本，在小指次指之间上二寸，标在耳后上角下外眦也。手阳明之本，在肘骨中，上至别阳，标在颜下合钳上也。手太阴之本，在寸口之中，标在腋内动也。手少阴之本，在锐骨之端，标在背腧也。手心主之本，在掌后两筋之间二寸中，标在腋下下三寸也。凡候此者，下虚则厥，下盛则热；上虚则眩，上盛则热痛。故石者绝而止之，虚者引而起之。

请言气街：胸气有街，腹气有街，头气有街，胫气有街。故气在头者，止之于脑；气在胸者，止之膺与背腧；气在腹者，止之背腧，与冲脉于脐左右之动脉者；气在胫者，止之于气街，与承山踝上以下。取此者用毫针，必先按而在久应于手，乃刺而予之。所治者，头痛眩仆，腹痛中满暴胀，及有新积。痛可移者，易已也；积不痛，难已也。

【解读】 黄帝说：五脏的功能，主贮藏精神魂魄，六腑的功能，主受纳和传化水谷。饮食化生的精微之气在内行于五脏，在外行于四肢关节。那些在经脉之外运行的浮散之气，叫卫气；那些在经脉之中运行的精微之气叫营气。卫属阳，营属阴，营卫相伴运行，内外贯通，好似圆环无终点，无边无际，无休无止呀，谁能详尽其中的道理！然而，经脉可区分为阴和阳，都有标本、虚实和离合的地方，所以能够识别十二脉阴阳属性的人，就有知道疾病是如何产生的；能察知经脉虚实所在之处的人，就能得知疾病发病部位在上还是在下，能了解六腑经气往来路径的人，就能知道通过"气街"疏通气血的运行，能知道虚证和实证在经脉上表现为坚与软不同的人，就能知道补虚泻实的关键所在；能掌握六经标部和本部的人，对天下病的治疗就没有疑惑了。

岐伯说：您的论述真广博！请让我详细地加以说明。足太阳经脉的本部，在足跟以下五寸处，标部在左右两络的命门穴。命门，此指眼部的睛明穴。足少阳经的本部，在窍阴穴当中；标部在窗笼的前面。窗笼，即耳珠前陷中的听宫穴。足少阴经的本部，在内踝之下一寸，再由此向上三寸之间；标部在背部的肾俞穴及舌下两脉的廉泉穴。足厥阴经的本部，行间穴上五寸的地方；"标部在背部的肝俞穴。足阳明胃经的本部，在厉兑穴；标部在人迎，颊下结喉两旁即是。足太阴经的本部，在中封穴、足内踝前向上四寸的地方，标部在背部的脾俞以及舌根部。手太阳经的本部，在手外踝后面；标部在睛明穴上一寸处。手少阳经的本部，在无名指齐小指尖端之上二寸处；标部在耳后上角与下外眦处。手阳明经的本部，在肘骨当中，上至臂臑穴处；标部在额下，挟耳两旁的地方。手太阴经的本部，在寸口当中；标部在腋内动脉处。手少阴经的本部，在尺骨下端的地方；标部在背部的心俞穴。手厥阴经的本部，在掌后两筋中间离腕二寸的地方；标部在腋下三寸的地方。凡要诊察十二经标本的病变，一般地讲下为本，下虚则阳衰于下，所以会引起四肢逆冷，下盛则阳气盛于下故致发热；上为标，上虚清阳不升而致眩晕，上盛阳气亢盛可见发热头痛。所以实证当泻以终止疾病的发展，虚证当补以使正气振发。

再让我谈谈运用气街治疗疾病的情况：胸、腹、头、胫之气各有所行的道路。所以病气在头部的，可以针刺脑部治疗。病气在胸部的，可以针刺胸部两则肌肉隆起处以及背俞穴。病气在腹部的，可以针刺背俞，以及冲脉在脐左右两旁的动脉处。病气在胫部，可以针刺气街穴与承山穴及足踝上下等处的穴位。凡刺这些穴位当用毫针，针刺前先在该穴位作较长时间的按压，候其气至，再针刺给予补泻。刺各部气街可治疗：头痛、眩晕、昏仆、腹痛、中满、突然胀满，以及积聚初起。疼痛可转移的，容易治疗。积聚有形而无疼痛者，难以治愈。

论痛第五十三

【原文】　黄帝问于少俞曰：筋骨之强弱，肌肉之坚脆，皮肤之厚薄，腠理之疏密，各不同，其于针石火焫之痛何如？肠胃之厚薄坚脆亦不等，其于毒药何如？愿尽闻之，少俞曰：人之骨强筋弱肉缓皮肤厚者耐痛，其于针石之痛，火焫亦然。黄帝曰：其耐火焫者，何以知之？少俞答曰：加以黑色而美骨者耐火焫。黄帝曰：其不耐针石之痛者，何以知之？少俞曰：坚肉薄皮者，不耐针石之痛，于火焫亦然。

【解读】　黄帝向少俞问道：人的筋骨有强弱，肌肉有坚脆，皮肤有厚薄，腠理有疏松和致密的不同，人们对于针刺和艾火灸灼引起疼痛的耐受情况怎样呢？人的肠胃的厚薄、坚脆亦不相等，他们对于有强烈刺激作用，能攻毒疗病的药物的耐受情况又怎样呢？愿你详尽地讲给我听。少俞说：人的骨强、筋软弱、肌肉舒缓、皮肤厚实，就能耐受疼痛，无论是针刺、艾火烧灼的疼痛其耐受力都一样。黄帝说：怎样知道有些人能耐受艾火的灼痛呢？少俞答道："骨强筋弱肉缓皮肤厚，而加以皮肤色黑，骨骼发育完善而强劲的人，能耐灸火的灼痛。黄帝问道：怎样知道有些人不能耐受针刺的疼痛呢？

少俞说：肉坚而皮薄的人不能耐受针刺的疼痛，同时也不能耐受灸火痛。

【原文】　黄帝曰：人之病，或同时而伤，或容已，或难已，其故何如？少俞曰：同时而伤，其身多热者易已，多寒者难已。黄帝曰：人之胜毒，何以知之？少俞曰：胃厚色黑大骨及肥者，皆胜毒：故其瘦而薄胃者，皆不胜毒也。

【解读】　黄帝问道：同时患同样的病，有的人容易全愈，有的人不易全愈，是什么道理呢？少俞说：同时患同样的病，如果其身多热，是气盛而抗病能力强，所以容易全愈；若其身多寒，是气衰而抗病能力弱，就不易全愈。黄帝问道：怎样知道人对毒性药物耐受能力的大小呢？少俞说：胃厚、色黑，骨骼粗壮，肥胖的人，气血充盈，对毒性药物有较强的耐受力；体瘦而胃薄的人，气血不足就不能耐受毒性药物的刺激。

天年第五十四

【原文】　黄帝问于岐伯曰：愿闻人之始生，何气筑为基，何立而为楯，何失而死，何得而生？岐伯曰：以母为基，以父为楯，失神者死，得神者生也。黄帝曰：何者为神？岐伯曰：血气已和，荣卫已通，五脏已成，神气舍心，魂魄毕具，乃成为人。

【解读】　黄帝向岐伯问道：我愿意知道人在生命开始的时候，是以什么气作为基础，以什么气作为捍卫，失去什么就要死亡，得到什么才能维持生存？岐伯说：以母的阴血为基础，以父的阳精为捍卫，由父精母血结合而产生神气，失神气的就会死亡，有神气的才能维持生命。黄帝问：什么是神呢？岐伯说：神，就是生命活动力的表现。当人体的血气和调，营卫的运行通畅，五脏形成之后，就产生了主持生命活动的神气，神气藏之于心，表现精神意识和器官活动功能的魂魄也都具备了，才能成为一个健全的人体。

【原文】　黄帝曰：人之寿夭各不同，或夭寿，或卒死，或病久，愿闻其道。岐伯曰：五脏坚固，血脉和调，肌肉解利，皮肤致密，营卫之行，不失其常，呼吸微徐，气以度行，六腑化谷，津液布扬，各如其常，故能长久。

【解读】　黄帝说：人的寿命长短各不相同，有中年夭亡的，有年老长寿的，有猝然死亡的，有患病很久而能绵延时日的，这是什么道理呢？岐伯说：五脏强健，血脉调顺，肌肉之间通利无滞，皮肤固密，营卫的运行正常，呼吸均匀徐缓，气机有规律地运行，六腑也能正常地消化饮食物，使精微、津液能敷布周身，全身生理活动都保持正常，所以能够使生命维持长久而多寿。

【原文】　黄帝曰：人之寿百岁而死，何以致之？岐伯曰：使道隧以长，基墙高以方，通调营卫，三部三里起，骨高肉满，百岁乃得终。

【解读】　黄帝说：有些人可活到百岁，怎样才可以知道呢？岐伯说：长寿的人，他的鼻道深邃而长，面部的地阁和蕃蔽部位肌肉高厚而方正，营卫的循行通调无阻，面之上中下三部匀停，耸起而不平陷，肌肉丰满，骨骼高起，这种人能活到百岁而终其天年。

【原文】　黄帝曰：其气之盛衰，以至其死，可得闻乎？岐伯曰：人生十岁，五脏始定，血气已通，其气在下，故好走。二十岁，血气始盛，肌肉方长，故好趋。三十岁，五脏大定，肌肉坚固，血脉盛满，故好步。四十岁，五脏六腑十二经脉，皆大盛以平定，腠理始疏，荣华颓落，发颇斑白，平盛不摇，故好坐。五十岁，肝气始衰，肝叶始薄，胆汁始灭，目始不明。六十岁，心气始衰，苦忧悲，血气懈惰，故好卧。七十岁，脾气虚，皮肤枯，八十岁，肺气衰，魄离，故言善误。九十岁，肾气焦，四脏经脉空虚。百岁，五脏皆虚，神气皆去，形骸独居而终矣。

【解读】 黄帝曰：人生百岁的过程中，血气盛衰的情况，以及从出生到死亡这一过程的情况是怎样的呢？可以讲给我听一听吗？岐伯说：人生长到十岁的时候，五脏始发育到一定的健全程度，血气的运行畅通无阻，而人之生长，先本于肾脏之精气，生气自下而上，所以喜动而好跑步。人到二十岁，血气开始壮盛，肌肉也正在发达，所以行动更为敏捷，走路也快。三十岁的时候，五脏已经发育强健，全身的肌肉坚固，血气充盛，所以步履稳重，爱好从容不迫的行走。到了四十岁的时候，五脏六腑十二经脉，都发育得很健全，已到了不能再继续盛长的程度，从此腠理开始疏松，颜面的荣华逐渐衰落，鬓发开始花白，精气平定盛满不再有突出的发展，而是向衰老方面变化了，精力也已不十分充沛，所以好静不好动，而好坐。人到五十岁，肝气开始衰退，肝叶薄弱，胆汁也减少，目为肝窍，所以两眼开始昏花。人到六十岁的时候，心气开始衰弱，心气不足，经常出现忧愁悲伤的情绪。血气衰弱，运行不利，形体惰懈，所以好卧。七十岁的时候，脾气虚弱，皮肤干枯不泽。八十岁的时候，肺气衰弱，不能藏魄，言语也时常发生错误。

九十岁的时候，肾气也要枯竭了，其他四脏的经脉气血也都空虚了。到了百岁，五脏的经脉俱已空虚，五脏所藏的神气也都消失，只有形骸存在，因而天年终结。

【原文】 黄帝曰：其不能终寿而死者，何如？岐伯曰：其五脏皆不坚，使道不长，空外以张，喘息暴疾，又卑基墙，薄脉少血，其肉不实，数中风寒，血气虚，脉不通，真邪相攻，乱而相引，故中寿而尽也。

【解读】 黄帝说：有的人不能活到应该活到的岁数而死亡，这是为什么呢？岐伯说：不能长寿的人，是他的五脏不坚固，鼻道不深邃，而向外开张着，呼吸急促疾速，或者面部的地阁及蕃蔽部位肌肉塌陷，脉体薄弱，脉中血少而不充盈，肌肉不坚实，腠理松弛，再屡被风寒侵袭，血气更虚，血脉不通利，外邪就易于侵入，与真气相攻，真气败乱，邪气内入，促使他中年而死。

逆顺第五十五

【原文】 黄帝问于伯高曰：余闻气有逆顺，脉有盛衰，刺有大约，可得闻乎？伯高曰：气之逆顺者，所以应天地、阴阳、四时、五行也。脉之盛衰者，所以候血气之虚实有余不足。刺之大约者，必明知病之可刺，

205

与其未可刺，与其已不可刺也。

黄帝曰：候之奈何？伯高曰：兵法曰：无迎逢逢之气，无击堂堂之阵。刺法曰：无刺熇熇之热，无刺漉漉之汗，无刺浑浑之脉，无刺病与脉相逆者。

黄帝曰：候其可刺奈何？伯高曰：上工，刺其未生者也；其次，刺其未盛者也；其次，刺其已衰者也。下工，刺其方袭者也，与其形之盛者也，与其病之与脉相逆者也。故曰：方其盛也，勿敢毁伤；刺其已衰，事必大昌。故曰：上工治未病，不治已病，此之谓也！

【解读】 黄帝问伯高说：我听说气的运行有逆有顺，血脉有盛有衰，针刺有法则，我可以听听其中的道理吗？伯高说：气的运行，是与天地、阴阳、四时、五行相适应的，当其时的为顺，非其时的为逆。血脉是与气血的虚实相关的，所以通过诊脉可以察候气血的虚实、余亏。针刺的大法，就是必须明确知道病变是否可以行刺，或病变发展到了不可施行针刺的程度等情况。

黄帝说：怎样察知病变的可刺与不可刺呢？伯高说：《兵法》讲：作战时，要避开对方来势急疾、气焰嚣盛的锐气，不可冒然出击对方严整庞大的阵地。《刺法》讲：热势炽盛时不可刺，大汗淋漓时不可刺，脉象纷乱、模糊不清时不可刺，脉象与病情不相符合的不可刺。

黄帝说：怎样掌握可刺的时机呢？伯高说：高明的医生，在疾病尚未发生之前进行针刺；其次，在病邪轻浅、疾病尚未严重时进行针刺；再次，在邪气已衰、正气来复、疾病转愈时针刺。技术低劣的医生，在邪气正旺时，或在病热正盛时，或在病情与脉象不相符时进行针刺。所以说：在病势正盛时不能针刺，但在邪气已经开始衰退时进行针刺，必定会收到良好的效果。所以说，高明的医生，往往是防患于未然，而不是治疗于发病之后，说的就是这个道理。

五味第五十六

【原文】 黄帝曰：愿闻谷气有五味，其入五脏：分别奈何？伯高曰：胃者，五脏六腑之海也，水谷皆入于胃，五脏六腑皆禀气于胃。五味各走其所喜，谷味酸，先走肝，谷味苦，先走心，谷味甘，先走脾，谷味辛，先走肺，谷味咸，先走肾。谷气津液已行，营卫大通，乃化糟粕，以次传下。

【解读】 黄帝说：五谷有五种性味，当五味进入人体后，是怎样分别归于五脏的呢？伯高说：一切饮食物都要先进入胃中，五脏六腑都要接受胃所化生的精微，以维持其机能活动，所以五脏六腑都受气于胃，而胃就成为五脏六腑营养汇集的地方。饮食物的五味归属五脏，是根据五脏以及五味的特性，各归入其同性的所喜之脏。谷味酸的入胃之后，先入肝，味苦的，先入心，味甜的，先入脾，味辛的，先入肺，味咸的，先入肾。水谷的精微，化为津液营卫，运行全身，以营养脏腑四肢百骸，其糟粕部分，次第下传于大肠膀胱，成为便溺，排出体外。

【原文】　黄帝曰：营卫之行奈何？伯高曰：谷始入于胃，其精微者，先出于胃之两焦，以溉五脏，别出两行，营卫之道。其大气之抟而不行者，积于胸中，命曰气海，出于肺，循喉咽，故呼则出，吸则入。天地之精气，其大数常出三入一，故谷不入，半日则气衰，一日则气少矣。

【解读】　黄帝问：营卫是怎样运行的呢？伯高说：水谷入胃后，所化生的精微部分从胃出至中、上二焦，经肺灌溉五脏。它在输布于全身时，分别为两条途径，其清纯部分化为营气，浊厚部分化为卫气，分别从脉中脉外的两条道路运行于周身。同时所产生的大气，则聚于胸中，称为气海。这种气，自肺部沿咽喉而出，呼则出，吸则入，保证人体正常的呼吸运动。天阳之气和饮食物的精微是维持健康的主要来源，它在体内的消耗情况，大概是这样的，就是从宗气、营卫和糟粕三方面输出，但另一方面又要从天地间吸入空气与摄取饮食物的精微，以补给全身营养的需要。所以半日不吃饭，就会气衰，一天不进食，就会气少了。

【原文】　黄帝曰：谷之五味，可得闻乎？伯高曰：请尽言之。五谷：秔米甘，麻酸，大豆咸，麦苦，黄黍辛。五果：枣甘，李酸，栗咸，杏苦，桃辛。五畜：牛甘，犬酸，猪咸，羊苦，鸡辛。五菜：葵甘，韭酸，藿咸，薤苦，葱辛。五色；黄色宜甘，青色宜酸，黑色宜咸，赤色宜苦，白色宜辛。凡此五者，各有所宜。五宜：所言五宜者，脾病者，宜食秔米饭牛肉枣葵；心病者，宜食麦羊肉杏薤；肾病者，宜食大豆黄卷猪肉栗藿；肝病者，宜食麻犬肉李韭。肺病者，宜食黄黍鸡肉桃葱。

【解读】　黄帝说：饮食中的五谷性味都是怎样的呢？可以告诉我吗？伯高说：请让我详细地说给你听。在五谷当中，粳米味甘，芝麻味酸，大豆味咸，麦味苦，黄米味辛。在五果之中，枣子的味甘，李子的味酸，栗子的味咸，杏子的味苦，桃子的味辛。在五畜之中，牛肉的味甘，狗肉的味酸，猪肉的味咸，羊肉的味苦，鸡肉的味辛。在五菜之中，葵菜的味甘，韭菜的味酸，豆叶的味咸，薤的味苦，葱的味辛。五色与五味的关系，黄色属土属脾，宜食甘味，青色属木属肝，宜食酸味，黑色属水属肾，宜食咸味，赤色属火属心，宜食苦味，白色属金属肺，宜食辛味。这五种色味，各有其相宜的关系。所言五宜，就是在五脏患病时，所应该选用的相适宜的五味。如患脾病者，宜食粳米饭、牛肉、枣子、葵菜，甘入脾，故宜用此甘味；心病者，宜食麦、羊肉、杏子、薤，苦入心，故宜用此苦味；肾病者，宜食大豆芽、猪肉、栗子、藿，咸入肾，故宜用此咸味；肝病者，宜食芝麻、犬肉、李、韭，酸入肝，故宜用此酸味；肺病者，宜食黄米、鸡肉、桃、葱，辛入肺，故宜用此辛味食物。

【原文】 五禁：肝病禁辛，心病禁咸，脾病禁酸，肾病禁甘，肺病禁苦。肝色青，宜食甘，秔饭牛肉枣葵皆甘。心色赤，宜食酸，犬肉麻李韭皆酸。脾色黄，宜食咸，大豆豕肉栗藿皆咸。肺色白，宜食苦，麦羊肉杏薤皆苦。肾色黑，宜食辛，黄黍鸡肉桃葱皆辛。

【解读】 五脏之病对五味各有禁忌，肝病应禁忌辛味，心病应禁忌咸味，脾病应禁忌酸味，肾病应禁忌甘味，肺病应禁忌苦味。肝主青色，肝病苦急，宜食粳米饭，牛肉、枣、葵等甘味食物以缓和之。心主赤色，心病苦缓，宜食犬肉、芝麻、李、韭等酸味的食物以收敛之。脾主黄色，脾病宜食大豆、猪肉、栗、藿等咸味食物。肺主白色，肺病苦气上逆，故宜食麦、羊肉、杏、薤等苦味食物以泄之。肾主黑色，肾病苦燥，故宜食黄黍、鸡肉、桃、葱等辛味食物以润泽之。

·卷十·

水胀第五十七

【原文】 黄帝问于岐伯曰：水与肤胀、鼓、肠覃、石瘕、石水，何以别之。岐伯答曰：水始起也，目窠上微肿，如新卧起之状，其颈脉动，时咳，阴股间寒，足胫瘇，腹乃大，其水已成矣。以手按其腹，随手而起，如裹水之状，此其候也。

【解读】 黄帝向岐伯问道："水胀、肤胀、鼓胀、肠覃、石瘕、石水，怎样进行鉴别诊断呢？

岐伯回答说：水胀开始发病时，病人的下眼胞微肿，好像刚睡醒起来的样子，人迎脉有明显的搏动，并时时咳嗽，在大腿内侧有寒凉的感觉，足胫部浮肿，腹部胀大，出现这些症状，说明水胀病已经形成了。以手按压他的腹部，放手后，随手而起，有如按在裹水的袋子上一样，这就是水胀病的症候。

【原文】 黄帝曰：肤胀何以候之？岐伯曰：肤胀者，寒气客于皮肤之间，𪔀𪔀然不坚，腹大，身尽肿，皮厚，按其腹，窅而不起，腹色不变，此其候也。鼓胀何如？岐伯曰：腹胀身皆大，大与肤胀等也，色苍黄，腹筋起，此其候也。

【解读】 黄帝说：肤胀怎样诊断呢？岐伯说：肤胀病是因寒邪侵入皮肤之间，临床表现有腹部胀大，叩击之如鼓，空而不实，皮厚，全身肿，用手按在腹上，深陷而不起，腹部的皮色，也无变化，这就是肤胀病的证候。黄帝问：鼓胀病的证候是什么样的呢？岐伯说：鼓胀病的腹部胀大和全身肿胀与肤胀病的表现一样，但鼓胀的肤色青黄，青筋暴露，这是它的症候特点。

【原文】 石瘕何如？岐伯曰：石瘕生于胞中，寒气客于子门，子门闭塞，气不得通，恶血当泻不泻，衃以留止，日以益大，状如怀子，月事不以时下。皆生于女子，可导而下。黄帝曰：肤胀鼓胀可刺邪？岐伯曰：先泻其胀之血络，后调其经，刺去其血络也。

【解读】 黄帝说：石瘕病的证候是什么样的呢？岐伯说：石瘕病生在胞宫之内，因寒气侵入于子门，使子门闭塞，气血不能流通，恶血不得排泄，以致凝结成块滞留在胞中，逐渐长大，像怀孕一样，月经也不按期来潮。这种病都发生在妇女，在治疗时可用通导攻下的方法，以去其凝聚的瘀血。黄帝说：腹胀和鼓胀，可用针刺治疗吗？岐伯说：首先用针泻其瘀血的络脉，然后再根据虚实的不同来调理经脉，但必须先刺去其血络上的恶血。

贼风第五十八

【原文】 黄帝曰：夫子言贼风邪气之伤人也，令人病焉，今有其不离屏蔽，不出室穴之中，卒然病者，非必离贼风邪气，其故何也？岐伯曰：此皆尝有所伤，于湿气藏于血脉之中，分肉之间，久留而不去；若有所堕坠，恶血在内而不去。卒然喜怒不节，饮食不适，寒温不时，腠理闭而不通。其开而遇风寒，则血气凝结，与故邪相袭，则为寒痹。其有热则汗出，汗出则受风，虽不遇贼风邪气，必有因加而发焉。

【解读】 黄帝说：先生常说贼风邪气伤害了人体，才会生病，但有人并没有离开房屋或遮蔽得很严密的地方，却突然生起病来，他并没有遭遇到贼风邪气的侵袭，这是什么缘故呢？岐伯说："这都是平素就受到邪气的伤害而没有察觉。如曾经为湿气所伤，不能及时排除而潜伏在血脉之中和分肉之间，长久滞留在体内；或者因为跌仆，从高处堕坠下来，致瘀血留积在内，有了这样的内因，加上突然发生的喜怒过度等情志变化，或饮食不当，气候忽冷忽热等，则使腠理闭塞，壅而不通。或正当腠理开泄时而感受风寒，这样使血气凝结，新感风寒和宿邪湿气相互搏结，就会发生寒痹病。又有因热而汗出，因汗出肌腠疏松，则易受风邪，虽然未受到贼风邪气的侵袭，但是，有了这个内因，而后加以外因，就能使人发病。

【原文】 黄帝曰：今夫子之所言者，皆病人之所自知也，其毋所遇邪气，又毋怵惕之所志，卒然而病者，其故何也？唯有因鬼神之事乎？岐伯曰：此亦有故邪留而未发，因而志有所恶，及有所慕，血气内乱，两气相搏。其所从来者微，视之不见，听而不闻，故似鬼神。黄帝曰：其祝而已者，其故何也？岐伯曰：先巫者，因知百病之胜，先知其病之所从生者，可祝而已也。

【解读】 黄帝说：你所讲的，都是病人自己所能知道的，但有的人既没有邪气侵犯的外因，也没有惊恐等情志刺激的内因，却突然发病，这是什么缘故呢？是否因为鬼神作祟呢？岐伯说：这也是因为有宿邪潜伏在内而未发作，由于情感上有所变化，如遇厌恶之事，或有所怀慕而不能遂心，引起体内血气逆乱，和潜伏在体内的病邪互相作用，因而发生病变。这种内在的变化极为细微，没有明显的迹象，看不见，听不到，病人也没感觉，所以好像鬼神作祟一样。黄帝说："既然不是鬼神作祟，为什么用祝告的方法就能治好病呢？岐伯说：古时的巫医，因为他知道疾病发生的原因，又知道治疗各种疾病的方法，因此，遇到一些可用精神疗法治愈的疾病，他采用祝告的方法，是可以治愈的。

卫气失常第五十九

【原文】　黄帝曰：卫气之留于腹中，稽积不行，苑蕴不得常所，使人支胁胃中满，喘呼逆息者，何以去之？伯高曰：其气积于胸中者，上取之；积于腹中者，下取之；上下皆满者，傍取之。黄帝曰：取之奈何？伯高对曰：积于上者，泻人迎、天突、喉中；积于下者，泻三里与气街；上下皆满者，上下取之，与季胁之下一寸；重者，鸡足取之。诊视其脉大而弦急，及绝不至者，及腹皮急甚者，不可刺也。黄帝曰：善。

【解读】　黄帝说：卫气的循行失常，留滞在胸腹中，蓄积不行，郁结成病，发生胸胁与胃部胀满，喘息气逆等症，应当怎样治疗呢？伯高说：气蓄积在胸中而发病的，当取用上部的穴位治疗；蓄积在腹中的，当取下面的俞穴治疗；如果胸腹部气机蓄积的，应该取上下部的穴位和附近经脉的穴位。黄帝说：取用哪些穴位治疗呢？伯高说：蓄积在胸中的，泻足阳明胃经的人迎穴，及任脉的天突和廉泉穴；蓄积在腹中的，泻足阳明胃经的三里穴和气冲穴；胸腹部都有蓄积的，应当上下部的穴位都取；病重的，像鸡足那样分三歧取之，即上取人迎、天突、喉中，下取三里、气冲，中取章门。在诊察时若见脉大而弦急，或脉绝不至，以及腹皮绷急而紧张的现象，都不可以针刺治疗。黄帝说：讲得好。

【原文】　黄帝问于伯高曰：何以知皮、肉、气、血、筋、骨之病也？伯高曰：色起两眉薄泽者，病在皮。唇色青黄赤白黑者，病在肌肉。营气濡然者，病在血气。目色青黄赤白黑者，病在筋。耳焦枯受尘垢，病在骨。黄帝曰：病形何如？取之奈何？伯高曰：夫百病变化，不可胜数，然皮有部，肉有柱，血气有输，骨有属。黄帝曰：愿闻其故。伯高曰：皮之部，输于四末。肉之柱，在臂胫诸阳分肉之间与足少阴分间。血气之输，输于诸络，气血留居，则盛而起。筋部无阴无阳，无左无右，候病所在。骨之属者，骨空之所以受液而益脑髓者也。黄帝曰：取之奈何？伯高曰：夫病变化，浮沉深浅，不可胜穷，各在其处，病间者浅之，甚者深之，间者少之，甚者众之，随变而调气，故曰上工。

【解读】　黄帝向伯高问道："根据什么可以知道皮、肉、气、血、筋、骨的病变呢？伯高说：病色出现在两眉之间，浮薄而光泽的，主病在皮。口唇出现青、黄、赤、白、黑之色的，主病在肌肉。皮肤湿润而多汗的，是病在血气。目现青、黄、赤、白、黑等色的，是病在筋。耳轮枯暗如尘的，是病在骨。黄帝说：病变表现是怎样的呢？如何治疗？伯高说：很多病都是千变万化，这些变化是数不尽的，但皮有部，肉有柱，血气有输，骨有属，都有它所主的部位。黄帝说："愿意听你讲一下其中的道理。伯高说：皮之部，在于四末。肉之柱，在上肢的臂、下肢的胫手足六阳经肌肉隆起之处，与足少阴经循行通路上的肌肉较厚之处。血气之输，在于诸经的络穴，若气血壅滞，则络脉壅盛而高起。病在筋的，不必分其阴阳左右，但随其发病所在部位治疗就可以了。病在骨的，当取治于骨之所属，即关节部位，因为骨空是输注精液的，而骨又与脑通，所以骨空受液而能补益脑髓。黄帝说：怎样取穴治疗呢？伯高说：由于疾病变化不一，病有浮沉，刺有浅深，治疗的方法是很多的，主要是根据发病的具体情况和部位来决定治法。病轻者浅刺，病重者深刺，病轻者用针宜少，病重者用针宜多。随着病情的变化而调整其气机，这样治疗就会适当，这才是高明的医生。

【原文】 黄帝问于伯高曰：人之肥瘦大小寒温，有老壮少小，别之奈何？伯高对曰：人年五十已上为老，三十已上为壮，十八已上为少，六岁已上为小。黄帝曰：何以度知其肥瘦？伯高曰：人有脂、有膏、有肉。黄帝曰：别此奈何？伯高曰：腘肉坚，皮满者，脂。腘肉不坚，皮缓者，膏。皮肉不相离者，肉。黄帝曰：身之寒温何如？伯高曰：膏者其肉淖，而粗理者身寒，细理者身热。脂者其肉坚，细理者热，粗理者寒。

【解读】 黄帝向伯高问道：人体的肥瘦、身形的大小，体质的寒温，以及年龄上的老壮少小的不同，应该怎样来区别呢？伯高说：人的年龄到了五十岁以上为老，三十岁以上为壮，十八岁以上为少，六岁以上为小。黄帝说：用什么标准了解人的肥瘦差异呢？伯高说：人有脂、膏、肉的不同。黄帝说：这三种类型怎样区别呢？伯高说：腘肉坚厚皮肤丰满的为脂。腘肉不坚厚，皮肤松缓者为膏。皮肉紧紧相连者为肉。黄帝说：人的身体有寒暖的不同，是什么道理呢？伯高说：属于膏型的人肌肉柔润，纹理粗疏的卫气外泄，身体多寒，肌肉纹理致密者卫气收藏，身体多热。属于脂型的人肌肉坚厚，纹理致密者身体多热，纹理粗疏的身体多寒。

【原文】 黄帝曰：其肥瘦大小奈何？伯高曰：膏者，多气而皮纵缓，故能纵腹垂腴。肉者，身体容大。脂者，其身收小。黄帝曰：三者之气血多少何如？伯高曰：膏者多气，多气者热，热者耐寒。肉者多血则充形，充形则平。脂者，其血清，气滑少，故不能大。此别于众人者也。黄帝曰：众人奈何？伯高曰：众人皮肉脂膏不能相加也，血与气不能相多，故其形大小不大，各自称其身，命曰众人。黄帝曰：善。治之奈何？伯高曰：必先别其三形，血之多少，气之清浊，而后调之，治无失常经。是故膏人，纵腹垂腴；肉人者，上下容大；脂人者，虽脂不能大者。

【解读】 黄帝说：人体的肥瘦大小怎样区别呢？伯高说：膏型的人，阳气充盛，皮肤宽纵弛缓，所以出现腹肌宽纵，肥肉下垂的形态。肉型的人，身体宽大。脂型的人，肉坚而身形小。黄帝说：这三种人气血的多少怎样呢？伯高说："膏型的人多气，气为阳，故体质偏于阳盛而能耐寒。肉型的人多血，则形体充盛，而气质平和。脂型的人，其血清，气滑利而少，所以身形不大，这是三种人气血多少的情况，和一般人比较起来是有区别的。黄帝说：一般人的情况又是怎样的呢？伯高说：一般的人，其皮、肉、脂、膏、血、气都没有偏多的情况，所以形体也不大不小而匀称，这就是一般人的标准。黄帝说：好。怎样进行治疗呢？伯高说：首先必须辨别三种不同类型的形体，掌握各型之人血的多少，气的清浊，然后根据虚实进行调治。根据具体情况按照常规治法就可以了。所以膏人的体型是腹肌宽纵、腹肉下垂；肉人的体型是上下肢体都很宽大；脂型的人，虽脂多，体型却不大。在治疗时要分别对待。

玉版第六十

【原文】　黄帝曰：余以小针为细物也，夫子乃言上合之于天，下合之于地，中合之于人，余以为过针之意矣，愿闻其故。岐伯曰：何物大于天乎？夫大于针者，惟五兵者焉。五兵者，死之备也，非生之具。且夫人者，天地之镇也，其不可不参乎？夫治民者，亦唯针焉。夫针之与五兵，其孰小乎？

黄帝曰：病之生时，有喜怒不测，饮食不节，阴气不足，阳气有余，营气不行，乃发为痈疽。阴阳不通，两热相搏，乃化为脓，小针能取之乎？岐伯曰：圣人不能使化者，为之，邪不可留也。故两军相当，旗帜相望，白刃陈予中野者，此非一日之谋也。能使其民，令行禁止，士卒无白刃之难者，非一日之教也，须臾之得也。夫至使身被痈疽之病，脓血之聚者，不亦离道远乎？夫痈疽之生，脓血之成也，不从天下，不从地出，积微之所生也。故圣人自治于未有形也，愚者遭其已成也。黄帝曰：其已形，不予遭；脓已成，不予见，为之奈何？岐伯曰：脓已成，十死一生，故圣人弗使已成，而明为良方，著之竹帛，使能者踵而传之后世，无有终时者，为其不予遭也。黄帝曰：其已有脓血而后遭乎？不导之以小针治乎？岐伯曰：以小治小者其功小，以大治大者多害，故其已成脓血者，其唯砭石铍锋之所取也。

黄帝曰：多害者其不可全乎？岐伯曰：其在逆顺焉。黄帝曰：愿闻逆顺。岐伯曰：以为伤者，其白眼青、黑眼小，是一逆也；内药而呕者，是二逆也；腹痛渴甚，是三逆也；肩项中不便，是四逆也，音嘶色脱是五逆也。除此五者为顺矣。

黄帝曰：诸病皆逆顺，可得闻乎？岐伯曰：腹胀，身热，脉大，是一逆也；腹鸣而满，四肢清，泄，其脉大，是二逆也；衄血不止，脉大，是三逆也；咳且溲血脱形，其脉小劲，是四逆也；咳，脱形身热，脉小以疾，是谓五逆也。如是者，不过十五日而死矣。其腹大胀，四末清，脱形，泄甚，是一逆也；腹胀便血，其脉大，时绝，是二逆也；咳溲血，形肉脱，脉搏，是三逆也；呕血，胸满引背，脉小而疾，是四逆也；咳呕腹胀，且飧泄，其脉绝，是五逆也。如是者，不及一时而死矣。工不察此者而刺之，是谓逆治。

黄帝曰：夫子之言针甚骏，以配天地，上数天文，下度地纪，内别五藏，外次六府，经脉二十八会，尽有周纪，能杀生人，不能起死者，子能反之乎？岐伯曰：能杀生人，不能起死者也。黄帝曰：余闻之则为不仁，然愿闻其道，弗行于人。岐伯曰：是明道也，其必然也。其如刀剑之可以杀人，如饮酒使人醉也，虽勿诊，犹可知矣。黄帝曰：愿卒闻之。岐伯曰：人之所受气者，谷也。谷之所注者，胃也。胃者，水谷气血之海也。海之所行云气者，天下也。胃之所出气血者，经遂也。经遂者，五藏六府之大络也，迎而夺之而已矣。黄帝曰：上下有数乎？岐伯曰：迎之五里，中道而止，五至而已，五往而藏之气尽矣。故五五二十五而竭其输矣，此所谓夺其天气者也，非能绝其命而倾其寿者也。黄帝曰：愿卒闻之。岐伯曰：阙门而刺之者，死于家中；入门而刺之者，死于堂上。黄帝曰：善乎方，明哉道，请著之玉版，以为重宝，传之后世，以为刺禁，令民勿敢犯也。

【解读】 黄帝说：我认为小针是细小的东西，先生却说它的作用，上能合于天，下能合于地，中能合于人，我觉得这是把针的作用意义夸大了，希望能听听其中的缘故。岐伯说：有什么东西比天更大呢？大于针的作用的东西只有五种兵器。但五种兵器是为杀人而准备的，不是救人的工具。况且人是天地之间最重要的生命，怎能不与天地相参呢？治疗人的疾病，只有用小针才行。因此针和五种兵器的作用，谁大谁小不是很清楚了吗？

黄帝说：有的病在发生的时候，因为喜怒无常，饮食不节，导致阴气不足，阳气亢盛，营气郁滞，而发生痈疽。进而阴阳阴隔，营气郁滞化热与外热相互搏结，而化为脓，这种病小针能治吗？岐伯说：圣人是不会让郁滞的营气化脓的，这是因为邪气不可久留在体内。譬如两军作战，旗帜相望，血刃排列在旷野当中，这决非一无所能谋划的。能够使臣民有令必行，不禁必止，士兵免受刀枪之苦，一定是长期教育的结果，而不是顷刻之间就能办到的。等到身体已经患了痈疽之病，脓血已经形成了再治疗，不也背离治疗原则太远了吗？因为痈疽的产生，脓血的形成，既非从天而降，亦非从地而生，而是从小到大逐渐发展起来的。所以圣人在痈疽没有形成时给自己治疗，愚笨的人就要遭受痈疽形成后的痛苦。黄帝说：如果痈疽已经形成，而没有感觉，脓液已经形成，而没有预见，怎么办呢？岐伯说：脓液已经形成的，十死一生，所以圣人不让脓液形成，因而明确制定了早治的良方，并记载在竹帛上，使贤能的人继承下去而一代一代传下，不至于失传，使病人不再遭受痈疽的痛苦。黄帝说：那些已经形成脓液的病人后来一定要遭受死亡的危险吗？难道不可以用小针治疗导引放脓吗？岐伯说：用小针治疗，其功效不大，用大针治疗，可产生许多不良后果，所以对于已形成脓血的，只有选用砭石或铍针、锋针。

黄帝说：有些痈疽病产生许多危害就不可能治愈吗？岐伯说：能否治好主要根据病证的顺逆。黄帝说：希望你谈谈逆顺的情况。岐伯说：已经形成脓液的人，白眼青，黑眼小，是逆证之一，服药后呕吐的，是逆证之二；腹痛而口渴厉害的，是逆证之三；肩项、肩背活动不灵便的，是逆证之四；声音嘶哑，面无血色的，是逆证之五。除了上述五种逆证之外，都是顺证了。

黄帝说：所有的病都有逆证、顺证，可以讲给我听听吗？岐伯说：腹胀满，身发热，脉大，是逆证之一；腹满而肠鸣，四肢逆冷，腹泻，脉大，是逆证之二；衄血不止，脉大，是逆证之三；咳嗽并且尿血、形体消瘦、脉小而有力，是逆证之四；咳嗽，形体羸弱，身发热，脉小而搏动快的，是逆证之五。像这样的情况，不超过十五天就会死亡。还有腹大而胀满，四肢末端逆冷，形肉已脱，泄泻严重的，是逆证之一；腹胀满，大便下血，脉大，有时歇止的，是逆证之二；咳嗽、小便溺血，形肉已脱，脉搏无和缓之象，是逆证之三；呕血，胸部胀满牵涉背部，脉小而疾数，是逆证之四；咳嗽、呕吐、腹胀、泄泻时完谷不化，脉不至，是逆证之五。像上述五种情况，不过一昼夜就会死亡。医生不能审察上述情况而妄行针刺，就称为逆治。

黄帝说：先生说针刺的作用非常大，可以与天地相比，上合天文，下应地理。在人体方面，内则分别与五脏相联，外侧依次和六腑、二十八条经脉相交会，使它们运行正常，但有时针能刺死活人，而不能使死人回生，您能扭转这种情况吗？岐伯说：针治不当，确能杀活人，而不能使死人回生。黄帝说：我听了您这段话，觉得太不仁道了，但希望听听其中的道理。使这种情况不再出现在人的身上。岐伯说：这是很明显的道理，也是必须的结果。正像刀剑可以杀人，饮酒可以醉的道理一样，不用分析，也可以知道它的原因。黄帝说：我想听你详细地讲一讲。岐伯说：人禀受的精气，来源于水谷。水谷注入的部位是胃。胃是受盛水谷、产生气血的地方。海里的水要化为云气才能纵横天下，胃中精微化生的气血需要有经隧才能运行周身。所谓经隧，就是联系五脏六腑的经脉，如果误用泻法，就会使气血耗尽而死亡。黄帝说：上下的经脉，有一定刺禁范围吗？岐伯说：用泻法针刺五里穴，导致经气中途停止运行。每脏之气，一般是五至而已，所以如连续五次用泻法，则一脏气尽，如连续泻二十五次，则五脏输注的经气就会竭绝，这就是所说的劫夺了人的脏真之气，而不是由于其人命中该死而终其寿命的。黄帝说：想听你详细谈谈。岐伯说：妄行针刺，若刺得浅，病人回到家中就死亡；如刺得深，病人会立即死在医生的诊室内。黄帝说：你讲的方法很好，道理也明确，请把它刻在玉版上面，作为重要的宝藏，留传后世，作为禁刺的根据。使人们不要违犯它。

五禁第六十一

【原文】 黄帝问于岐伯曰：余闻刺有五禁，何谓五禁？岐伯曰：禁其不可刺也。黄帝曰：余闻刺有五夺。岐伯曰：无泻其不可夺者也。黄帝曰：余闻刺有五过。岐伯曰：补泻无过其度。黄帝曰：余闻刺有五逆。岐伯曰：病与脉相逆，命曰五逆。黄帝曰：余闻刺有九宜。岐伯曰：明知九针之论，是谓九宜。

【解读】 黄帝向岐伯问道：我听说刺有五禁，什么叫五禁呢？岐伯说：五禁就是说明禁止针刺的时日，凡逢到禁日，对某些部位，应避免针刺。黄帝说：我听说刺有五夺。岐伯曰：五夺是说明气血衰弱元气大虚时不可用泻法针刺。黄帝说：我听说刺有五过。岐伯说：五过就是补泻不要过其常度。黄帝说：我听说刺有五逆。岐伯说：疾病与脉象相反，就叫五逆。黄帝说：我听说刺有九宜。岐伯说：明确知道九针的理论，并能恰当运用，谓之九宜。

【原文】 黄帝曰：何谓五禁？愿闻其不可刺之时。岐伯曰：甲乙日自乘，无刺头，无发蒙于耳内。丙丁日自乘，无振埃于肩喉廉泉。戊己日自乘四季，无刺腹去爪泻水。庚辛日自乘，无刺关节于股膝。壬癸日自乘，无刺足胫。是谓五禁。黄帝曰：何谓五夺？岐伯曰：形肉已夺，是一夺也；大夺血之后，是二夺也；大汗出之后，是三夺也；大泄之后，是四夺也；新产及大血之后，是五夺也。此皆不可泻。黄帝曰：何谓五逆？岐伯曰：热病脉静，汗已出，脉盛躁，是一逆也；病泄，脉洪大，是二逆也；著痹不移，䐃肉破，身热，脉偏绝，是三逆也；淫而夺形身热，色夭然白，及后下血衃，血衃笃重，是四逆也；寒热夺形，脉坚搏，是五逆也。

【解读】 黄帝说：什么叫五禁：我愿知道什么时间不可针刺。岐伯说：天干应于人身，甲乙应头，所以逢到甲乙日，不要刺头部，也不要用发蒙的针法刺耳内。丙丁应肩喉，逢到丙丁日，不要用振埃法刺肩、喉及廉泉穴。戊己应手足四肢,逢到戊己日,不可刺腹部和用去爪法泻水。庚辛应于股膝,逢庚辛日,不可刺股膝的穴位。壬癸应足胫,逢壬癸日,不可刺足胫的穴位。这就是所谓五禁。黄帝问:什么叫五夺?岐伯说:五夺,是五种大虚的病症。形体股肉消瘦已极,是一夺;大失血之后,是二夺;大汗出之后,是三夺;大泄之后,是四夺;新产流血过多,及大量出血之后,是五夺。五夺症都是元气大虚,不可再用泻法。黄帝问:什么叫五逆?岐伯说:热性病,脉应洪大,但反见沉静,在出汗之后,脉应沉静,但反见躁动,脉症相反,是逆症之一;患泻下的病,脉宜沉静,而反见洪大之脉,是正虚邪盛,为逆症之二;肢体痹着,久病不愈,高起的肌肉破溃,身体发热,一侧的脉搏难以摸到,为逆症之三;久病遗、泄、淋、浊、汗等致阴血受损,使形体消瘦,若见发热,肤色苍白,枯晦不泽,大便下血块较严重的,为逆症之四;人有久发寒热,身体消瘦,脉坚硬搏指的,是逆症之五。

动输第六十二

【原文】 黄帝曰:经脉十二,而手太阴,足少阴、阳明独动不体,何也?岐伯曰:足阳明胃脉也。胃为五脏六腑之海,其清气上注于肺,肺气从太阴而行之,其行也,以自往来,故人一呼脉再动,一吸脉亦再动,呼吸不已,故动而不止。黄帝曰:气之过于寸口也,上十焉息?下八焉伏?何道从还?不知其极。岐伯曰:气之离脏也,卒然如弓弩之发,如水之下岸,上于鱼以反衰,其余气衰散以逆上,故其行微。

【解读】 黄帝说:在十二经脉之中,为什么惟独手太阴肺经,足少阴肾经,足阳明胃经之脉搏动不止而表现于外呢?岐伯说:足阳明胃脉与脉搏跳动有密切关系,因为胃是五脏六腑的营养来源,胃中水谷精微所化生的清气,上行注入于肺,肺气从手太阴肺经开始,循行于十二经脉,肺气的运行,是随着人的呼吸而往来的,故人一呼脉跳动两次,一吸脉亦跳动两次,呼吸不停,所以脉搏的跳动也不停止。黄帝说:脉气通于寸口时,上下出入是怎样运行的呢?都是什么道理呢?岐伯说:脉气离开内脏而外行经脉时,像箭离弦一样的迅急,如水冲决堤岸一样的迅猛,所以,开始时脉气是强盛的,当脉上达鱼际后,就呈现由盛而衰的现象,但还要借此衰散之力逆而上行,所以它运行的气势就很微弱了。

【原文】 黄帝曰:足之阳明何因而动?岐伯曰:胃气上注于肺,其悍气上冲头者,循咽,上走空窍、循眼系,入络脑、出颃,下客主人,循牙车,合阳明,并下人迎,此胃气别走于阳明者也。故阴阳上下,其动也若一。故阳病而阳脉小者为逆，阴病而阴脉大者为逆。故阴阳俱静俱动若引绳，相倾者病。

【解读】 黄帝说：足阳明胃脉为什么搏动不止呢？岐伯说：这是因为胃气上注于肺，其上冲于头的慓悍之气，则循咽而上走于空窍，循眼系，入络脑，从脑出于颃部，下行会于足少阳胆经的客主人穴，沿颊车，合于足阳明本经，即循经下行至结喉两旁的人迎穴，这就是胃气别走而又合于阳明，使阳明独动不休的原因。由于手太阴寸口脉，和足阳明人迎脉阴阳上下之气互相贯通，所以它的跳动也是一致的。阳病而阳明脉反小的为逆象，阴病而太阴脉大的为逆象。所以，在正常情况下，脉气的阴阳动静，是内外相应的。因此，寸口和人迎脉应当基本上协调一致，静则俱静，动则俱动，像牵引绳索一样的均匀，若有一方偏盛，失去平衡，就是病态。

【原文】 黄帝曰：足少阴何因而动？岐伯曰：冲脉者，十二经之海也，与少阴之大络，起于肾于，出于气街，循阴股内廉，邪入腘中，循胫骨内廉，并少阴之经，下入内踝之后，入足下，其别者，邪入踝，出属跗上，入大指之间，注诸络，以温足胫，此脉之常动者也。

【解读】 黄帝说：足少阴肾经的动脉，为什么独动不休呢？岐伯呢：足少阴脉动，是因为冲脉与之并行的缘故。冲脉，为十二经之海，它和足少阴之络，同起于肾下，出于足阳明胃经的气街（气冲穴），沿大腿内侧，向下斜行入腘中，再沿胫骨内侧，与少阴经相合而下行入于足踝之后，入于足下。其中又分出一条支脉，斜入内踝，出而入于胫骨、跗骨相连之处的属部，以及足背，进入大趾之间，再进入诸络脉之中，发挥温养胫部和足部的作用，这就是足少阴经脉独动不休的原因。

【原文】 黄帝曰：营卫之行也，上下相贯，如环之无端，今有其卒然遇邪气，及逢大寒，手足懈惰，其脉阴阳之道，相输之会，行相失出。气何由还？岐伯曰：夫四末阴阳之会者，此气之大络也，四街者，气之径路也。故络绝则径通，四末解则气从合，相输如环。黄帝曰：善。此所谓如环无端，莫知其纪，终而复始，此之谓也。

【解读】 黄帝说：营气和卫气的运行，是上下互相贯通，如环一样的无端，而循环不息，现在突然遇到邪气的侵袭，或遭到了严寒的刺激，外邪留居四肢，则手足懈惰无力，营卫在经脉内外运行，阴阳有度，若邪气居之，则其运行之道路及运输会合之处，都因外邪的影响而阻滞不通，运行失常，在这样的情况下，营卫之气是怎样往返循环的呢？岐伯说：四肢末端是阴阳会合的地方，也是营卫之气通行的经络，头、胸、腹、胫四部的气街，是营卫之气循行必经之路，故邪气阻塞了小的络脉后，则像四街这样的一些径路就能开通，使之运行如常，当四末的邪气得以解除后，则络脉又沟通，气又从这里输运会合，如环之无端，周而复始，运动不息。

黄帝说：好。有了这种络绝则径通的协调配合作用，才能保持营卫之气环周运输，往来不息，道理就在于此。

五味论第六十三

【原文】 黄帝问于少俞曰：五味入于口也，各有所走，各有所病。酸走筋，多食之，令人癃；咸走血，多食之，令人渴，辛走气，多食之，令人洞心；苦走骨，多食之，令人变呕；甘走肉，多食之，令人悗心。余知其然也，不知其何由，愿闻其故。

少俞答曰：酸入于胃，其气涩以收，上之两焦，弗能出入也，不出即留于胃中，胃中和温，则下注膀胱，膀胱之胞薄以懦，得酸则缩绻，约而不通，水道不行，故癃。阴者，积筋之所终也，故酸入而走筋矣。

黄帝曰：咸走血，多食之，令人渴，何也？少俞曰：咸入于胃，其气上走中焦，注于脉，则血气走之，血与咸相得则凝，凝则胃中汁注之，注之则胃中渴，竭则咽路焦，故舌本干而善渴。血脉者，中焦之道也，故咸入而走血矣。

黄帝曰：辛走气，多食之，令人洞心，何也？少俞曰：辛入于胃，其气走于上焦，上焦者，受气而营诸阳者也，姜韭之气熏之，营卫之气不时受之，久留心下，故洞心。辛与气俱行，故辛入而与汗俱出。

黄帝曰：苦走骨，多食之，令人变呕，何也？少俞曰：苦入于胃，五谷之气，皆不能胜苦，苦入下脘，三焦之道皆闭而不通，故变呕。齿者，骨之所终也。故苦入而走骨，故入而复出，知其走骨也。

黄帝曰：甘走肉，多食之，令人悗心，何也？少俞曰：甘入于胃，其气弱小，不能上至于上焦，而与谷留于胃中者，令人柔润也，胃柔则缓，缓则虫动，虫动则令人悗心。其气外通于肉，故甘走肉。

【解读】 黄帝问少俞道：五味进入口里，各自有它所进入的脏腑，各自有它引发的疾病。酸味进入筋，酸味的食物吃多了，会使人小便不通。咸味进入血液，咸味的食物吃多了，会使人口渴。辛味进入气，辛味的食物吃多了，会使人心气流泄。苦味进入骨骼，苦味的食物吃多了，会使人发生呕吐。甘味进入肌肉，甘味的食物吃多了，会使人心闷。我知道是如此，但不知道是什么原因，希望听听这原因。

少俞回答说：酸味进入胃里，由于酸性凝涩，起收敛作用，上行至中、上二焦，不能与营气一道出入。酸味流不出去，便停留在胃里，而寒气温热，便下行注入膀胱里。膀胱的皮薄而软，遇到酸味便紧缩而不畅通，水道不畅通，因而小便困难。人的前阴，是全身各筋聚积的终点，所以酸味

入胃便进入筋里。

黄帝说：咸味进入血液，咸味的食物吃多了，会使人口渴，这是什么原因？少俞说：咸味进入胃里，它的气味上行进入中焦，注入脉里，血气进入咸气里，血与咸味相结合，血就凝结起来。血凝结，胃中的津液便流注到血脉里以稀释血液。胃液流注到血脉里，胃液就枯竭。胃液枯竭，咽道就干焦，所以舌根干燥，容易口渴。脉是输送中焦津液的通道，所以咸味入胃，便进入血液里。

黄帝问：辛味进入气，辛味的食物吃多了，会使人心气流泄，为什么？少俞说：辛味进入胃里，它的气味进入胃上口，胃上口是秉承卫气而于脉外运行至膝理有。如果姜和韭菜之类的辛辣的气味薰蒸上焦，营气卫气不断受纳辛辣的气味，辛辣气味长时间停留在心下，所以心气流泄，辛辣与卫气一道运行，所以辛味入胃，便使膝理开张，而与汗一起散发。

黄帝问：苦味进入骨骼，苦味的食物吃多了，会使人发生呕吐。为什么？少俞说：苦味进入胃里，五谷的气味，都不能胜过苦味，苦味进入胃下脘，三焦的道路都闭塞不通，所以发生呕吐。牙齿是骨骼的终端，所以苦味入胃后进入骨骼，也进入牙齿。因为苦味进入胃里，又从胃里吐出，所以知道苦味入骨。

黄帝问：甘味进入胃里，它的气味微弱，不能向上运行到达上焦，而与谷物一起停留在胃里，会使人觉得柔和滋溢。胃柔润，胃就松弛；胃松弛，寄生虫就蠢动；寄生虫蠢动，就会使人心闷。甘味的气外通肌肉，所以叫做甘走入肉。

阴阳二十五人第六十四

【原文】　黄帝曰：余闻阴阳之人，何如？伯高曰：天地之间，六合之内，不离于五，人亦应之。故五五二十五人之政，而阴阳之人不与焉。其态又不合于众者五，余已知之矣。愿闻二十五人之形，血气之所生，别而以候，从外知内，何如？岐伯曰：悉乎哉问也！此先师之秘也，虽伯高犹不能明之也。黄帝避席遵循而却曰：余闻之，得其人弗教，是谓重失，得而泄之，天将厌之。余愿得而明之，金柜藏之，不敢扬之。岐伯曰：先立五形金木水火土，别其五色，异其五形之人，而二十五人具矣。

黄帝曰：愿卒闻之。岐伯曰：慎之慎之，臣请言之。木形之人，比于上角，似于苍帝。其为人苍色，小头，长面，大肩背，直身，小手足，好有才，劳心，少力，多忧劳于事，能春夏不能秋冬，感而病生，足厥阴佗佗然。大角之人，比于左足少阳，少阳之上遗遗然。左角之人，比于右足少阳，少阳之下随随然。钛角之人，比于右足少阳，少阳之上推推然。判角之人，比于右足少阳，少阳之下栝栝然。

火形之人，比于上徵，似于赤帝。其为人赤色，广䏖，锐面小头，好肩背髀腹，小手足，行安地，疾行摇，肩背肉满，有气轻财，少信多虑，见事明，好颜，急心，不寿暴死。能春夏不能秋冬，秋冬感而病生，手少阴核核然。质徵之人，比于左手太阳，太阳之上肌肌然。少徵之人，比于右手太阳，太阳之下慆慆然。右徵之人，比于右手太阳，太阳之上鲛鲛然。质判之人，比于左手太阳，太阳之下支支颐颐然。

土形之人，比于上宫，似于上古黄帝，其为人黄色，圆面，大头，美肩背，大腹，美股胫，小手足，多肉，上下相称，行安地，举足浮，安心，好利人，不喜权势，善附人也。能秋冬不能春夏，春夏感而病生，足太阴敦敦然。大宫之人，比于左足阳明，阳明之上婉婉然。加宫之人，比于左足阳明，阳明之下坎坎然。少宫之人，比于右足阳明，阳明之上枢枢然。少宫之人，比于右足阳明，阳明之上枢枢然。左宫之人，经于右足阳明，阳明之下兀兀然。

金形之人，比于上商，似于白帝。其为人方面，白色，小头，小肩背，小腹，小手足，如骨发踵外，骨轻，身清廉，急心，静焊，善为吏。能秋冬不能春夏，春夏感而病生，手太阴敦敦然。钛商之人，比于左手阳明，阳明之上廉廉然，右商之人，比于左手阳明，阳明之下脱脱然。大商之人，比于右手阳明，阳明之上监监然，少商之人，比于右手阳明，阳明之下严严然。

水形之人，比于上羽，似于黑帝。其为人黑色，面不平，大头，廉颐，小肩，大腹，动手足，发行摇身，下尻长，背延延然，不敬畏，善欺绐人，戮死。能秋冬不能春夏，春夏感而病生，足少阴汗汗然。大羽之人，比于右足太阳，太阳之上颊颊然，少羽之人，比于左足太阳，太阳之下纡纡然。众之为人，比于右足太阳，太阳之下洁洁然，桎之为人，比于左足太阳，太阳之上安安然。是故五形之人二十五变者，众之所以相欺者是也。

黄帝曰：得其形，不得其色，何如？岐伯曰：形胜色，色胜形者，至其胜时年加，感则病行，失则忧矣，形色相得者，富贵大乐。黄帝曰：其形色相胜之时，年加可知乎？岐伯曰：凡年忌下上之人大忌常加。七岁，十六岁、二十五岁、三十四岁、四十三岁、五十二岁、六十一岁，皆人之大忌，不可不自安也，感则病行，失则忧矣。当此之时，无为奸事。是谓年忌。

黄帝曰：夫子之言，脉之上下，血气之候，以知形气奈何？岐伯曰：足阳明之上，血气盛则髯美长；血少气多则髯短，故气少血多则髯少；血气皆少则无髯，两吻多画。足阳明之下，血气盛则下毛美长至胸；血多气少则下毛美短至脐，行则善高举足，足指少肉，足善寒；血少气多则肉而善瘃；血气皆少则无毛，有则稀枯悴，善痿厥足痹。

足少阳之上，气血盛则通髯美长，血多气少则通髯美短；血少气多则少髯；血气皆少则无须，感于寒湿，则善痹、骨痛、爪枯也。足少阳之下，血气盛则胫毛美长，外踝肥；血多气少则胫毛美短，外踝皮坚而厚；血少气多则䐃毛少，外踝皮薄而软；血气皆少则无毛，外踝瘦无肉。

足太阴之上，血气盛则美眉，眉有毫毛；血多气少则恶眉，面多少理；血少气多则面多肉；血气和则美色。足太阳之下，血气盛则跟肉满，踵坚；气少血多则瘦，跟空；血气皆少则喜转筋，踵下痛。

手阳明之上，血气盛则髭美；血少气多则髭恶；血气皆少则无髭。手阳明之下，血气盛则腋下毛美，手鱼肉以温；气血皆少则手瘦以寒。手少阳之上，血气盛则眉美以长，耳色美；血气皆少则耳焦恶色。手少阳之下，血气盛则手卷多肉以温；血气皆少则寒以瘦；气少血多则瘦以多脉。手太阳之上，血气盛则有多须，面多肉以平；血气皆少则面瘦恶色。手太阳之下。血气盛则掌内充满；血气皆少则掌瘦以寒。

黄帝曰：二十五人者，刺之有约乎？岐伯曰；美眉者，足太阳之脉，气血多；恶眉者，血气少；其肥而泽者，血气有余；肥而不泽者，气有余，血不足；瘦而无泽者，气血俱不足。审察其形气有余不足而调之，可以知逆顺矣。黄帝曰：刺其诸阴阳奈何？岐伯曰：按其寸口人迎，此调阴阳，切循其经络之凝涩，结而不通者，此于身皆为痛痹，甚则不行，故凝涩。凝涩者，致气以温之，血和乃止。其结络者，脉结血不和，决之乃行。故曰：气有余于上者，导而下之；气不足于上者，推而休之；其稽留不至者，因而迎之。必明于经隧，乃能持之。寒与热争者，导而行之，其宛陈血不结者，则而予之。必先明知二十五人，则血气之所在，左右上下，刺约毕也。

【解读】　黄帝说：我听说人有阴阳属性的不同，他们是如何区别的呢？伯高说：天地之间，宇宙之内，一切事物之理都离不开五行，人也与五行相应。所以五五二十五种人形态的分类方法，与阴阳区别人属性的方法不同。这二十五种类型的人与阴阳之人的五种形态也不同。我已知道这种情况，希望知道二十五种人的形态、血气生成的情况，分别进行诊察时如何从外部表现测知体内的变化？岐伯说：你问得真详细啊！这是先师的秘密，即使伯高也不能明白它的道理。黄帝离开坐位后退几步很恭敬地说：我听说，遇到可以传授的人而不教给他，这是很大的损失，得到了知识而又轻易泄漏出去，上天将厌弃他。我期望得到并且明白上述的知识，并把它保存在金匮里，不敢随便宣扬。岐伯说：先要明确金、木、水、火、土五种类型的人，然后再根据五色的不同，区别五种形态的人，这样二十五种人的形态就清楚了。

黄帝说：希望详尽地听你讲讲。岐伯说：请让我慎重地讲给你听。木形的人，如木音中的上角，像东方地区的人，他们的皮肤青色，头小、面长、肩背宽大，身直，手脚较小，有才智，多操心，体力弱，多忧劳于世事。耐受春夏，不能耐受秋冬，容易感受病邪而发病，性格特征类属于足厥阴肝经，常表现一种雍容自得的样子。在木音中属于钛角一类的人，性格类属于左足少阳经之上，右足少阳经之下的性格特征是谦和不易向前。在木音中属于左角一类的人，性格类属于右足少阳经之下，右足少阳经之下的性格特征是随和、顺从。在木音中属于钛角一类的人，性格类属于右足少阳经之上，右足少阳之上的性格特征是勇于向前。在木音中属于判角一类的人，性格类属于左足少阳经之下，左足少阳经之下的性格特征是刚直不阿。

火形的人，如火音中的上徵，像南方地区的人。他们的肤色发红，背脊宽广，面瘦、头小、肩背、髀、腹各部的发育都很匀称，手脚较小，步履稳重，思维敏捷，行路时两肩摇摆，背部肌肉丰满，有气魄，轻财，缺少信心，顾虑较多，明白事理，喜爱漂亮，心急，不能享受高寿而易暴病死亡。耐受春夏，不耐受秋冬，秋冬季节易感受外邪而生病，性格特征类属于手少阴心经，常表现出一种诚实的样子。在火音中属于质徵一类的人，性格类属于左手太阳之上，左手太阳之上的性格特征是见识较浅。在火音中属于少徵一类的人，性格类属于右手太阳经之下，右手太阳经之下的性格特征是多疑。在火音中属于右徵一类的人，性格类属于右手太阳之上，右手太阳之上的性格特征是踊跃向上。在火音中属于质徵一类的人，性格类属于左手太阳之下。左手太阳之下的性格特征是怡然自得，无忧无愁。

土形的人，如土音中的上宫，像中央地区的人。他们的皮肤发黄，面圆，头大，肩背健美，腹部肥大，手脚较小，肌肉丰满，全身上下均匀相称，步履稳重，心情安定，好帮助别人，愿为人做好事，不喜欢权势，善于团结人。耐受秋冬，不能耐受春夏，春夏容易感受外邪而生病，性格类属于足太阴脾经，常表现出一种诚实忠厚的样子。在土音中属于大宫一类的人，性格特征类属于左足阳明经之上，左足阳明经之上的性格特征是和平、柔顺。在土音中属于加宫一类的人，性格类属于左足阳明之下，左足阳明之下的性格特征是端庄持重。在土音中属于少宫一类的人，性格类属于右足阳明之上，右足阳明之上的性格特征是圆滑婉转。在土音中属于左宫一类的人，性格类属于右足阳明之下，右足阳明之下的性格特征是做事勤奋。

金形的人，如金音中的上商，像西方地区的人。他们的颜面方正，皮肤发白，头小、小肩背、小腹、小手脚、足跟坚实，如骨骼长在足跟外面一样，骨骼有力运行轻快，禀性廉洁，性情急躁，静则安，动则凶猛，适合于做官吏。耐受秋冬，不能耐受春夏，春夏易感受外邪而生病，性格特征类属于左手太阴肺经，常表现出一种坚强不屈的样子。在金音中属于钛商一类的人，性格类属于左手阳明经之上，左手阳明经之上的性格特征是廉洁自守。在金音中属于左商一类的人，性格类属于右手阳明经之下，右手阳明经之下的性格特征是行动萧洒。在金音中属于大商的人，性格类属于右手阳明之上，右手阳明之上的性格特征是善于观察事物。在金音中属于少商的人，性格类属于右手阳明之下，右手阳明之下的性格特征是严肃庄重。

水形的人，如水音中的上羽，像北方地区的人。他们的皮肤发黑，颜面多皱纹，大头，颐部清瘦，肩小，腹部宽大，手脚好动，行路时身体摇动，尻骨较长，背亦较长，不恭维也不怕人，善于欺骗别人，易受杀戮而死。耐秋冬，不能耐春夏，春夏易感邪而生病，性格类属于足少阳肾经，常表现出一种心胸宽广的样子。在水音中属于大羽一类的人，性格类属于右足太阳经之上，左足太阳经之上的发生性格特征是容易洋洋自得。在水音中属于少羽一类的人，性格类属于左足太阳经之下，左足太阳经之下的性格特征是为人圆滑。在水音中属于众羽一类的人，性格类属于右足太阳经之下，右足太阳经之下的性格特征是文静清白。在水音中属于桎羽一类的人，性格类属于左足太阳经之上，右足太阳经之上的性格特征是心境安定。所以五种形态的人又有二十五种不同的变化，这是一般人易于混淆而辨别不清的原因。

黄帝问：人已具备某一类型的形体，但并不显现相应的肤色，这是什么原因？岐伯说：形体的五形属性克制肤色的五行属性，或肤色的五行属性克制形体的五形属性，有这些情况出现加上遇到年忌，再感受病邪就会发病，治疗不当就会有性命之忧。如果形体与肤色相应，则身体健康快乐。黄帝问：在他们形色相互克制时，禁忌的年龄可以计算吗？岐伯说：二十五种人年忌的计算，七岁是大忌之年，依次相加九年，则十六岁，六十一岁，都是人的大忌之年，不可以妄自行动，否则容易感受病邪，如得病后失治就会有性命之忧，在大忌的年份，不要做不正当的事，这就是年忌。

黄帝说：先生说，经脉循行于人体的上部和下部，如何根据经脉中气血的情况了解人体的形体呢？岐伯说：循行于人体上部的足阳明经，如气血充足，则颊部的胡须美而长。如血少气多，则颊部的胡须短，而气少血多则颊部胡须少，气血都少则颊部无胡须，口角两旁纹理较多。循行于人体下部的足阳明经脉，如气血充足则阴毛美而长，可以延到胸部；血多气少则阴毛美但短，只能延伸到脐部，走路时喜高抬两脚，脚趾肌肉较少，脚部常感寒冷；血少气多则易生冻疮，血气皆少则没有阴毛，即使有也是很少且枯槁憔悴，容易患痿症、厥证、脚部的痹证等病。

　　循行于人体上部的足少阳经脉，如气血充盛则连鬓的胡须美而长；如血多气少，则连鬓的胡须虽美但短；血少气多则胡须少；气血都少则没有胡须，若感受了寒湿之邪则容易发生痹证，骨骼疼痛，爪甲枯萎等病证。循行于人体下部的足少阳经，如果血气充盛则小腿部的毫毛美而长，外踝肌肉丰满；血多气少则小腿部的毫毛虽美但短，外踝处的皮肤坚韧而厚实；血少气多则小腿前部的毫毛稀少，外踝处的皮薄松软，血气都少则小腿无毛，外踝瘦小而没有肌肉。

　　循行于人体上部的足太阳经脉，如血气充盛则双眉美丽，眉毛中有较长的毫毛；血多气少则眉毛较丑，面部多有细小皱纹；血少气多则面部肌肉丰满；气血调和则面色秀美。循行于人体下部的足太阳经，如血气充盛则足跟部肌肉丰满、坚实；气少血多则足跟部肌肉消瘦，空软无力；气血都少则容易发生转筋，足跟疼痛等症。

　　循行于人体上部的手阳明经，如气血充盛则口上的胡须清秀，血少气多则口脾的胡须粗短难看，血气皆少则口上无胡须。循行于人体下部的手阳明经，如血气弃盛则腋下的腋毛秀美，手的鱼部肌肉温暖；气血皆少则两手皮肉瘦薄而寒冷。循行于人体上部的手少阳经，如血气充盛则眉毛清秀而长，耳部红润；血气皆少则眉毛枯萎，色晦暗。循行于人体下部的手少阳经，如血气弃盛则手腕部肌肉丰满而较温暖；气血皆少则手腕部肌肉消瘦而较寒冷；气少血多则手腕部肌肉消瘦，脉络暴露。循行于人体上部的手太阳经脉，如气血充盛则胡须多，面部肌肉丰满平整。气血皆少则面部消瘦无华，循行于人体下部的手太阳经脉，如气血充盛，则手掌肌肉丰满；气血皆少，则手掌肌肉消瘦而寒凉。

　　黄帝说：对于这二十五种类型的人，在针刺治疗时有一定的原则吗？岐伯说：眉毛秀美的人，足太阳经的气血充盛，眉毛难看的人是气血都少；那些肥胖、肌肤润泽的人，是气血过多；身体肥胖、肌肤干枯的人，是气有余而血不足；身体消瘦而皮肤无光泽的人，是气血两亏。根据病人的形体特征诊察病人体内气血的有余、不足而进行治疗，就可以知道病势的逆顺而恰当治疗。黄帝问：如何针刺各条阴经、阳经的病变呢？岐伯说：按病人的人迎、寸口脉，可以了解病人阴阳的情况。切摸经络有无气血凝滞，如有郁结致经脉不通，这种情况在人体可表现为痛痹，病情严重气血不能通行，将出现气血凝滞的现象。有气血凝滞的人，应当针刺温通气机，待气血调和后停止治疗。如果络脉气血郁结，刺出瘀血则气血就可正常运行了。所以说：邪气郁结于上部，应当针刺下部的俞穴，以引导病气下行；上部正气虚的病人，应当取上部的俞穴，推而扬之，以催其气上行；如因邪气阴滞导致经气中途滞留的情况，可用针迎着经气的来路针刺引导气至。

必须明了经脉的循行道路，然后才能针刺。如果出现寒热交争的情况，可根据寒热偏胜的情况引邪外出。如果脉中有气血郁结但血尚未瘀结的情况，可根据气血郁结的程度针刺。总之，必须先了解二十五种人的不同特点，以及气血盛衰和气血郁滞在何部位，针刺的原则也就掌握了。

·卷十一·

五音五味第六十五

【原文】 右徵与少徵,调右手太阳上。左商与左徵,调左手阳明上。少徵与大宫,调左手阳明上。左角与大角,调右足少阳下。大徵与少徵,调左手太阳上,众羽与少羽,调右足太阳下。少商与右商,调右手太阳下。桎羽与众羽,调右足太阳下。少宫与大宫,调右足阳明下。判角与下角,调右足少阳下。钛商与上商,调右足阳明下。钛商与上角,调左足太阳下。

上徵与右徵同,谷麦、畜羊、果杏,手少阴,藏心,色赤,味苦,时夏。上羽与大羽同,谷大豆,畜彘,果栗,足少阴,藏肾,色黑,味咸,时冬。上宫与大宫同,谷稷,畜牛,果枣,足太阴,藏脾,色黄,味甘,时季夏。上商与右商同,谷黍,畜鸡,果桃,手太阴,藏肺,色白,味辛,时秋。上角与大角同,谷麻,畜犬,果李,足厥阴,藏肝,色青,味酸,时春。大宫与上角,同右足阳明上。左角与大角,同左足阳明上。少羽与大羽,同右足太阳下。左商与右商,同左手阳明上。加宫与大宫,同左足少阳上。质判当大宫,同左手太阳下。判角与大角,同左足少阳下。大羽与大角,同右足太阳上。大角与大宫,同右足少阳上。右徵、少徵、质徵、上徵、判徵。右角、钛角、上角、大角、判角。右商、少商、钛商、上商、左商。少宫、上宫、大宫、加宫、左角宫。众羽、桎羽、上羽、大羽、少羽。

黄帝曰:妇人无须者,无血气乎?岐伯曰:冲脉、任脉,皆起于胞中,上循背里,为经络之海。其浮而外者,循腹右上行,会于咽喉,别而络唇口。血气盛则充肤热血,血独盛则澹渗皮肤,生毫毛。今妇人之生,有余于气,不足于血,以其数脱血也,冲任之脉,不荣口唇,故须不生焉。

黄帝曰:土人有伤于阴,阴气绝而不起,阴不用,然其须不去,其故何也?宦者独去何也?愿闻其故,岐伯曰:宦者去其宗筋,伤其冲脉,血泻不复,皮肤内结,唇口不荣,胡须不生。黄帝曰:其有天宦者,未尝疲伤,不脱于血,然其须不生,其故何也?岐伯曰:此天之所不足也,其住冲不盛,宗筋不成,有气无血,唇口不荣,故须不生。

黄帝曰:善乎哉!圣人之通万物也,若日月之光影,音声鼓响,闻其声而知其形,其非夫子,孰能明万物之精?是故圣人视其颜色,黄赤者多热气,青白者少热气,黑色者多血少气。美眉者太阳多血,通髯极者少阳多血;美须者阳明多血。此其时然也。夫人之常数:太阳常多血少气,少阳常多气少血,阳明常多血多气,厥阴常多气少血,少阴常多血少气,太阴常多血少气。此天之常数也。

【解读】 从音乐与人体对应的角度来看，凡右徵、少徵之属的人，应调治右侧手太阳上部；属左商及左徵一类的人，应调治左侧手阳明经的上部；少徵与大宫一类的人，应调治左侧手阳明经上部：右角和大角之类的人，应调治右侧足少阳经下部；右角和大象之类的人，应调治右足少阳经下部；大徵和少徵之类的人，应调治左手太阳经上部；众羽、少羽之类的人，应调治右足侧太阳经下部；少商、右商之类的人，应调治右侧手太阳经下部。桎羽和众羽之类的人，应调治右侧足太阳经下部。少宫、大宫之类的人，调治右侧足阳明经下部；判角与少角之属，调治右侧足阳明经下部；商与上角之属，则应调治左侧足太阳经下部。

上徵、右徵之类的人，对应于五谷中的麦、五畜中的羊、五果中的杏、经脉中的手少阴、五脏中的心，五色中的赤，五味中的苦、五时中的夏。（据五行学说，五音中的上徵，右徵皆属"火"，麦、羊、杏、心等也皆属"火"，故为同类相应。又：古人分四季为春、夏、长夏、秋、冬；故为五时。——译注）。上羽和大羽之类的人，相应于五谷中的大豆，五畜中的猪，五果中的栗、经脉中的足少阴、五脏中的肾，五色中的黑，五味中的咸，己时中的冬。上宫与大宫之类的人，相应于五谷中的稷、五畜中的牛、五果中的枣、经脉中的足太阴、五藏中的脾、五色中的黄，五味中的甘，己时中的长夏。上商与右商之类的人，相应于五谷中的黍，五畜中的鸡，五果中的桃，经脉中的手太阴，五脏中的肺、五色中的白，五味中的辛，五时中的秋。上角和大角之类的人，相应于五谷中的麻，五果中的李，经脉中的足厥阴，五脏中的肝，五色中的青，五味中的酸，己时中的春。

大宫与上角之类的人，求同而调治于右侧足阳明经上部。左角与大角之类的人，求同而调治于左侧足阳明经上部。少羽与大羽之类的人，求同而调治于右侧足太阳经的下部。左商与右商之类的人，求同而调治于左侧手阳明经的上部。加宫与大宫之类的人，求同而调治于左侧足少阳经上部。质判和大宫类型的人，求同而调治于左侧足少阳经下部。判角与大角之类的人，求同而调治于左侧足少阳经下部。大羽和大角之类的人，求同而调治于右侧足太阳经上部。大角和大宫之类的人，求同而调治于右侧足少阳经上部。（右徵、少徵、质徵、上徵、判徵；右角、角、上角、大角、判角；右商、少商、商、上商、左商；少宫、上宫、大宫、加宫、左宫；众羽、桎羽、上羽、大羽、少羽，徵、角、商、宫、羽五音，分别对应于五行中的火、木、金、土、水。——译注）。

黄帝说：妇人无胡须，是没有血气的缘故吗？岐伯说：冲、任二脉，皆发端于胞中，向上循行于脊背，形成经络之海。其中浮现在体表的，沿腹部右侧上行，交会于咽喉，逸出一条分支，环络口唇周围。血气俱旺，则能充肤，温肉。血分特别旺盛丰澹，则将渗透皮肤，滋生毫毛。妇人存在着气有余而血不足的生理特征，是因其屡排经血的缘故，使得冲、任脉之血，不足营养口唇，所以胡须不得生成。

黄帝说：士人中有损伤了生殖器，阴气竭尽而不能勃起、丧失性功能的，可他胡须并不曾失，这是什么缘故呢？宦官又为什么就丧失掉了呢？希望了解其原因。宦官阉割外生殖器，使得冲脉受伤，血既泻泄，不能恢复，皮肤便不得充盈，口唇也不得营卫，所以不生胡须。

黄帝说：有的人天生性器不全，并不曾受伤，也不曾失血，却也不生胡须，这又是什么原因呢？岐伯说：这是天赋的不足，这种人冲、任二脉不充盛，外生殖器不健全，虽有气但无血，口唇不得营卫，所以胡须不生。

黄帝说：妙极了！圣人之能洞察万事万物，就像日月之有光彩，听到鼓鸣，就能想知其形状，除了先生你，谁能明了万事万物的博大精深！所以圣人通过观察人的颜色，就能推知体内的情况，色黄赤的，体内金盛多气；色青白的，体内少热气；色黑的，多血少气；眉毛舒美的，太阳经脉多血；须髯与耳髯相连的，少阳经脉多血；胡须美好的，阳明经脉多血。这些与不同时气的物候特征同理相通。

一般人的常数：太阳经通常是多血少气；少阳经脉通常是多气少血；阳明经通常是多血多气；厥阴经通常是多气少血，少阴经脉通常是多血少气；太阴脉通常是多血少气。这又正是天道运行的常数啊！

百病始生第六十六

【原文】 黄帝问于岐伯曰：夫百病之始生也，皆生于风雨寒暑，清湿喜怒。喜怒不节则伤脏，风雨则伤上，清湿则伤下。三部之气，所伤异类，愿闻其会。岐伯曰：三部之气各不同，或起于阴，或起于阳，请言其方。喜怒不节，则伤脏，脏伤则病起于阴也；清湿袭虚，则病起于下；风雨袭虚，则病起于上，是谓三部。至于其淫泆，不可胜数。

【解读】 黄帝向岐伯问道：各种疾病的发生，都因于风、雨、寒、暑、凉、湿等外邪的侵袭，及喜、怒等情志内伤。若喜、怒不加节制，则使内脏受伤；风雨之邪，伤人体的上部；清、湿之邪，伤人体的下部。上中下三部所伤之邪气不同，我愿意知道其中的道理。岐伯说："喜怒，风雨、清湿，这三种气的性质不同，或病先发生于阴分，或病先发生于阳分，请允许我讲一下其中的道理。凡喜怒过度的，则内伤五脏，五脏为阴，所以说脏伤则病起于阴。清湿之邪善于乘虚侵袭人体下部虚弱之处，所以说病起于下。风雨之邪善于乘虚侵袭人体上部，所以说病起于上。这就是邪气容易侵犯的三个部位。至于邪气在体内浸淫，发展变化泛滥传布，就更加复杂难以数计了。

【原文】　黄帝曰：余固不能数，故问先师，愿卒闻其道。岐伯曰：风雨寒热，不得虚，邪不能独伤人。卒然逢疾风暴雨而不病者，盖无虚，故邪不能独伤人。此必因虚邪之风，与其身形，两虚相得，乃客其形，两实相逢，众人肉坚。其中于虚邪也，因于天时，与其身形，参以虚实，大病乃成，气有定舍，因处为名，上下中外，分为三员。是故虚邪之中人也，始于皮肤，皮肤缓则腠理开，开则邪从毛发入，入则抵深，深则毛发立，毛发立则淅然，故皮肤痛。留而不去，则传舍于络脉，在络之时，痛于肌肉，其病时痛时息，大经乃代。留而不去，传舍于经，在经之时，洒淅喜惊。留而不去，传舍于输，在输之时，六经不通，四肢则肢节痛，腰脊乃强。留而不去，传舍于伏冲之脉，在伏冲之时，体重身痛。留而不去，传舍于肠胃，在肠胃之时，贲响腹胀，多寒则肠鸣飧泄，食不化，多热则溏出糜。留而不去，传舍于肠胃之外、募原之间，留著于脉，稽留而不去，息而成积。或著孙脉，或著络脉，或著经脉，或著输脉，或著于伏冲之脉，或著于膂筋，或著于肠胃之募原，上连于缓筋，邪气淫泆，不可胜论。

【解读】　黄帝说：我对千变万化的病变不能尽数说出来，所以才请教你，我愿意彻底明白其中的道理。岐伯说：风雨寒热之邪，如果不是遇到身体虚弱，是不会独自伤害人体而致病的。突然遭遇到疾风暴雨而不生病的，就是因为他的身体健壮而不虚弱，故邪气不能单独伤人致病。凡疾病的发生，必然是身体虚弱，又感受了贼风邪气的侵袭，两虚相互结合，才发生疾病。如果身体壮健，肌肉坚实，四时之气正常，就不易发生疾病。所以说凡是疾病的发生，决定于四时之气是否正常，以及身体是否虚弱。若正虚邪实，就会发生疾病。邪气一般都根据其性质不同侵袭人体的一定部位，或潜伏寄留在一定的部位上，随其部位、处所的不同，而命以不同的名称。纵的分为上、中、下三部，横的分为表、里、半表半里三部。所以虚邪贼风之侵害人体，首先侵犯皮肤，若皮肤无力，不能收紧，则腠理开泄，腠理开则邪从毛孔而入，继而逐渐向深处侵犯，这时会出现寒栗，故毛发竖起，皮肤亦可出现疼痛。若邪气滞留不散，则渐渐传入到络脉，邪在络脉的时候，肌肉可出现疼痛。若疼痛时作时止，是邪气将由络脉传到经脉。邪气滞留在经脉之时，就会出现洒淅恶寒和常常惊恐的现象。邪气滞留不散，可传入并伏藏在输脉，当邪气留滞在输脉的时候，因六经之俞穴均在足太阳经，故六经之气因被邪气阻滞而不能通达四肢，因而四肢关节疼痛，腰脊也强硬不适。若邪气滞留不能祛除，则传入在脊里的冲脉，邪气侵犯到伏冲之脉时，则出现体重身痛的症状。若邪气滞留不能祛除，则进一步传入并伏藏在肠胃，在肠胃的时候，则出现肠鸣腹胀的症状。寒邪盛则肠鸣而泄下不消化食物，食不消化，热邪盛则可发生泄痢等病。若邪气滞留而不能祛除，则传到肠胃外面的膜原之间，留著于血脉之中，滞留不去，邪气就与气血相互凝结，生长结聚为积块。总之，邪气侵犯到人体后，或留著于小的孙脉，或留著于络脉，或留著于经脉，或留著于输脉，或留著于伏冲之脉。或留著于膂筋，或留著于肠胃的膜原，或留著于缓筋，邪气浸淫泛滥，是说不尽的。

【原文】 黄帝曰：愿尽闻其所由然。岐伯曰：其著孙络之脉而成积者，其积往来上下，臂手孙络之居也，浮而缓，不能句积而止之，故往来移行肠胃之间，水凑渗注灌，濯濯有音，有寒则膜膜满雷引，故时切痛。其著于阳明之经，则挟脐而居，饱食则益大，饥则益小。其著于缓筋也，似阳明之积，饱食则痛，饥则安。其著于肠胃之募原也，痛而外连于缓筋，饱食则安，饥则痛。其著于伏冲之脉者，揣揣应手而动，发手则热气下于两股，如汤沃之状。其著于膂筋，在肠后者，饥则积见，饱则积不见，按之不得。其著于输之脉者，闭塞不通，津液不下，孔窍干壅，此邪气之从外入内，从上下也。

【解读】 黄帝说：我希望你将其始末原由讲给我听。岐伯说：邪气留著在孙络而成积的，能够上下往来活动，这是积聚著于孙络之处，孙络之积的特点。因孙络浮浅而松弛，不能拘束其积使之固定不移，所以可以在肠胃间往来活动。若有水出现，则发生濯濯的水声；有寒则腹部胀满雷鸣，并出现像刀割一样的疼痛症状。如果邪气留著阳明经脉而成积的，其积则位于脐的两旁，饱食时则积块显大，饥时则显小。如果邪气留著在缓筋而成积的，其形状表现和阳明经脉之积相似，饱食则出现疼痛，饥时则不痛。其邪气留著在肠胃之膜原而成积的，疼痛时向外牵连到缓筋亦随之作痛，饱食时则不痛，饥饿时则疼痛。其邪气留著在伏冲之脉而成积的，其积应手跳动，举手时则觉有一股热气下行于两股部之间，就好像用热汤浇灌一样的难以忍受。其邪气留著在膂筋而成积的，饥饿时肠胃空虚，积形可以见到，饱食后肠胃充满就见不到，也摸不到。其邪气留著在输脉而成积的，会使脉道闭塞不通，津液不能上下流通，致使毛窍干涩壅塞不通，这些都是邪气从外部侵犯到内部，从上部而传变到下部的临床表现。

【原文】 黄帝曰：积之始生，至其已成奈何？岐伯曰：积之始生，得寒乃生，厥乃成积也。黄帝曰：其成积奈何？岐伯曰：厥气生足悗，悗生胫寒，胫寒则血脉凝涩，血脉凝涩则寒气上入于肠胃，入于肠胃则膜胀，膜胀则肠外之汁沫迫聚不得散，日以成积。卒然多食饮，则脉满，起居不节，用力过度，则络脉伤，阳络伤则血外溢，血外溢则衄血，阴络伤则血内溢，血内溢则后血，肠胃之络伤，则血溢于肠外，肠外有寒，汁沫与血相抟，则并合凝聚不得散而积成矣。卒然外中于寒，若内伤于忧怒，则气上逆，气上逆则六输不通，温气不行，凝血蕴裹而不散，津液涩渗，著而不去，而积皆成矣。

【解读】　黄帝说：积病的开始发生，一直到它的长成，情况怎样呢？岐伯说：积病的开始发生，是受到寒邪的侵犯而产生的，寒邪由下厥逆而上行，遂产生积病。黄帝说：寒邪造成积病的病理过程是怎样的呢？岐伯说：寒邪造成的厥逆之气，首先使足部痛滞不利，继而由足部的痛滞而发展到胫部亦寒凉，足胫发生寒凉后，就使得血脉凝涩，血脉凝涩不通则寒气进而向上侵犯到肠胃，肠胃受寒则发生胀满，肠胃胀满就迫使肠胃之外的汁沫聚留不能消散，这样积以时日，就逐渐发展形成积病。又因突然的暴饮暴食，使肠胃过于充满，或因生活起居不能节慎，或因用力过度，均可使细小的络脉损伤。如果阳络受到损伤，则血在伤处外溢，而出现衄血。若阴络受到损伤则血在伤处内溢，而出现便血。若肠外之络脉受到损伤，则血流散于肠外，适逢肠外有寒邪，则肠外的汁沫与外溢之血相抟聚，两者合在一起，凝集不能消散而发展成为积病。如果在外突然感受了寒邪，在内又被情志如忧思、郁怒所伤，则气机上逆，致使六经的气血运行不畅，阳气温煦的作用受到影响，血液得不到阳气的温煦而形成凝血，凝血蕴裹不得消散，津液亦干涩不能渗灌，留著而不得消散，于是积聚病就形成了。

【原文】　黄帝曰：其生于阴者奈何？岐伯曰：忧思伤心；重寒伤肺；忿怒伤肝；醉以入房，汗出当风伤脾；用力过度，若入房汗出浴，则伤肾。此内外三部之所生病者也。黄帝曰：善。治之奈何？岐伯答曰：察其所痛，以知其应，有余不足，当补则补，当泻则泻，毋逆天时，是谓至治。

【解读】　黄帝说：病发生在阴脏的又是什么原因造成的呢？岐伯说：忧愁思虑过度则心脏受伤；体表受寒再加寒冷饮食的刺激，这双重的寒邪会使肺脏受伤；忿恨恼怒过度则肝脏受伤；酒醉后行房，汗出而又受风，则脾脏受伤；用力过度或行房后汗出浴于水中，则肾脏受伤。以上就是内外三部发生疾病的一般情况。黄帝说：你说的很好。怎样治疗呢？岐伯答道：审察其疼痛的部位，可以知道病变所在，根据其虚实具体表现，当补的就补，当泻的就泻。但同时也不要违背四时气候和脏腑的关系，这就是正确的治疗原则。

行针第六十七

【原文】　黄帝问于岐伯曰：余闻九针于夫子，而行之于百姓，百姓之血气各不同形，或神动而气先针行；或气与针相逢；或针已出气独行；

或数刺乃知；或发针而气逆，或数刺病益剧，凡此六者，各不同形，愿闻其方。

岐伯曰：重阳之人，其神易动，其气易往也。黄帝曰：何谓重阳之人？岐伯曰：重阳之人，熇熇高高，言语善疾，举足善高，心肺之藏气有余，阳气滑盛而扬，故神动而气先行。黄帝曰：重阳之人而神不先行者，何也？岐伯曰：此人颇有阴者也。黄帝曰：何以知其颇有阴也？岐伯曰：多阳者多喜，多阴者多怒，数怒者易解，故曰颇有阴，其阴阳之离合难，故其神不能先行也。

黄帝曰：其气与针相逢奈何？岐伯曰：阴阳和调，而血气淖泽滑利，故针入而气出，疾而相逢也。黄帝曰：针已出而气独行者，何气使然？岐伯曰：其阴气多而阳气少，阴气沉而阳气浮者内藏，故针已出，气乃随其后，故独行也。黄帝曰：数刺乃知，何气使然？岐伯曰：此人之多阴而少阳，其气沉而气往难，故数刺乃知也。黄帝曰：针入而气逆者，何气使然？岐伯曰：其气逆与其数刺病益甚者，非阴阳之气，浮沉之势也，此皆粗之所败，上之所失，其形气无过焉。

【解读】　黄帝问岐伯说：我从先生这里听了九针的道理，用九针的技术给百姓治病，发现百姓的气血有盛有衰互不相同，有的人情绪易激动，尚未进针局部已有得气的感觉；有的人一进针即有得气的感觉；有的人出针后才得气；有的人针刺几次后才有感应；有的人针刺后出现气机逆乱；有的人经过多次针刺后病情加重，以上六种情况，人体的反应各不相同，希望听听其中的道理。

岐伯说：重阳之人，情绪易激动，经气容易到达针刺的部位。黄帝问：什么叫重阳之人？岐伯说：重阳之人，其气就像火热一样炽盛，讲话流利，趾高气扬，心肺二脏阳气充盛，阳气滑利旺盛容易宣发，所以情绪易激动，尚未进针局部已有感应。黄帝说：重阳之人，有的尚未进针但局部已有感应，是什么原因呢？岐伯说：这类人阴气也较多。黄帝问：怎么知道这类人阴气也较多呢？岐伯说：阳气多的人精神愉快，阴气重的人容易发怒，如果病人好发脾气，但又很容易缓解，就是所说的阳气盛，阴气也较多的人。阴阳俱盛，阴阳离合困难，情绪不易激动，所以神气不能先行。

黄帝说：有的人一进针即有得气的感觉这是什么原因呢？岐伯说：这种人阴阳协调，气血运行润泽流利，所以针刺后很快出现得气的感觉。黄帝说：有的人出针后才得气，这是什么原因呢？岐伯说：这种人阴气充盛而阳气较弱，因阴主沉、阳主浮，阴胜则阳气内藏，所以感应较迟，出针之后，经气才能随后单独而至。黄帝说：有的人针刺几次后才有感应，这是什么原因？岐伯说：这种人阴气充盛而阳气虚弱，阴气沉敛，阳气运行困难，所以需要针刺几次后才有感觉。黄帝说：有的人针刺后出现气机逆乱，这是什么原因呢？岐伯说：针刺后气机逆乱和针刺几次后病情加重的情况，不是由于人体内阴阳二气的盛衰，以及经气的浮沉所造成的，而是由于医生的草率，或者医生治疗的错误，与病人的体形、气机无关。

上膈第六十八

【原文】 黄帝曰：气为上膈者，食饮入而还出，余已知之矣；虫为下膈，下膈者，食晬时乃出，余未得其意，愿卒闻之。

岐伯曰：喜怒不适，食饮不节，寒温不时，则寒汁流于肠中，流于肠中则虫寒，虫寒则积聚，守于下管，则肠胃充郭，卫气不营，邪气居之。人食则虫上食，虫上食则下管虚，下管虚则邪气胜之，积聚以留，留则痈成，痈成则下管约。其痈在管内者，即而痛深；其痈在外者，则痈外而痛浮，痈上皮热。

【解读】 黄帝问：对于由于气机在上部郁结，导致食后就出现呕吐现象的上膈症，我已经对它很清楚了。关于因为虫在下部积聚而形成的下膈症，呕吐现象在食后一天左右才出现，我还不太了解其中的原因，希望你详细地讲给我听。岐伯回答说：由于无法对情绪进行自如的调控，暴饮暴食，对气候的寒温变化很不适应，导致脾胃消化功能失常是，肠道中注入不敷出寒汁。寒冷促使肠道中的寄生虫汇集在一起，虫在下脘聚积，扩张了肠胃，致使卫气的运输无法正常进行，邪气也在此停留下来。进餐时，寄生虫捕捉到气味，便上行寻找食物，下脘就处于宽虚的状态，于是被邪气乘虚而入滞留下来，时间久了，就形成了痈肿。肠管因为内部痈肿而变得狭窄，并无法顺畅地传化，因此食后一天后，仍会吐出。假如痈肿是在下脘内发生的，则疼痛的部位很深；假如是在下脘外发生的，则疼痛的部位较浅，同时发生痈的部位的皮肤会发热。

【原文】 黄帝曰：刺之奈何？岐伯曰：微按其痈，视气所行，先浅刺其傍，稍内益深，还而刺之，毋过三行，察其浮沉，以为浅深，已刺必熨，令热入中，日使热内，邪气益衰，大痈乃溃。伍以参禁，以除其内；恬憺无为，乃能行气。后以咸苦，化谷乃下矣。

【解读】 黄帝问：气在上管，壅塞不通，饮食下肚又吐出来，这我已经知道了；虫在下管，壅塞不通，食物需经一昼夜才吐出，我还不懂是怎么回事，希望听个究竟。

岐伯说：喜怒不适度，饮食不节制，冷热不及时调节，寒汗下流到肠里虫就寒冷。虫寒冷就聚积一团，守住下管，因而肠胃扩张，脾胃的阳气不能运行，邪气留驻。人进食，虫就上行吸食，虫上行吸食，下管就空虚。

下管空虚，邪气就占优势，聚积并停留在下管，邪气停留在下管，痛就形成了。痛形成，下管就很狭窄，痛在管内的，痛在深处；痛在管外的，痛在浅表。当痛的部位，皮肤是热的。

黄帝问：怎么刺治？岐伯说：用手轻轻按在痛上，以观测痛气的运行情况。先用浅针法刺痛的旁边，然后逐渐向深处针刺，回刺后再次，用针不超过三次。注意观察痛气的深浅，决定采用深针疗法或者浅针疗法。刺后必须熨烫，务使热气进入痛里，天天都要使痛里保持一定的热量。这样，寒邪便会逐渐微弱，大痛便会逐渐消散。应配合禁忌，调养得宜，以免内脏再次受伤。忘情遗怀，恬淡无为，营卫之气才能正常运行。配合吃些温性的咸味和苦味食物，便能使谷物消化而正常排泄。

忧恚无言第六十九

【原文】　黄帝问于少师曰：人之卒然忧恚而无言音者，何道之塞，何气出行，使音不彰？愿闻其方。少师答曰：咽喉者，水谷之道也。喉咙者，气之所以上下者也。会厌者，音声之户也。口唇者，音声之扇也。舌者，音声之机也。悬雍垂者，音声之关也。颃颡者，分气之所泄也。横骨者，神气所使，主发舌者也。故人之鼻洞涕出不收者，颃颡不开，分气失泄。是故厌小而疾薄，则发气疾，其开阖利，其出气易；其厌大而厚，则开阖难，其气出迟，故重言也。人卒然无音者。寒气客于厌，则厌不能发，发不能下，至其开阖不致，故无音。

黄帝曰：刺之奈何？岐伯曰：足少阴之脉，上系于舌，络于横骨，终于会厌。两泻其血脉，浊气乃辟。会厌之脉，上络任脉，取之天突，其厌乃发也。

【解读】　黄帝问少师说：有的人因突然忧愁忿怒引起说话不能发音的，是哪一条经脉闭塞，哪一种气运行不畅，使声音不响亮呢？希望听听其中的道理。少师回答说：咽喉是水谷运行的通路。喉咙是呼吸之气出入的通道。会厌是声音的门户。口唇是言语声音的门扇。舌头是帮助发音的器官；悬雍垂是声音发出的必经之路。颃颡是口鼻相互通气的窍孔、清阳之气与外相通的处所，舌骨受意识的支配控制舌的运行。所以人的鼻腔流涕不止是颃颡不利，清阳之气不能温煦所致。凡会厌小且薄的人，呼气较快，会厌开合流利，所以发声容易；如会厌大且厚的人，会厌开合困难，所以发声较困难，说话容易言语塞涩。突然失音的人常由于寒邪侵犯会厌，声音不能从会厌发生，即使发出声音也不能向外传出，如果会厌开阖失常，就没有声音了。

黄帝说：怎样针刺治疗呢？岐伯说：足少阴肾经的经脉，自足上行系于舌根部的舌骨，终止于会厌。必须用泻法多次针刺足少阴上连会厌的血脉，浊气才能排尽。足少阴肾经在会厌的络脉和任脉相络属，因而再取任脉的天突穴针刺，就会使会厌恢复发音的功能了。

寒热第七十

【原文】　黄帝问于岐伯曰：寒热瘰疬在于颈腋者，皆何气使生？岐伯曰：此皆鼠瘘寒热之毒气也，留于脉而不去者也。

【解读】　黄帝向岐伯问道：时发寒热的瘰疬病，多生在颈部和腋下，这是什么原因造成的？岐伯说：这都是鼠瘘病寒热的毒气，稽留在经脉中不能消除的结果。

【原文】　黄帝曰：去之奈何？岐伯曰：鼠瘘之本，皆在于脏，其末上出于颈腋之间，其浮于脉中，而未内著于肌肉，而外为脓血者，易去也。

【解读】　黄帝说：能否消除呢？岐伯说：鼠瘘的病根，都在内脏，它所标志的症状，却上出于颈腋之间，如果毒气仅是浅浮在脉中，还没有内伤肌肉腐化为脓血的，较容易治愈。

【原文】　黄帝曰：去之奈何？岐伯曰：请从其本引其末，可使衰去而绝其寒热。审按其道以予之，徐往徐来以去之，其小如麦者，一刺知，三刺而已。

【解读】　黄帝说：怎样治疗呢？岐伯说：应从致病的根源着手，去治疗瘰疬，可以使毒气衰退，停止寒热的发作，要察明主病的脏腑经脉，以便循经取穴，给予刺治，用针缓入缓出，使补泻得当，以达到扶正祛邪的目的，若瘰疬初起，形小如麦粒的，针一次就能见效，针三次就可以痊愈。

【原文】　黄帝曰：决其生死奈何？岐伯曰：反其目视之，其中有赤脉，上下贯瞳子，见一脉，一岁死；见一脉半，一岁半死；见二脉，二岁死；见二脉半，二岁半死；见三脉，三岁而死，见赤脉不下贯瞳子，可治也。

【解读】　黄帝说：诊断这种病，怎样诊断患者的生死呢？岐伯说：诊断的方法，可以翻开眼皮进行观察，如果眼中有赤脉，从上下贯瞳子的，是病情恶化的征兆，出现一条赤脉的，死期当在一年；出现一条半赤脉的，死期当在一年半；出现二条赤脉的，死期当在二年；出现二条半赤脉的，死期当在二年半；出现三条赤脉的，死期当在三年。如果出现赤脉并没有下贯瞳子，还可以医治。

邪客第七十一

【原文】 黄帝问于伯高曰：夫邪气之客人也，或令人目不瞑不卧出者，何气使然？伯高曰：五谷入于胃也，其糟粕、津液、宗气分为三隧，故宗气积于胸中，出于喉咙，以贯心肺，而行呼吸焉。营气者，泌其津液，注之于脉，化以为血，以荣四末，内注五脏六腑，以应刻数焉。卫气者，出其悍气之慓疾，而先行于四末、分肉、皮肤之间，而不休者也，昼日行于阳，夜行于阴，常从足少阴之分间，行于五脏六腑，今厥气客于五脏六腑则卫气独卫其外，行于阳，不得入于阴。行于阳则阳气盛，阳气盛则阳跷满，不得入于阴，阴虚，故目不瞑。

【解读】 黄帝问伯高：邪气侵犯人体，有时使人不能闭目安眠，是什么气的变化造成的？

伯高说：饮食物进到胃中，经过消化，其中的糟粕出于下焦；津液出于中焦；宗气出于上焦，共分三条隧道。上焦的宗气积聚在胸中，出于喉咙，贯通心肺，而行呼吸，中焦化生营气。分泌津液，渗注脉中，化为血液，外而营养四肢，内而灌注脏腑，循行于周身，与昼夜刻数按时相应，卫气，是水谷所化的悍气，流动迅猛滑利，首先行于四肢、分肉、皮肤之间，白天出表，从足太阳膀胱经开始，行于阳分，夜间入里，常以足少阴肾经为起点，行于阴分，就这样日夜不停地循行于周身。今就病理来说，若有厥逆之气留于脏腑，就会迫使卫气只能行于阳分，而不得入于阴分，由于卫气仅行于阳分，便使在表的阳气偏盛，阳气偏盛，使阳跷脉气充满，卫气不得入通于阴分外盛内衰而形成阴虚，所以不能合目，导致失眠。

【原文】 黄帝曰：善。治之奈何？伯高曰：补其不足，泻其有余，调其虚实，以通其道，而去其邪；饮以半夏汤一剂，阴阳已通，其卧立至。

【解读】 黄帝说：讲得很好。怎样治疗呢？伯高说：应当用针刺疗法，补其阴分的不足，泻其阳分的有余，以调理虚实，沟通阴阳经交会的道路，从而消除厥逆的邪气；再给服半夏汤一剂，使阴阳经气通调，便可立即安卧入睡。

【原文】 黄帝曰：善。此所谓决渎壅塞，经络大通，阴阳得和者也，愿闻其方。伯高曰：其汤方以流水千里以外者八升，扬之万遍，取其清五升煮之，炊以苇薪，火沸，置秫米一升，治半夏五合，徐炊，令竭为一升半，去其滓，饮汁一小杯，日三，稍益，以知为度。故其病新发者，复杯则卧，汗出则已矣；久者，三饮而已也。

【解读】 黄帝说：讲得好，这种针药并用的治法，可以说好像决开水道，排除瘀塞一样，使经络畅通，阴阳得到调和。希望把半夏汤方告诉我。伯高说：半夏汤方，是用千里长流水八升，先煮此水，用杓扬之千、万遍，取其轻浮在上的清水五升，以苇薪作燃料，用急火煮沸后，放入秫米一升，制半夏五合，继续用苇火慢慢地煎熬，煎至药汤浓缩到一升半时，去掉药渣，每次饮服一小杯，一日服三次，逐次稍为加量，以见效为度。如果病是新发的，服药后很快能够安眠，出了汗病就好了；病程较久的，须服至三剂才能痊愈。

【原文】 黄帝问于伯高曰：愿闻人之肢节，以应天地奈何？伯高答曰：天圆地方，人头圆足方以应之，天有日月，人有两目；地有九州，人有九窍；天有风雨，人有喜怒；天有雷电，人有音声；天有四时，人有四肢；天有五音，人有五脏；天有六律，人有六腑；天有冬夏，人有寒热；天有十日，人有手十指；辰有十二，人有足十指，茎垂以应之，女子不足二节，以抱人形；天有阴阳，人有夫妻；岁有三百六十五日，人有三百六十五节；地有高山，人有肩膝；地有深谷，人有腋腘；地有十二经水，人有十二经脉；地有泉脉，人有卫气；地有草蓂，人有毫毛；天有昼夜，人有卧起；天有列星，人有牙齿；地有小山，人有小节；地有山石，人有高骨；地有林木，人有募筋；地有聚邑，人有腘肉；岁有十二月，人有十二节；地有四时不生草，人有无子。此人与天地相应者也。

【解读】 黄帝问伯高说：人的肢体怎样和天地自然的现象相应呢？希望告诉我。伯高回答说：天是圆的，地面是方的，人体头圆足方和天地上下相应；天有日月，人有两目；大地有九州，人身有九窍；天有风雨的气候变化；人有喜怒的情志活动；天有雷电，人有声音；天有四季，人有四肢；天有五音，人有五脏；天有六律，人有六腑；天有冬夏相对的变迁，人有寒热不同的表现；天有十干，人有手十指；地有十二辰，人有足十趾，加上阴茎、睾丸也是十二，女子除十趾之外，虽有不同，但能够怀孕；天有阴阳相交，人有夫妻配偶；一年有三百六十五天，人有三百六十五个关节；地有高山，人有肩、膝；地有深谷，人有腋窝和腿窝；地面上有十二条较大的河流，人体有十二条主要的经脉；地下有腺脉流通，人体有卫气运行；地上生丛草，人身有毫毛；天有昼夜，人有起卧；天有列星，人有牙齿；地上有小山，人体有小关节；地有山石，人有高骨；地面上有树木成林，人体内有筋膜密布；地上有人群会集的城镇，人体有肌肉隆起的所在；一年有十二个月，人的四肢共有十二关节；大地有四时不生草木的，人也有终身不生育女子的。这些，就是人体和自然界相应的现象。

【原文】 黄帝问于岐伯曰：余愿闻持针之数，内针之理，纵舍之意，扞皮开腠理，奈何？脉之屈折，出入之处，焉至而出，焉至而止，焉至而徐，焉至而疾，焉至而入？六腑之输于身者，余愿尽闻其序，别离之处，离而入阴，别而入阳，此何道而从行？愿尽闻其方。

【解读】 黄帝问岐伯说：我希望听你谈谈关于用针的技术，进针的原理，缓用针或不同针的意义，以及扞皮肤、开腠理的刺法等等，究竟是怎样的？又五脏经脉的屈折、出入之处，它们流注的过程，是到那里而出，到那里而止，到那里而慢，到那里而快，到那里而入？又是怎样流注于六腑的腧穴以至全身的？所有这些经脉循序运行的情况，我也都希望得到了解。再如，经脉的支别离合之处，阳经是怎样从腧穴别出走入阴经；阴经又是怎样由腧穴别出走入阳经的？它们之间是通过哪条道理而沟通的？希望你说明这些道理。

【原文】 岐伯曰：帝之所问，针道毕矣。黄帝曰：愿卒闻之，岐伯曰：手太阴之脉，出于大指之端，内屈，循白肉际，至本节之后太渊。留以澹外屈，上于本节下。内屈，与诸阴络会于鱼际，数脉并注，其气滑利，伏行壅骨之下，外屈出于寸口而行，上至于肘内廉，入于大筋之下，内屈上行臑阴，入腋下，内屈走肺。此顺行逆数之屈折也。

【解读】 岐伯说：你所提的问题，针法的要理尽在其中了。黄帝说：请你具体地讲讲。岐伯说：手太阴经脉，出于大指的尖端，向内屈折，沿着内侧的白肉际，至大指本节后的太渊穴，经气汇流于此，而形成寸口动脉；然后屈折向外，上行至本节之下，又向内屈行，和诸阴络会合在鱼际部，由于几条阴经之脉都输注于此，其脉气流动滑利，伏行于大指本节后隆起的"壅骨"之下，再由此屈折向外，浮出于寸口部，循经上行，达到肘内侧，进入大筋之下，又向内屈折上行，通过臑部的内侧入腋下，向内屈行走入肺中。这就是手太阴肺经由手向胸逆行屈折出入的次序。

【原文】 心主之脉，出于中指之端，内屈，循中指内廉以上，留于掌中，伏行两骨之间，外屈，出两筋之间，骨肉之际，其气滑利，上行三寸，外屈出行两筋之间，上至肘内廉，入于小筋之下，留两骨之会，上入于胸中，内络于心脉。

【解读】 心主手厥阴经脉，出于中指尖端，由此向内屈折，沿着中指内侧上行，流注到掌中，伏行在两骨之间，又向外屈行出于两筋的中间，骨肉的交界。它的脉气流动滑利，去腕上行三寸后，向外屈折出行于两筋的中间，上到肘内侧，进入小筋之下，流注于两骨的会合处，再沿臂上行入于胸中，内络于心脉。

【原文】 黄帝曰：手少阴之脉独无腧，何也？岐伯曰：少阴，心脉也。心者，五脏六腑之大主也，精神之所舍也，其脏坚固，邪弗能容也，容之则伤心，心伤则神去，神去则死矣。故诸邪之在于心者，皆在于心之包络。包络者，心主之脉也，故独无腧焉。

【解读】 黄帝说：手少阴经脉，为什么独没有腧穴呢？岐伯说：手少阴，是心脉，心是五脏六腑的主宰，又是蕴藏精神的中枢，它的器质坚固，是不容邪气侵入的。假使有邪气侵入，就会损伤心脏，以至神气耗散，人即死亡。因此，凡是各种病邪侵犯心脏的，都在心的包络上，因为包络，是心主之脉，能够代心受邪，取其腧穴，可以刺治心病，所以手少阴心经独没有腧穴。

【原文】　黄帝曰：少阴独无腧者，不病乎？岐伯曰：其外经病而脏不病，故独取其经于掌后锐骨之端。其余脉出入屈折，其行之徐疾，皆如手太阴心主之脉行也。故本腧者，皆因其气之虚实疾徐以取之，是谓因冲而泻，因衰而补，如是者，邪气得去，真气坚固，是谓因天之序。

【解读】　黄帝说：手少阴心经独没有腧穴，难道它不受病吗？岐伯说：脏腑各有经络，脏居于内，经行于外，心脏坚固不能受邪，而外行的经脉不能无病，因此，在心经有病时，治经自有它的本经之腧，可于掌后锐骨之端，独取神门穴。其余经脉的出入屈折，运行的缓急，都与手太阴、心主二脉循行的情况相似，所以病在心经，可取少阴本经的腧穴，而邪入心包的，又当取心主本经的腧穴，治疗时，都要根据他们经气的虚实缓急，分别进行调治。邪气盛的用泻法，正气虚的用补法。这样，使邪气得以消除，而真气得以坚固，这种治法，是符合自然规律的。

【原文】　黄帝曰：持针纵舍奈何？岐伯曰：必先明知十二经脉之本末，皮肤之寒热，脉之盛衰滑涩，其脉滑而盛者，病日进；虚而细者，久以持；大以涩者，为痛痹；阴阳如一者，病难治，其本末尚热者，病尚在；其热已衰者，其病亦去矣。持其尺，察其肉之坚脆、大小、滑涩、寒温、燥湿。因视目之五色，以知五脏，而决死生；视其血脉，察其色，以知其寒热痛痹。

【解读】　黄帝问：持针纵舍是怎样的呢？岐伯说：首先必须明确十二经脉的起止，以及诊察皮肤的寒热，脉象盛衰、滑涩，然后才能决定针刺的方法是否当用，如脉滑而有力的，是病情日趋严重之象；脉细而无力的，是久病气虚；脉大而涩的，是痛痹。以上病例，都难取速效，刺治当从缓。若表里俱伤，气血皆败的，病难治，不宜针刺。凡胸腹和四肢还在发热的，是病邪未除，热退才能病愈，方可停止用针。通过诊尺肤可以观察患者肌肉的坚实或脆弱，脉象的大小、滑涩，皮肤的寒温、燥湿等。观察两目的五色，可以分辨五脏的病变，诊断死生；观察血络反映于外部的色泽，可以诊察寒热痛痹等症。

【原文】　黄帝曰：持针纵舍，余未得其意也。岐伯曰：持针之道，欲端以正，安以静，先知虚实，而行疾徐，左手执骨，右手循之，无与肉果，泻欲端以正，补必闭肤，辅针导气，邪得淫泆，真气得居。

【解读】　黄帝说：持针纵舍的操作方法，我还不理解。岐伯说：用针的道理，要端正态度，安静心情，先察明病症的虚实，然后再施行缓急补泻的手法，用左手把握骨骼的位置，右手循穴进针，但不可用力过猛，防止针被肉裹，泻法必须垂直下针，补法出针时，必须闭其针孔，并用辅助行针的手法，以导引正气，使邪气溃散，真气得以内守。

【原文】 黄帝曰：扞皮开腠理奈何？岐伯曰：因其分肉，在别其肤，微内而徐端之，适神不散，邪气得去。

【解读】 黄帝说：扞皮肤、开腠理的刺法，是怎样来操作呢？岐伯说：以手按得分肉的穴位，在当穴的皮上下针，但要轻微地用力，慢慢地垂直进针，这种刺皮而不伤肉的针法，可以恰使神气不致散乱而又能达到开泄腠理、排除病邪的效果。

【原文】 黄帝问于岐伯曰："人有八虚，各何以候？岐伯答曰：以候五脏。黄帝曰：候之奈何？岐伯曰：肺心有邪，其气留于两肘；肝有邪，其气流于两腋；脾有邪，其气留于两髀；肾有邪，其气留于两腘。凡此八虚者，皆机关之室，真气之所过，血络之所游，邪气恶血，固不得住留，住留则伤筋络骨节，机关不得屈伸，故拘挛也。

【解读】 黄帝问：人身有八虚，能分别诊察什么疾病呢？岐伯答：可以诊察五脏的病变。黄帝说：怎样诊察呢？岐伯说：肺与心有了邪气，能随着它的经脉流注到左右两肘；肝有了邪气，能随着经脉流注到两腋窝；脾有了邪气，能随着经脉流注到两髀（胯部）；肾有了邪气，能随着经脉流注到两腘（膝窝）。左右肘、腋、髀、腘的部位，叫作八虚，都是四肢关节屈伸的枢纽，也是真气和血络通行会合的要处，因此，不能容让邪气恶血停滞在这些部位，如果有邪气恶血停留，就会损伤经络筋骨，以致关节的枢纽不得屈伸，所以发生拘挛的症状。

通天第七十二

【原文】 黄帝问于少师曰：余尝闻人有阴阳，何谓阴人？何谓阳人？少师曰：天地之间，六合之内，不离于五，人亦应之，非徒一阴一阳而已也。而略言耳，口弗能遍明也。

黄帝曰：愿略闻其意，有贤人圣人，心能备而行之乎？少师曰：盖有太阴之人、少阴之人、太阳之人、少阳之人、阴阳和平之人。凡五人者，其态不同，其筋骨气血各不等。

黄帝曰：其不等者，可得闻乎？少师曰：太阴之人，贪而不仁，下齐湛湛，好内而恶出，心和而不发，不务于时，动而后之。此太阴之人也。少阴之人，小贪而贼心，见人有亡，常若有得，好伤好害，见人有荣，乃反愠怒，心疾而无恩。此少阴之人也。太阳之人，居处于于，好言大事，无能而虚说，志发于四野，举措不顾是非，为事如常自用，事虽败而常无悔。此太阳之人也。少阳之人，谛谛好自贵，有小小官，则高自宜，好为外交而不内附。此少阳之人也。阴阳和平之人，居处安静，无为惧惧，无为欣欣，婉然从物，或与不争，与时变化，尊则谦谦，谭而不治，是谓至治。

古之善用针艾者，视人五态乃治之，盛者写之，虚者补之。

黄帝曰：治人之五态奈何？少师曰：太阴之人，多阴而无阳，其阴血浊，其卫气涩，阴阳不和，缓筋而厚皮，不乏疾写，不能移之。少阴之人，多阴少阳，小胃而大肠，六府不调，其阳明脉小，而太阳脉大，必审调之，其血易脱，其气易败也。太阳之人，多阳而少阴，必谨调之，无脱其阴，而写其阳，阳重脱者易狂，阴阳皆脱者，暴死不知人也。少阳之人，多阳少阴，经小而络大，血在中而气外，实阴而虚阳，独写其络脉则强，气脱而疾，中气不足，病不起也。阴阳和平之人，其阴阳之气和，血脉调，谨诊其阴阳，视其邪正，安容仪，审有余不足，盛则泻之，虚则补之，不盛不虚，以经取之。此所以调阴阳，别五态之人也。

黄帝曰：夫五态之人者，相与毋故，卒然新会，未知其行也，何以别之？少师答曰：众人之属，不如五态之人者，故五五二十五人，而五态之人不与焉。五态之人尤不合于众者也。

黄帝曰：别五态之人奈何？少师曰：太阴之人，其状黮黮然黑色，念然下意，临临然长大，腘然未偻。此太阴之人也。少阴之人，其状清然窃然，固以阴贼，立而躁崄，行而似伏。此少阴之人也。太阳之人，其状轩轩储储，反身折腘。此太阳之人也。少阳之人，其状立则好仰，行则好摇，其两臂两肘则常出于背。此少阳之人也。阴阳和平之人，其状委委然，随随然，颙颙然，愉愉然暶暶然，豆豆然，众人皆曰君子。此阴阳和平之人也。

【解读】 黄帝问少师说：我曾听说人有属阳、属阳之分，那么，怎么叫阴人，又怎么叫阳人呢？少师说：天地之间，六合之内，一切均不离"五"。人与之相应，并不是只有相对的一阴一阳。只能简而言之，不可能全部说到啊。

黄帝说：希望简单地说给我听听。比如有贤人，圣人，他们的禀赋是否阴阳兼备而各异呢？少师说：一般地说，大约有太阴之人、少阴之人、太阳之人、少阳之人、阴阳平和之人。凡此五种人，形态不同，筋骨、气血，也各有差异。

黄帝说：他们的不同特点可说来听听吗？

少师说：太阴型的人，贪而不仁，表面谦和贪得而怕失，心地像是很柔和的样子，实则喜怒不形于色，从不趋时先动，惯于后发制人。

少阴型的人，贪小利而暗藏贼心，看到别人遭受损失，便像自己有所得一样的高兴，好搞破坏伤害人，见到别人有荣誉，便反感气愤，心怀嫉妒，无恩无义。

太阳型的人，到处忙乱，好说大话，无能力，喜空谈，雄心壮志发乎四野，举手顿足，不顾是非，常常意气用事，而且虽屡遭失败，也不知悔改。

少阳型的人，作事精细，很有自尊心，稍有地位就高傲自得，喜欢出头露面，而乏内在深沉。

阴阳和平的人，起居安闲，无所谓恐惧，也无所谓过分辛苦，遵循事物发展变化的规律，遇事不与人争，善于适应变化，有尊贵的地位时，往往更谦逊，靠说服而不是压制迫害，具有所谓的最高的治世之术。

古代善用针灸疗法的，根据人的五种形态而施治，盛的就用泻法，虚的就用补法。

黄帝说：对待五种形态的人，怎样分别治疗呢？

少师说：太阴型的人，体质多阴而无阳，他的阴血浓浊，卫气运行滞涩，阴阳不能调和，筋缓而皮厚，不用疾泻的针法，病情就不可能好转。少阴型的人，阴多而阳少，胃小而肠大，六腑的功能不能协调，足阳明胃经的脉气小，而手太阳小肠经的脉气大，必须仔细审察后再进行调治，否则，其血易于脱耗，真气易于衰败。

太阳型的人，阳太多而阴少，必须谨慎地调治，不能再泻其阴，只可单泻其阳，但如果阳气过度损伤，就容易导致阳气外脱而使人发狂；如果阴阳都过度脱耗，人会突然死亡或晕死不知人事。少阳型的人，阳多而阴少，经脉小而络脉大，由于血脉在中而气在外，治疗时当充实其阴经，而泻其阳络。但如果单独泻其阳络太过，以致气脱而形成中气不足，就很难治愈了。

阴阳平和的人，阴阳之气协调，血脉和顺，应谨慎地诊察其阴阳的变化，观察其邪正的盛衰，并端详其容貌和仪表，再研究他是在哪一方面有余或不足。凡邪气亢盛，就用泻法；正气不足，就用补法；若没有明显的盛虚，就从病症所在的本经进行治疗。以上就是调和阴阳，分别五种人而施治的原则与方法。

黄帝说：这五种形态的人，从来没有遇到过，卒然相遇，就不知道他们平日的情况，应怎样区别呢？少师说：在人群中，鲜知上述五种人，因人实有五五二十五种，都存在某一方面的表现不太突出的现象，而上面五种人，实与众不同，五种禀性特别突出。

黄帝说：这五种人的不同形态，怎样辨别呢？

少师说：太阴型的人，肤色深黑无光，外貌似很谦虚，身体本来高大，可是卑躬屈膝，故作姿态，并非真有佝偻病。

　　少阴型的人，外貌好像很清高，但有偷偷摸摸的作风，站立时躁动不安，行动时又好像俯伏着不能直立一样。

　　太阳型的人，其外貌扬扬自得，表现出骄傲自满的样子，挺胸凸肚，但又好像身躯向后反张和两臂曲折一样。

　　少阳型的人，站立时头喜欢向后仰，行走时身体摇摆不定，两臂两肘经常反挽在背后。

　　阴阳和平的人，外貌雍容稳重，从容不迫，态度温恭严正，待人和颜悦色，目光慈祥和善，言行举止条理分明而不紊乱，大家都称他们为君子。

·卷十二·

官能第七十三

【原文】　黄帝问于岐伯曰：余闻九针于夫子众多矣，不可胜数。余推而论之，以为一纪，余司诵之，子听其理，非则语余，请正其道，令可久传，后世无患，得其人乃传，非其人勿言。岐伯稽首再拜曰：请听圣王之道。

【解读】　黄帝说：我听你讲解九针的道理很多了，已不可用数字计算，我推究其中的道理，经过归纳整理，成为系统的理论，现在读出来给你听，如果理论上有错误的地方，就请告诉我加以修正，使它长久地流传，使后世得到正确理论而不蒙受灾患，当然要传教合适的人，那些不适合学习继承的人，不能对他们说。岐伯行礼再拜地答道：请让我恭敬地听这些神圣的道理吧。

【原文】　黄帝曰：用针之理，必知形气之所在，左右上下，阴阳表里，血气多少，行之逆顺，出入之合。谋伐有过。

【解读】　黄帝说：有针的道理，必须知道脏腑形气所在的上下左右的部位，分别阴阳表里的病机，以及十二经脉气血的多少，经气运行的逆顺情况，血气出入交会有腧穴，这样才可以作出准确治疗，防止诛伐无过。

【原文】　知解结，知补虚泻实，上下气门，明通于四海，审其所在，寒热淋露荥输异处，审于调气，明于经隧，左右支络，尽知其会。

【解读】　要知道解结的道理，了解补虚泻实的原则，各经经气上下交通的门户，明确经脉与四海连通的路线，观察疾病的所在，以及病发寒热、羸弱疲困等的虚实证状，治疗时要依据各经荥俞的不同部位以选取相应的穴位，并且精审地调理气机，同时还要明确经络与左右支络相交会的地方。

【原文】　寒与热争，能合而调之；虚与实邻，知决而通之；左右不调，把而行之；明于逆顺，乃知可治。阴阳不奇，故知起时，审于本末，察其寒热，得邪所在，万刺不殆。知官九针，刺道毕矣。

【解读】　寒热交争的病，阴阳不调的要调和它；虚实疑似的病，要辨别清楚而通调平定，左右不协调的病，应左病刺右，右病刺左，用缪刺法治疗；还要明确经脉循行的顺逆。一般说来，顺的易治，逆的难治。脏腑阴阳调和，就可知病愈之时，审查清楚疾病的标本、阴阳，确定邪气所在部位，针刺治疗就不会错误，再掌握了九针的不同性能，针刺治法就全面了。

【原文】　明于五腧，徐疾所在，屈伸出入，皆有条理。言阴与阳，合于五行，五脏六腑，亦有所藏，四时八风，尽有阴阳，各得其位，合于明堂，各处色部，五脏六腑，察其所痛，左右上下，知其寒温，何经所在。

【解读】　要明确手足十二经的井、荥、腧、经、合都有一定主治范围，徐疾补泻的手法的施用，及行针时体位的屈伸和针的出入也都有一定的规律可循。五脏六腑合于天地阴阳五行，五脏贮藏精气，六腑传化水谷。四时八节的风，都有阴阳之分，侵犯人体那一个部位和脏腑就集中地在明堂部位表现出相应的颜色，同时五脏六腑的病变，也分别在各自相应的颜色部分表现出病色，根据这些就可以知道病痛是寒是热，病在哪一经了。

【原文】　审皮肤之寒温滑涩，知其所苦，膈有上下，知其气所在，先得其道，稀而疏之，稍深以留，故能徐入之。大热在上，推而下之；从下上者，引而去之；视前痛者，常先取之。大寒在外，留而补之；入于中者，从合泻之。针所不为，灸之所宜。

【解读】　审察皮肤的寒温滑涩，就可知病的阴阳虚实；膈上为心肺所居，膈下为肝脾肾所居，审察膈的上下，可知病气所在部位。先掌握经脉循行的道理，然后可以用针，要根据病情，正确选取穴位，若正气不足的，用针宜少而进针要慢，进到一定深度后，久留其针。热病在上半身的，用高者抑之的治法，推热下行，使下和于阴；热由下而上的，也应当导引其上逆的邪气逐渐散去。病分先后，一般说，先病的当先治。大寒在表的，当留针以补阳，助阳以胜寒；如寒邪入于里的，宜取合穴使寒邪从肠中泻出。寒病而用针不适宜的，可以改用艾灸法。

【原文】　上气不足，推而扬之，下气不足，积而从之，阴阳皆虚，火自当之。厥而寒甚，骨廉陷下，寒过于膝，下陵三里。

【解读】　上气不足的，可以用引导推补的方法使其气充盛；下气不足的，可以用留针随气的方法以补肾气，阴阳两虚的病，不能用针刺治疗，可以用艾灸治。寒气厥逆，寒过于膝部的，或骨边的肌肉下陷的，要灸足三里穴。

【原文】　阴络所过，得之留止。寒入于中，推而行之，经陷下者，火则当之。结络坚紧，火之所治。不知所苦，两跷之下，男阳女阴，良工所禁，针论毕矣。

【解读】　寒邪从阴络经过，得之而停留不去，如寒入于经中，当用针行散，如寒邪凝结，经气陷下的，当用火灸治，以散寒邪，若络脉结而坚紧的，也用灸法治疗，有不知确切部位的疼痛，当灸阳跷所通的申脉穴和阴跷所通的照海穴，男子取阳跷，女子取阴跷，若男取阴跷而女取阳跷，就犯了治疗上的错误，能掌握和通晓这些道理，用针的理法就完备了。

【原文】　用针之服，必有法则，上视天光，下司八正，以辟奇邪，

黄帝内经

而观百姓，审于虚实，无犯其邪，是得天之露，遇岁之虚，救而不胜，反受其殃。故曰：必知天忌，乃言针意。法于往古，验于来今，观于窈冥，通于无穷，粗之所不见，良工之所贵，莫知其形。若神髣髴。

【解读】 用针治病的事情，必须有一定的法则，还要看天气阴晴变化，以及四时八节气候的不同，避免奇邪的侵袭，并且要告诉人们，注意虚邪与实邪的侵害，随时防御，以免受邪发病，假如受到与时令不符的风雨邪气的侵袭，或者为不正之邪所伤，若医生不了解自然变化，不能及时救治，病势就会加重。所以必须知道天时的顺逆宜忌，才可以谈针治的意义。要取法古代的经验，验之于临床实践，还要吸取现代治疗经验，只有仔细观察那些微渺少见的形迹，才可以通达变化无穷的疾病，粗工注意不到这些方面，良工却十分珍视它，如果诊察不到微小的形迹变化，那么疾病就显得神秘莫测，难以把握了。

【原文】 邪气之中人也，洒淅动形，正邪之中人也，微先见于色，不知于其身，若有若无，若亡若存，有形无形，莫知其情。

【解读】 虚邪伤害人体，发病时恶寒战栗，形体振动；正邪伤害人体，发病时面色微有改变，身上没什么感觉，邪气似有似无，若亡若存，证状也不明显，很难认识清楚，因而不能知道确实的病情。

【原文】 是故上工之取气，乃救其萌芽，下工守其已成，因败其形。

【解读】 所以上工治病是根据脉气的微小变化，在疾病初始时就进行治疗；下工不掌握这个方法，到病已形成之后，才按常规治疗，这样就会使病人的形体受到伤害。

【原文】 是故工之用针也，知气之所在，而守其门户，明于调气，补泻所在，徐疾之意，所取之处。

【解读】 所以医生用针之先，应该知道脉气运行的所在，而守候其出入的门户，明白调理气机的方法，宜补还是宜泻，进针时应快还是应慢，以及应取的穴位等。

【原文】 泻必用员，切而转之，其气乃行，疾而徐出，邪气乃出，伸而迎之，摇大其穴，气出乃疾。

【解读】 如用泻法，必须圆活流利，逼近病所而捻转针头，这样，经气就能通畅，快进针，慢出针，以引邪气外出，进针时，针尖的方向迎着经气的运行方向，出针时摇大针孔，邪气就会随针很快地外散。

【原文】 补必用方，外引其皮，令当其门，左引其枢，右推其肤，微旋而徐推之，必端以正，安以静，坚心无解，欲微以留，气下而疾出之，推其皮，盖其外门，真气乃存，用针之要，无忘其神。

【解读】 运用补法时，手法必须端静从容而和缓，先按抚皮肤，令其舒缓，看准穴位，用左手按引，使周围平展，右手推循着皮肤，轻轻地

247

捻转，徐徐将针刺入。必须使针身端正，同时术者要静心安神，坚持不懈以候气至，气至后少作留针，待经气流通就快出针，揉按皮肤，掩闭针孔，使真气留存于内而不外泄。用针的要妙，在于调养神气，推动生机以扶正祛邪，千万不要忽略。

【原文】 雷公问于黄帝曰：《针论》曰：得其人乃传，非其人勿言。何以知其可传？黄帝曰：各得其人，任之其能，故能明其事。

【解读】 雷公问黄帝道：《针论》上说：遇上合适的人才可传授，不合适的不能传与他。怎样知道谁是可以传授的合适人选呢？黄帝说：根据各人的特点，在实际工作中观察他的德能，就可以了解是否能够传授给他了。

【原文】 雷公曰：愿闻官能奈何？黄帝曰：明目者，可使视色；聪耳者，可使听音；捷疾辞语者，可使传论；语徐而安静，手巧而心审谛者，可使行针艾，理血气而调诸逆顺，察阴阳而兼诸方；缓节柔筋而心和调者，可使导引行气；疾毒言语轻人者，可使唾痈咒病；爪苦手毒，为事善伤者，可使按积抑痹。各得其能，方乃可行，其名乃彰。不得其人，其功不成，其师无名。故曰：得其人乃言，非其人勿传，此之谓也。手毒者，可使试按龟，置龟于器下，而按其上，五十日而死矣。手甘者，复生如故也。

【解读】 雷公说：怎样根据每个人的才能而分别使用呢？黄帝说：眼睛明亮视力好的人，可以叫他辨别五色；听觉灵敏的人，可以叫他辨别声音；说话流利思维敏捷的人，可以让他传讲理论；言语缓慢，行动安静，手巧心细的人，可以叫他搞针灸，来调理气血的顺逆，观察阴阳盛衰，而兼做处方配药等医疗工作；肢节缓和，筋骨柔顺，心平气和的人，可以叫他担任按摩导引，用运行气血的方法来治疗；嫉妒成性，口舌恶毒，言语轻薄的人，可以叫他唾痈肿，咒邪病；爪苦手毒，做事经常伤坏器具的人，可用他按摩积聚，抑制痹痛。按照各人的才能，发挥他的特长，各种治疗方法就能推行，他的工作做得好，名声就会流传开来。如果使用不当，就不能成功，他的老师也会声名埋没。所以说，遇到合适的人才能教他，不是合适的人选就不能教，就是这个道理。关于手毒的人，可以用按龟作试验，把龟放在一种器具下面，人的手按在器具上，手毒的人按五十天龟就死了，手不毒而柔顺的人，即使按五十天，龟还活着。

论疾诊尺第七十四

【原文】 黄帝问于岐伯曰：余欲无视色持脉，独调其尺以言其病，从外知内，为之奈何？岐伯曰：审其尺之缓急、小大、滑涩，肉之坚脆，而病形定矣。

视人之目窠上微痈，如新卧起状，其颈脉动，时咳，按其手足上，窅而不起者，风水肤胀也。尺肤滑，其淖泽者，风也；尺肉弱者，解㑊，安卧脱肉者，寒热不治；尺肤滑而泽脂者，风也；尺肤涩者，风痹也；尺肤粗如枯鱼之鳞者，水泆饮也；尺肤热盛，脉盛躁者，病温也，其脉盛而滑者，病且出也；尺肤寒，其脉小者，泄、少气；尺肤炬然先热后寒者，寒热也；尺肤先寒，久持之而热者，亦寒热也。

肘所独热者，腰以上热；手所独热者，腰以下热；肘前独热者，膺前热；肘后独热者，肩背热；臂中独热者，腰腹热；肘后粗以下三四寸热者，肠中有虫；掌中热者，腹中热；掌中寒者，腹中寒；鱼上白肉有青血脉者，胃中有寒，尺炬然热，人迎大者，当夺血；尺坚大，脉小甚，少气，悗有加，立死。

目赤色者病在心，白在肺，青在肝，黄在脾，黑在肾。黄色不可名者，病在胸中。

诊目病，赤脉从上下者，太阳病；从下上者，阳明病；从外走内者，少阳病。

诊寒热，赤脉上下至瞳子，见一脉一岁死；见一脉半，一岁半死；见二脉，二岁死；见二脉半，二岁半死；见三脉，三岁死。

诊龋齿痛，按其阳之来，有过者独热，在左左热，在右右热，在下下热。

诊血脉者，多赤多热，多青多痛，多黑为久痹，多赤、多黑、多青皆见者，寒热身痛。面色微黄，齿垢黄，爪甲上黄，黄疸也。安卧，小便黄赤，脉小而涩者，不嗜食。

人病，其寸口之脉与人迎之脉小大等，及其浮沉等者，病难已也。女子手少阴脉动甚者，妊子。婴儿病，其头毛皆逆上者，必死。耳间青脉起者，掣痛。大便赤瓣，飧泄，脉小者，手足寒，难已；飧泄，脉小，手足温，泄易已。

四时之变，寒暑之胜，重阴必阳，重阳必阴。故阴主寒，阳主热。故寒甚则热，热甚则寒。故曰寒生热，热生寒。此阴阳之变也。故曰：冬伤于寒，春生瘅热；春伤于风，夏生后泄肠澼；夏伤于暑，秋生疟疟；秋伤于湿，冬生咳嗽。是谓四时之序也。

【解读】 黄帝问岐伯说：我想不用望色、切脉的方法，而单独采用诊察尺肤的方法，来诊断疾病，从外部的表现测知体内的病变，应该怎样进行呢？岐伯说：诊察尺肤的弛缓或紧急、瘦削或高起、滑润或涩滞，以及肌肉的坚实或脆弱，就可以诊断是什么疾病了。

观察到病人眼睑有轻微浮肿，好像刚刚睡醒的样子，颈部人迎脉的搏动较明显，时时咳嗽，用手按压患者手足，被按处凹陷不起的，这属于风水肤胀的证候；尺部皮肤光滑润泽的，是风病；尺部肌肉消瘦、脆弱的，是身体困倦，四肢懈怠的"懈㑊"病，如果嗜睡，肌肉脱失，时发寒热的，不易治疗；尺肤滑润如膏脂的，是风病；尺肤涩滞不滑的，为风痹病；尺肤粗糙如同干枯鱼鳞的，是水饮不化的"泆饮病"；尺肤灼热，脉盛大而躁动的，是温病；若脉显盛大而滑利的，是病邪将随汗而出之象；尺肤寒冷而脉小的，是泄泻与气虚的表现；尺肤热而灼手，先发热后恶寒的，属寒热病；尺肤先觉寒冷，久按之后感觉发热的，也是寒热病。

肘部皮肤单独发热，主腰以上有热；手腕部皮肤单独发热，主腰以下有热；肘前部单独发热的，主胸膺部有热；肘后部单独发热，丰肩背部有热；臂之中部单独发热的，主腰腹部有热；肘后廉以下三四寸的部位发热的，主肠中有虫；手掌发热的，主腹中有热；手掌发凉的，主腹中有寒；手鱼际白肉血脉发青的，主胃中有寒；尺肤热而灼手，人迎脉大的，主热盛失血；尺肤坚实而脉象反而细小的，属形有余而正气衰少，若加有烦闷症状，会立即死亡。

双目呈现赤色的，为病在心，白色为病在肺，青色为病在肝，黄色为病在脾，黑色为病在肾。呈现黄色而兼夹其它颜色而难以辨认的，为病在胸中。

诊察目睛疼痛的病人，如见目有赤色的络脉从上向下行的，属于太阳经的病；从下向上行的，属于阳明经的病；从目外皆向内行走的，属于少阳经的病。

诊察寒热病时，如果发现目睛有赤色络脉从上向下延伸到瞳子，见一条赤脉的，病一年即死；见一条半赤脉的，病一年半死；见两条赤脉的病两年死；见两条半赤脉的，病两年半死；见三条赤脉的，病三年死。

诊察龋齿疼痛时，应根据阳明经的循行部位来分析，疼痛的部位与该处的阳明经单独有热相关，左侧牙痛，是左侧阳明经单独有热；右侧牙痛，为右侧阳明经有热；上边牙痛，是足阳明经有热，下边牙痛，为手阳经有热。

诊察病人血脉时，若皮肤有较多赤色脉络的大多属热证，多青色的大多属痛证，多黑色的大多属久痹，若赤、黑、青色兼见而多的，为寒热相兼，身体疼痛的病证。面色微黄，齿垢色黄，爪甲均呈黄色的，属于黄疸病，病人倦怠嗜卧，小便黄赤，脉象小而兼涩，不欲饮食。

患病时寸口脉与人迎脉大小相等，浮沉也一致的，该病难以治愈。女子手少阴心脉搏动明显而滑利的，主妊娠。婴儿生病后，头发向上竖起蓬乱不顺的，必定死亡。若耳部络脉色青而隆起的，主筋脉抽掣作痛。大便青绿色有乳瓣，泄下完谷不化，脉象细小，手足寒冷的，难以治愈；若泄泻完谷不化，脉象细小而手足温暖，则容易治愈。

四时气候的变化，寒暑往来的更胜变换，其规律是阴盛到极点则转变为阳，阳盛到极点则转变为阴。阴性主寒，阳性主热，所以寒到极点就会变热，热到极点就会变寒。因此说，寒能生热，热能生寒，这是阴阳的消长变化所造成的，所以，冬季被寒邪所伤，到春天就容易得温热病；春天被风邪所伤，到夏天就会发生泄泻、痢疾；夏天被暑邪所伤，到秋天就容易发生疟疾；秋天被湿邪所伤，到冬天就会发生咳嗽病。这就是按四时顺序而发生的各种疾病。

刺节真邪第七十五

　　【原文】　黄帝问于岐伯曰：余闻刺有五节，奈何？岐伯曰：固有五节：一曰振埃，二曰发蒙，三曰去爪，四曰彻衣，五曰解惑。黄帝曰：夫子言五节，余未知其意。岐伯曰：振埃者，刺外经，去阳病也；发蒙者，刺腑输，去腑病也；去爪者，刺关节之支络也；彻衣者，尽刺诸阳之奇输也；解惑者，尽知调阴阳，补泻有余不足，相倾移也。

　　【解读】　黄帝向岐伯问道：我听说刺法有五节的名称，具体内容是怎样的呢？岐伯说：刺法的确有五节，一叫振埃，二叫发蒙，三叫去爪，四叫彻衣，五叫解惑。黄帝说：先生说到的五节针法，我还不知道它的意义是什么。岐伯说：振埃的针法是刺外经，治疗阳病。发蒙的针法，是针六腑的俞穴，治疗腑病。去爪的针法，是刺关节支络。彻衣的针法，是遍刺六腑之别络。解惑的针法是知道阴阳的变化，据之以补不足，泻有余，使其相互发生变化，以平为期，达到愈病的目的。

　　【原文】　黄帝曰：刺节言振埃，夫子乃言刺外经，去阳病，余不知其所谓也。愿卒闻之。岐伯曰：振埃者，阳气大逆，上满于胸中，愤瞋肩息，大气逆上，喘喝坐伏，病恶埃烟，饲不得息，请言振埃，尚疾于振埃。黄帝曰：善。取之何如？岐伯曰：取之天容。黄帝曰：其咳上气，穷诎胸痛者，取之奈何？岐伯曰：取之廉泉。黄帝曰：取之有数乎？岐伯曰：取天容者，无过一里，取廉泉者，血变而止。帝曰：善哉。

　　【解读】　黄帝说：刺节中的振埃，先生说的是刺外经治阳病，我仍不明白其中的道理是什么，请详尽地告诉我。岐伯说振埃的针法，对于阳气逆上，充满于胸中，胸部胀满，呼吸摇肩，或胸中大气上逆而致气喘呵呵出声，或坐或伏不能平卧，害怕尘埃和烟薰，咽部噎塞，呼吸不畅，治疗这一类的病，疗效很快，比刚才讲的振落尘埃还要快得多。黄帝说：你讲的很好。取什么穴呢？岐伯说：取天容穴。黄帝说：若其人咳嗽气逆，气机不申，语言难出而胸痛的，取什么穴呢？岐伯说：取廉泉穴。黄帝说：

取穴时针刺深浅有一定的度数吗？岐伯说：取天容穴时，针刺不要超过一寸，取廉泉穴时，血络疏通了就止针。黄帝说：讲得好。

【原文】 黄帝曰：刺节言发蒙，余不得其意。夫发蒙者，耳无所闻，目无所见，夫子乃言刺府输，去府病，何输使然，愿闻其故。岐伯曰：妙乎哉问也。此刺之大约，针之极也，神明之类也，口说书卷，犹不能及也，请言发蒙耳，尚疾于发蒙也。黄帝曰：善。愿卒闻之。岐伯曰：刺此者，必于日中，刺其听宫，中其眸子，声闻于耳，此其输也。黄帝曰：善。何谓声闻于耳？岐伯曰：刺邪以手坚按其两鼻窍而疾偃，其声必应于针也。黄帝说：善。此所谓弗见为之，而无目视，见而取之，神明相得者也。

【解读】 黄帝说：刺节中所讲的发蒙针法，我还没弄懂其意义是什么。本来发蒙的针法，是治疗耳朵听不见、眼睛看不见的病变的，先生却说针刺府腧，去府病，那个腧穴能治好这耳目病呢，我愿听你讲一讲其中的道理。岐伯说：你问的太好了。这是针刺中最妙的地方，也是针法中登峰造极的技术，必须心领神会，口里说的和书本上记载的，还不能把它形容出来。我所说的发蒙，是奏效的迅捷，要比开发蒙聩还快得多。黄帝说：好。希望你把这方面的内容全部都告诉给我。岐伯说：针刺这种病，必须在中午的时候，刺听宫穴，使针刺感应达到瞳子，并使其针气的声响传到耳中，这就是府输的作用，也就是刺其输的意思。黄帝说：好。什么叫声闻于耳呢？岐伯说：就是在针刺听宫时，用手紧捏住两鼻孔，然后闭住口，怒腹鼓气，使气上走于耳目，耳内就会在针刺的同时相应地出现声响。黄帝说：好。这真是在无形之中，使针刺感应加以传导，不必用眼睛看，就能收到明显效果，实在是得心应手、出神入化了。

【原文】 黄帝曰：刺节言去爪，夫子乃言刺关节支络，愿卒闻之。岐伯曰：腰脊者，身之大关节也；肢胫者，人之管以趋翔也，茎垂者，身中之机，阴精之候，津液之道也。故饮食不节，喜怒不时，津液内溢，乃不留于睾，水道不通，日大不休，俯仰不便，趋翔不能。此病荥然有水，不上不下，铍石所取，形不可匿，常不得蔽，故命曰去爪，帝曰：善。

【解读】 黄帝说：刺节所说的去爪的针法，先生说是刺关节支络，我愿意听你详尽地说明其道理。岐伯说：腰脊是人体内最大的关节，肢和胫是人体活动、行走的枢要所在。茎垂是宗筋所聚，为身中之枢机，精由此泄，溺由此出，故为阴精、津液的通道。若饮食不知节慎，喜怒七情过度，影响津液不能正常运行而内溢，聚于睾丸，水道不通，阴囊日渐张大，会使人体俯仰、行动都受到限制。这种病是由于有水蓄积在内，使上下水道不能通调。应取用铍针放去其水，以治疗这种外形显露、裙裳也不能遮蔽的阴囊水肿病，就等于是修剪掉多余的指甲一样，所以叫去爪。黄帝说：你讲得很好。

【原文】 黄帝曰：刺节言彻衣，夫子乃言尽刺诸阳之奇输，未有常处也。愿卒闻之。岐伯曰：是阳气有余，而阴气不足。阴气不足则内热，阳气有余则外热，两热相抟，热于怀炭，外畏绵帛近，不可近身，又不可近席。腠理闭塞，则汗不出，舌焦唇槁腊干嗌燥。饮食不让美恶。黄帝曰：善。取之奈何？岐伯曰：取之于其天府、大杼三痏，又刺中膂，以去其热，补足手太阴，以去其汗，热去汗稀，疾于彻衣。黄帝曰：善。

【解读】 黄帝说：刺节中所说的彻衣的针法，先生说遍刺诸阳经之奇穴，没有固定的部位，请你详尽地讲给我听。岐伯说：这种刺法是用于阳气有余，而阴气不足的病。阴气不足会产生内热，阳气有余会发生外热，两热相抟结，则热甚有如怀抱炭火一样，由于热势炽盛，连衣被等绵帛之物都怕接触，更不敢叫人靠近其身体，甚至连座席也因怕热而不敢挨近。由于腠理闭塞，不得出汗，热邪不能外散，以至舌焦，唇槁腊，咽干燥，急欲饮水，并不计较饮食的好坏。黄帝说：好。怎样治疗呢？岐伯说：针天府穴、大杼穴各三次，再刺中膂俞用以泻热，然后补手、足太阴经，使其出汗，待热退汗液减少时，病就全愈了。其奏效之捷，比彻掉衣服都快。黄帝说：讲得好。

【原文】 黄帝曰：刺节言解惑，夫子乃言尽知调阴阳，补泻有余不足，相倾移也，惑何以解之？岐伯曰：大风在身，血脉偏虚，虚者不足，实者有余，轻重不得，倾侧宛伏，不知东西，不知南北，乍上乍下，乍反乍复，颠倒无常，甚于迷惑。黄帝曰：善。取之奈何？岐伯曰：泻其有余，补其不足，阴阳平复。用针若此，疾于解惑。黄帝曰：善。请藏之灵兰之室，不敢妄出也。

【解读】 黄帝说：刺节中所说的解惑的针法，先生说要全部知道调整阴阳和运用补泻的道理，使之虚实相互移易变化，怎样才能做到解除其迷惑呢？岐伯说：人得了中风偏枯一类的病后，血气必有偏虚之处，虚者是指正气不足，实者是指邪气有余，这样身体就感到左右轻重不相称，身体不能倾斜反侧，也不能宛转俯伏，甚者可致神志昏乱，意识模糊，不能辨别东西南北，症状的出现忽上忽下反复多变，颠倒无常，比一般神志迷惑的病还要严重。黄帝说：好。怎样治疗呢？岐伯说：泻其邪气的有余，补其正气的不足，使之达到阴阳平衡。这样用针，其奏效的迅速，就像突然解除迷惑一样的快捷。黄帝说：讲得好。我一定把这些理论知识著之于书，藏在灵兰之室，很好地保存起来，不敢轻易泄露出去。

【原文】 黄帝曰：余闻刺有五邪，何谓五邪？岐伯曰：病有持痈者，有容大者，有狭小者，有热者，有寒者，是谓五邪。黄帝曰：刺五邪奈何？岐伯曰：凡刺五邪之方，不过五章，痈热消灭，肿聚散亡，寒痹益温，小者益阳，大者必去，请道其方。

【解读】　黄帝说：我听说有刺五邪的方法，什么叫五邪呢？岐伯说：有痈邪，有盛大的邪气，有微弱的邪气，有热邪，有寒邪，合称五邪。黄帝说：五邪致病怎样刺治呢？岐伯说：一般刺治五邪的方法，不过五条，对痈热的病应消灭其痈热，肿聚不散的应当使其消散，寒痹病应助阳热以温血气，体虚邪微者，补益而使其强壮，邪盛有余的必须驱除其邪气。请允许我再将具体的针刺方法告诉你。

【原文】　凡刺痈邪，无迎陇，易俗移性，不得脓，诡道更行，去其乡，不安处所乃散亡，诸阴阳过痈所者，取之其输泻之。

【解读】　一般刺痈邪的方法，不可迎着痈邪的锐势于痈处妄行针刺或排脓，应耐心地进行调治，这样就会不待其化脓而治愈。若已化脓就需采用不同的方法进行治疗，根据脓之所在，刺除其脓，使其不能留聚，脓液排出，邪毒就自行消亡了。所以不论是阳经或阴经通过生痈处所的，都要取其本经之腧穴以泻之。

【原文】　凡刺大邪，日以小，泄夺其有余，乃益虚。剽其通，针其邪，肌肉亲，视之毋有，反其真，刺诸阳分肉间。

【解读】　一般刺大邪，应用泄法，逐渐地泄去其有余之邪气，则邪气日趋虚衰。用砭刺使正气运行的道路开通，通过针刺祛除其邪气，因无邪气干扰，自然肌肉亲附致密，邪气泄去，真气就相应恢复了功能，盛大的实邪，多在三阳，故宜针刺诸阳经分肉间的穴位。

【原文】　凡刺小邪曰以大，补其不足，乃无害。视其所在迎之界，远近尽至，其不得外，侵而行之，乃自费，刺分肉间。

【解读】　一般刺小邪致病的方法，必须使真气逐渐盛大，应用补法，补其正气的不足，邪气就不致为害了。同时审查邪气所在，当其尚水深入的时候，迎而夺之。这样远近的真气尽至，真气充足，外邪则难以内侵。但也不能补益太过，太过也会损伤正气。刺小邪之法，当取其有邪的分肉间的穴位。

【原文】　凡刺热邪，越而沧，出游不归，乃无病，为开通，辟门户，使邪得出，病乃已。凡刺寒邪曰以温，徐往疾出，致其神，门户已闭，气不分，虚实得调，其气存也。黄帝曰：官针奈何？岐伯曰：刺痈者用铍针；刺大者用锋针；刺小者用员利针；刺热者用镵针；刺寒者用毫针也。

【解读】　凡刺热邪，应把邪气发越于外，使其散出不再回返，身体不发热，即属无病了。所以在针刺时应当为邪气疏通道路，开辟门户，使邪热有外泄的出路，这样，病就可以痊愈。凡刺寒邪，应注意温养正气，用徐进疾出的补法，导致神气恢复正常，渐渐旺盛，从而达到行血散寒的目的，所以在出针后，要揉按针孔，使其闭合，正气才不致分散，虚实能得以调和，真气就密固内存了。黄帝说：刺五邪，应当用什么针比较合适呢？岐伯说：刺痈疡当用铍针；刺大邪当用锋针；刺小邪当用员利针；刺热邪当用镵针；刺寒邪当用毫针。

【原文】 请言解论，与天地相应，与四时相副，人参天地，故可为解。下有渐洳，上生苇蒲，此所以知形气之多少也。阴阳者，寒暑也，热则滋雨而在上，根荄少汁。人气在外，皮肤缓，腠理开，血气减，汗大泄，肉淖泽。寒则地冻水冰，人气在中，皮肤致，腠理闭，汗不出，血气强，肉坚涩。当是之时，善行水者，不能往冰；善穿地者，不能凿冻。善用针者，亦不能取四厥。血脉凝结，坚搏不往来者，亦未可即柔。故行水者，必待天温冰释，冻解，而后水可行，地可穿也。人脉犹是也，治厥者，必先熨调和其经，掌与腋、肘与脚、项与脊以调之，火气已通，血脉乃行，然后视其病，脉淖泽者，刺而平之，坚紧者，破而散之，气下乃止，此所谓以解结者也。

【解读】 让我谈谈解结的理论。人与自然界相适应，与四季的变化相符合，依据人与天地相参的道理，才可以谈到解结。比如下面有水湿的地方，上面才能生长蒲苇，根据这个道理，从人体外形的强弱，就可以测知气血的多少了。阴阳的变化，可以用寒暑的变化来说明，在炎热的时候，地面的水分被蒸腾而成云雨，草木根茎的水分就减少了。人体受了热气的熏蒸，阳气也浮而在外，所以皮肤弛缓、腠理开放，血气衰减，汗液大泄，肌肉滑利。在寒冷的时候，土地封冻，水寒结冰，人的阳气也收藏在内，所以皮肤致密，腠理闭合，汗不出，血气强，肌肉坚而涩滞。严寒之下，善于行舟的人不能在冰中往来；善于穿地的人，也凿不开冻土。善于用针的人，同样不能治疗四肢厥逆的病证。若血脉因寒而凝结，坚聚如冰冻，往来不流畅，也不能立即使它柔软。所以行水的人，必须等待气候转暖，冰冻开化才能在水上行舟；穿地的人，也必须等待大地解冻才能穿地。人体的血脉，必待阳气运行才可以用针，所以治疗厥逆病，必先用温熨的方法，以调和其经脉，在两掌、两腋、两肘、两脚以及项、脊等关节交会之处，施以熨灸，待温热之气通达各处，血脉也就恢复正常的运行。然后再观察病情，如脉气滑润流畅的，是卫气浮于体表，可采用针刺的方法使其平复；如脉象坚紧的，是邪气盛实之象，可用破坚、散结的针法，待厥逆之气下行就止针。像这样根据邪之所聚而将其刺去的治疗原则，就是所谓解结。

【原文】 用针之类，在于调气，气积于胃，以通营卫，各行其道。宗气留于海，其下者注于气街，其上者走于息道。故厥在于足，宗气不下，脉中之血，凝而留止，弗之火调，弗能取之。用针者，必先察其经络之实虚，切而循之，按而弹之，视其应动者，乃后取之而下之。六经调者，谓之不病，虽病，谓之自已也。一经上实下虚而不通者，此必有横络盛加于

255

大经，令之不通，视而泻之，此所谓解结也。

【解读】 凡用针刺治病，主要在于调气。人受气于谷，谷气先积于胃中，化生的营气和卫气，各走自己循行的道路。宗气留积于胸中而为气之海，其下行的灌注于气街穴处；其上行的走向呼吸之道。所以，当足部发生厥逆时，宗气就不能自气街循足阳明经脉下行，脉中之血也随着凝滞而留止，所以，若不先用火灸温熨的方法通调气血，也就不适宜取穴进行针刺。用针治病，必须首先察看经络的虚实，用手循经切按，弹动经脉，看到应指而动的部位，然后取针刺入穴内。若手足六经经脉调和的，是无病的征象，就是有些轻微小病，也可以自愈。若任何一经出现上实下虚而不通的，这必定是横络的壅盛之气加之于正经所致。治疗时找出疾病所在而施行泻法，这也是所说的解结的方法。

【原文】 上寒下热，先刺其项太阳，久留之，已刺则熨项与肩胛，令热下合乃止，此所谓推而上之者也。上热下寒，视其虚脉而陷之于经络者取之，气下乃止，此所谓引而下之者也。

【解读】 腰以上感觉寒冷，腰以下发热的，当先刺项间足太阳经的穴位，并作较长时间的留针。针刺以后，还要温熨项部及肩胛部，使热气上下相合，才可止针，这就是所谓推而上之的方法。若腰以上发热、腰以下发冷，并察看到在下部经络上陷下的虚脉，当用针刺，施以补法治疗，使其阳气下行后止针，这就是所谓引而下之的方法。

【原文】 大热遍身，狂而妄见、妄闻、妄言，视足阳明及大络取之，虚者补之，血而实者泻之，因其偃卧，居其头前，以两手四指挟按颈动脉，久持之，卷而切推，下至缺盆中，而复止如前，热去乃止，此所谓推而散之者也。

【解读】 遍身高热，热极发狂且有妄见、妄闻、妄言等表现的，当察看足阳明经的正经、络脉属虚属实，而后取刺，虚的用补法，有血郁而属实的就用泻法，同时在病人仰卧时，医者在病人的头前，用两手的拇指、食指，挟按患者颈部的动脉，挟持的时间要长一些，并用卷而按切的手法，向下推按至缺盆，再重复上述动作连续进行，等待身热退去方可休止，这就是所谓推而散之的方法。

【原文】 黄帝曰：有一脉生数十病者，或痛、或痈、或热、或寒、或痒、或痹、或不仁，变化无穷，其故何也？岐伯曰：此皆邪气之所生也。黄帝曰：余闻气者，有真气，有正气，有邪气，何谓真气？岐伯曰：真气者，所受于天，与谷气并而充身者也。正气者，正风也，从一方来，非虚风也。邪气者，虚风也，虚风之贼伤人也，其中人也深，不能自去。正风者，其中人也浅，合而自去，其气来柔弱，不能胜真气，故自去。

【解读】 黄帝说：有一脉受邪而发生几十种病症的，或疼痛，或成痛，或发热，或恶寒，或作痒，或为痹，或麻木不仁，变化无穷，这是什么原因呢？岐伯说："这都是由不同邪气的伤害而发生的。黄帝说：我听说有真气，有正气，有邪气等不同的名称。什么叫真气呢？岐伯说：所谓真气，由先天的元气与后天的谷气合并而成，并充养全身，是人体生命活动的动力；所谓正气，又称正风，是指与季节相适应的正常气候，它是从符合季节时令的一方面而来，如春季的东风，夏季的南风，秋季的西风，冬季的北风，这些适时而至的风不是虚风。所谓邪气，就是带有戕贼性质而能够伤人的虚风，它一旦中伤人体，部位是比较深的，也不能自行消散；正风即使伤及人体也中于浅部，与体内真气相触后，真气能胜过它，它就自行散去，这是因为正风来势柔弱，不能战胜体内真气，所以不用治疗就自行离去了。

【原文】 　虚邪之中人也，洒淅动形，起毫毛而发腠理。其入深，内传于骨，则为骨痹。传于筋，则为筋挛。传于脉中，则为血闭不通，则为痈。传于肉，与卫气相抟，阳胜者则为热，阴胜者则为寒，寒则真气去，去则虚，虚则寒。传于皮肤之间，其气外发，腠理开，毫毛摇，气往来行，则为痒。留而不去，则痹。卫气不行，则为不仁。

【解读】 　虚邪贼风中伤人体，会出现寒慄怕冷、毫毛竖起、腠理开泄的现象。若邪气逐渐深入而抟聚于骨的，就成为骨痹；抟聚于筋的，就出现筋挛；抟聚于脉中的，出现血脉闭塞，而成为痈；抟聚于肌肉的，与体表的卫气相聚结，若阳邪偏胜的就出现热象，阴邪偏盛的就出现寒象，由于寒邪偏盛，会迫使真气离去，真气衰退则身体呈现虚寒。邪气抟聚于皮肤之间，会向外发泄，使腠理开疏，毫毛动摇脱落，致邪气在皮腠间往来流行，所以皮肤发痒。若邪气留而不去，就成为痹证。若卫气涩滞而不畅行，就成为麻木不仁。

【原文】 　虚邪偏客于身半，其入深，内居荣卫，荣卫稍衰，则真气去，邪气独留。发为偏枯。其邪气浅者，脉偏痛。

【解读】 　虚邪贼风侵犯半边身体的深部，在体内居留营卫之中，致营卫的功能减弱，所以真气离去，而邪气单独存留于内，就发生半身不遂的症状。若邪气留在表浅部位，也会因血脉不和而发生半身偏痛。

【原文】 　虚邪之入于身也深，寒与热相抟，久留而内著，寒胜其热，则骨疼肉枯，热胜其寒，则烂肉腐肌为脓，内伤骨，内伤骨为骨蚀。有所结，中于筋，筋屈不得伸，邪气居其间而不反，发为筋瘤。有所结，气归之，卫气留之，不得复反，津液久留，合而为肠瘤，久者数岁乃成，以手按之柔。有所结，气归之，津液留之，邪气中之，凝结日以易甚，连以聚居，为昔瘤，以手按之坚。有所结，深中骨，气因于骨，骨与气并，日以益大，则为骨瘤。有所结，中于肉，宗气归之，邪留而不去，有热则化而为脓，无热则为肉瘤。凡此数气者，其发无常处，而有常名也。

【解读】 虚邪侵入人体比较深的部位，寒与热相互抟聚，久留不去而停著于内，如果寒胜于热的，会引起骨节疼痛，肌肉枯萎；如果热胜于寒的，会发生肌肉腐烂而化为脓，如果向内进一步伤到骨，便成为骨蚀。邪气结聚于筋，使筋屈而不得伸，邪气久留其间而不退，能发为筋瘤。邪气结聚归于内，卫气积留而不能复出，以致津液不能向外输布，留在肠胃与邪气相合，成为肠瘤。还有一种是邪留日久发展较慢的，须数年才能形成，用手按摸是柔软的。邪气结聚而气归于内，津液停留不行，又中邪气，凝结不散而日益加重，接连积聚，便成为昔瘤，用手按摸是坚硬的。邪气结聚停留在深层的骨部，骨与邪气并合，其结聚的部位，日益扩大，则可发为骨瘤。邪气结聚在肌肉而气归于内，留著不去，如有内热可化而为脓；如无热可成为肉瘤。上述这几种邪气致病，变化无穷，其发作无一定的部位，但是都有一定的名称。

卫气行第七十六

【原文】 黄帝问于岐伯曰：愿闻卫气之行，出入之合，何如？岐伯曰：岁有十二月，日有十二辰，子午为经，卯酉为纬。天周二十八宿，而一面七星，四七二十八星。房昴为纬，虚张为经。是故房至毕为阳，昴至心为阴。阳主昼，阴主夜。故卫气之行，一日一夜五十周于身，昼日行于阳二十五周，夜行于阴二十五周，周于五藏。

是故平旦阴尽，阳气出于目，目张则气上行于头，循项下足太阳，循背下至小趾之端。其散者，别于目锐眦，下手太阳，下至手小指之间外侧。其散者，别于目锐眦，下足少阳，注小趾次趾之间。以上循手少阳之分侧，下至小指之间。别者以上至耳前，合于颔脉，注足阳明以下行，至跗上，入五趾之间。其散者，从耳下下手阳明，入大指之间，入掌中。其至于足也，入足心，出内踝，下行阴分，复合于目，故为一周。

是故日行一舍，人气行一周与十分身之八；日行二舍，人气行三周于身与十分身之六；日行三舍，人气行于身五周与十分身之四；日行四舍，人气行于身七周与十分身之二；日行五舍，人气行于身九周；日行六舍，人气行于身十周与十分身之八；日行七舍，人气行于身十二周在身与十分身之六；日行十四舍，人气二十五周于身有奇分与十分身之二，阳尽于阴，阴受气矣。其始入于阴，常从足少阴注于肾，肾注于心，心注于肺，肺注于肝，肝注于脾，脾复注于肾为周。是故夜行一舍，人气行于阴藏一周与十分藏之八，亦如阳行之二十五周，而复合于目。阴阳一日一夜，合有奇分十分身之四，与十分藏之二，是故人之所以卧起之时，有早晏者，奇分不尽故也。

黄帝曰：卫气之在于身也，上下往来不以期，候气而刺之，奈何？伯高曰：分有多少，日有长短，春秋冬夏，各有分理，然后常以平旦为纪，以夜尽为始。是故一日一夜，水下百刻，二十五刻者，半日之度也，常如是毋已，日入而止，随日之长短，各以为纪而刺之。谨候其时，病可与期，失时反候者，百病不治。故曰：刺实者，刺其来也，刺虚者，刺其去也。此言气存亡之时，以候虚实而刺之，是故谨候气之所在而刺之，是谓逢时。在于三阳，必候其气在于阳而刺之，病在于三阴，必候其气在阴分而刺之。

水下一刻，人气在太阳；水下二刻，人气在少阳；水下三刻，人气在阳明；水下四刻，人气在阴分。水下五刻，人气在太阳；水下六刻，人气在少阳；水下七刻，人气在阳明；水下八刻，人气在阴分。水下九刻，人气在太阳；水下十刻，人气在少阳；水下十一刻，人气在阳明；水下十二刻，人气在阴分。水下十三刻，人气在太阳；水下十四刻，人气在少阳；水下十五刻，人气在阳明；水下十六刻，人气在阴分。水下十七刻，人气在太阳；水下十八刻，人气在少阳；水下十九刻，人气在阳明；水下二十刻，人气在阴分。水下二十一刻，人气在太阳；水下二十二刻，人气在少阳；水下二十三刻，人气在阳明；水下二十四刻，人气在阴分。水下二十五刻，人气在太阳，此半日之度也。从房至毕一十四舍水下五十刻，日行半度，回行一舍，水下三刻与七分刻之四。大要曰：常以日之加于宿上也，人气在太阳，是故日行一舍，人气行三阳行与阴分，常如是无已，天与地同纪，纷纷纷纷，终而复始，一日一夜水下百刻而尽矣。

【解读】　黄帝问岐伯说：我想听你谈一谈卫气在人体是如何运行的，什么时候出于体表，什么时候进入体内，又是在什么地方会合的？岐伯说：一年有十二个月，一天有十二个时辰，子位居正北方，午位居正南方，连接南北的竖线为经，卯位居正东方，酉位居正西方，连接东西的横线为纬。天体的运行环周于星宿，分布在东西南北四方，每一方各有七个星宿，四方共计二十八星宿。东方的房宿与西方的昴宿为纬，北方的虚宿与南方的张宿为经。太阳从东方的房宿沿黄道经过南方到4达西方的毕宿，时间是卯、辰、巳、午、未、申六个时辰，这六个时辰是白天，属阳；太阳从西方的昴宿，沿黄道经过北方到达东方的心宿，时间是酉、戌、亥、子、丑、寅六个时辰，这六个时辰是夜晚，属阴。一昼夜中，卫气在体内运行五十个周次，白天行于阳分二十五个周次，夜间行于阴分二十五个周次，并周行于五脏之中。在早晨的时候，卫气在阴分的循行过程结束，卫气从目进入阳分，眼睛也就睁开了，然后，卫气从目内眦上行于头部，沿项后足太阳膀胱经的通路下行，再沿背部向下行，到足小趾外侧端（至阴穴）。其中散行的部分，从目外眦分出来，沿手太阳小肠经下行，至手小指外侧端（少泽穴）；另一条散行的部分，也从目外眦分出，沿足少阳胆经下行注入足小趾与第四趾之间（窍阴穴）。卫气又从上部循手少阳三焦经所过的部位向下行，到手小指与无名指之间（关冲穴）。从手少阳别行的部分，行至耳的前方，会合于颔部的经脉，注入足阳明胃经，向下行至足背，散入足五趾之间（厉兑穴）。还有另一条散行的分支，从耳部下方，沿手阳明大肠经下行，入于手大指和食指之间（商阳穴），再进入手掌中间。其中运行到足部的卫气，进入足心，出于内踝，再入足少阴肾经，由足少阴经行于阴分，沿着从足少阴经分出的阴脉向上行，又会合到目，交会于足太阳经的睛明穴。这就是卫气运行一周的顺序。因此，卫气依照天体昼夜间的运动时间而同步运行。太阳运行一星宿的时间称为一舍，卫气在人体循行一周又十分之八。日行二舍，卫气循行三周又十分之六。日行三舍，卫气循行五周又十分之四。日行四舍，气循行七周又十分之二。日行五舍，卫气循行九周。日行六舍，卫气循行十周又十分之八。日行七舍，卫气循行十二周又十分之六。日行十四舍，卫气循行二十五周及余数的十分之二。这样，太阳运行周天的二分之一，由白天进入夜间，卫气也由阳气进入阴分。刚刚进入阴分时，由足少阴肾经传注于肾脏，由肾脏注入心脏，由心脏注入肺脏，由肺脏注入肝脏，由肝脏注入脾脏，由脾脏再传注到肾脏而成为一周，和白天卫气行于阳分二十五周一样，夜间行于阴分也是二十五周。所以，夜间太阳运行一舍的时间，卫气在阴分也是运行一周又十分之八弱，卫气在阴分循行二十五周以后，出于目内眦而进入阳分。一昼夜卫气在人体运行五十周次，可是按照上述每舍卫气运行一周又十分之八弱计算，太阳运行二十八舍，卫气循行共计为五十周又十分之四，这样就有一个十分之四周的余数，包括阳分的十分之二周和阴分的十分一周。因此，平时人们入睡和起床会有早晚，就是这十分之四周的余数造成的。

黄帝说卫气在人体的运行，上下循行往返的时间不固定，如何选择时机而进行针刺呢？伯高说根据太阳运行的位置不同，昼夜也有长短的差异，春夏秋冬各个不同的节气，昼夜长短都有一定的规律。对此可以根据日出时间为基准，此时标志着夜尽昼始，为卫气行于阳分的开端。以铜壶滴漏来计时，一昼夜水下一百刻。所以二十五刻恰是半个白天的度数。卫气就随着时间的推移而环周不止。到了日没时，标志着白天结束。这样，根据出没来确定昼与夜，再根据昼夜长短来判断卫气的运行出入情况，来作为针刺候气的标准。针刺时，要等到气至时再下针，才能得到预期的效果。如果失去时机，违反了候气的原则而胡乱用针，则任何疾病也不能治愈。候气而刺的方法，对于实证，应当在气到来的时候针刺，属于泻法；对于虚证，应当在气运行过去之后针刺，属于补法。这就是说在气行盛衰之时，诊察虚实而进行针刺。所以说，细心谨慎地审察气的运行部位而进行针刺，就叫做把握住了时机。病在三阳经，必候气在阳分时进行针刺；病在三阴经，必候气在阴分时进行针刺。

从平旦开始，水下一刻的时间，卫气行于手足太阳经；水下二刻，卫气行于手足少阳经；水下三刻，卫气行于手足阳明经；水下四刻，卫气行于足少阴肾经；水下五刻，卫气又出阳分行于手足太阳经；水下六刻，卫气行于手足少阳经；水下七刻，卫气行于手足阳明经；水下八刻，卫气行于足少阴肾经；水下九刻，卫气行于手足太阳经；水下十刻，卫气行于手足少阳经；水下十一刻，卫气行于手足阳明经；水下十二刻，卫气行于足少阳肾经；水下十三刻，卫气行于手足太阳经；水下十四刻，卫气行于手足少阳经；水下十五刻，卫气行于手足阳明经；水下十六刻，卫气行于足少阴肾经；水下十七刻，卫气行于手足太阳经；水下十八刻，卫气行于手足少阳经；水下十九刻，卫气行于手足阳明经；水下二十刻，卫气行于足少阴肾经；水下二十一刻，卫气行于手足太阳经；水下二十二刻，卫气行于手足少阳经；水下二十三刻，卫气行于手足阳明经；水下二十四刻，卫气行于足少阴肾经；水下二十五刻，卫气行于手足太阳经。这是半个白日中卫气运行的度数。从房宿到毕宿运转十四舍，经过整个白天，水下五十刻，太阳运行半个周天；从昴宿到心宿，也是运转十四舍，经过整个黑夜，水下五十刻，又运转半个周天。一昼夜合计水下一百刻，太阳运转二十八舍，整整一个周天。太阳每运行一星宿，水下三又七分之四刻。大略说来，通常是太阳每运行到上一星宿刚过，下一宿开始的时候，卫气恰恰运行在手足太阳经，而每当转完一星宿的时间，卫气也循行完了三阳与阴分，再值太阳运行到下一星宿之上时，卫气又恰行于手足太阳经，这样周行不已，随着自然天体的运行节律而同步运动。卫气在人体内的运行虽然纷繁，但却是有条不紊，一周接着一周，终而复始。一昼夜水下一百刻的时间，卫气恰好在体内运行完毕五十周次。

九宫八风第七十七

【原文】　太一常以冬至之日，居叶蛰之宫四十六日，明日居天留四十六日，明日居仓门四十六日，明日居阴洛四十五日，明日居天宫四十六日，明日居玄委四十六日，明日居仓果四十六日，明日居新洛四十五日，明日复居叶蛰之宫，曰冬至矣。

太一游，以冬至之日，居叶蛰之宫，数所在日，从一处，至九日，复反于一，常如是无已，终而复始。

太一移日，天必应之以风雨，以其日风雨则吉，岁美民安少病矣。先之则多雨，后之则多旱。

太一在冬至之日有变，占在君；太一在春分之日有变，占在相；太一在中宫之日有变，占在吏；太一在秋分之日有变，占在将；太一在夏至之日有变，占在百姓。所谓有变者，太一居五宫之日，病风折树木，扬沙石，各以其所主，占贵贱。

因视风所从来而占之。风从其所居之乡来为实风，主生，长养万物；从其冲后来为虚风，伤人者也，主杀，主害者。谨候虚风而避之，故圣人日避虚邪之道，如避矢石然，邪弗能害，此之谓也。

是故太一入徙，立于中宫，乃朝八风，以占吉凶也。

风从南方来，名曰大弱风，其伤人也，内舍于心，外在于脉，其气主为热。

风从西南方来，名曰谋风，其伤人也，内舍于脾，外在于肌，其气主为弱。

风从西方来，名曰刚风，其伤人也，内舍于肺，外在于皮肤，其气主为燥。

风从西北方来，名曰折风，其伤人也，内舍于小肠，外在于手太阳脉，脉绝则溢，脉闭则结不通，善暴死。

风从北方来，名曰大刚风，其伤人也，内舍于肾，外在于骨与肩背之膂筋，其气主为寒也。

风从东北方来，名曰凶风，其伤人也，内舍于大肠，外在于两胁腋骨下及肢节。

风从东方来，名曰婴儿风，其伤人也，内舍于肝，外在于筋纽，其气主为身湿。

风从东南方来，名曰弱风，其伤人也，内舍于胃，外在肌肉，其气主体重。

此八风皆从其虚之乡来，乃能病人，三虚相抟，则为暴病卒死。两实一虚，病则为淋露寒热。犯其雨湿之地，则为痿。故圣人避风，如避矢石焉。其有三虚而偏中于邪风，则为击仆偏枯矣。

【解读】　太一在每年中按九宫方位依次移动，其规律是从冬至这一天开始，位于叶蛰宫，历经冬至、小寒、大寒三个节气，共计四十六天。到了期满的次日，就移居于天留宫，历经立春、雨水、惊蛰三个节气，计四十六天。当期满的次日，就移居于仓门宫，历经春分、清明、谷雨三个节气，计四十六天。到期满的次日，即移居于阴洛宫，历经立夏、小满、芒种三个节气，计四十六天。到期满的次日，即移居于天宫，历经夏至、小暑、大暑三个节气，计四十六天。到期满的次日，即移属于玄委宫，历经立秋、处暑、白露三个节气，计四十六天。到期满的次日，即移属于仓果宫，历经秋分、寒露、霜降三个节气，计四十六天。到期满的次日，即移属于新洛宫，历经立冬、小雪、大雪三节，计四十五天。到期满的次日，也即冬至这一天，又重新位于叶蛰宫。

太一每日游移，以冬至这一天位居叶蛰宫为基准，可以计算太一在每一天的位置。太一从叶蛰宫开始遍游九宫。最后重新返于叶蛰宫，年年如此循环不止，终而复始地运行。

太一从一宫移位于另一宫的第一天，天气必然会出现风雨，如果这天风调雨顺，则预示着年岁丰收，人民安康，疾病少见。如果在前几天有风雨，则预示年岁多雨；后几天有风雨，则预示年岁多旱。

太一位于冬至这一天，天气如有异常变化，可推测为君主有变；太一位于春分这一天，天气如有异常变化，可推测到相有变；太一位于中宫这一天，天气如有异常变化，可推测为吏有变；太一位于秋分这一天，天气如有异常变化，可推测到将有变；太一位于夏至这一天，天气如有异常变化，可推测到百姓有变。所谓天气的异常变化，即指太一分别位于上述五宫的当天，出现暴风折断树木，飞沙走石等剧烈的天气变化。根据这些变化和太一所在的位置，可以推测受病者的地位身份。

因而，要观察风所带的方向而进行预测，如果风来的方向与太一所处位置对应的季节相符，即为实风，能主生长，长养万物。如果风来的方向与太一所处位置对应的季节相反，就是虚风，虚风会损伤人体，是具有肃杀和伤害性质的邪气。应当谨慎地预测虚风并及时回避它。所以善于养生的人时时注意回避虚邪贼风，好像躲避利箭飞石的袭击一样，使风邪不能侵害人体，就是这个道理。

因此，当太一在九宫之中游行，位居中宫时，就可以居中而朝向八风，根据八风的情况测候其对万物有利和不利的影响。

从南方来的风，叫做大弱风，它对人体的伤害，向内可侵犯心脏，在外可留于血脉，这种邪气能导致热性病。

从西南方来的风，名叫谋风，它对人体的伤害，向内可侵犯脾脏，在外可留于肌肉，这种邪气能导致正气虚弱。

从西方来的风，它对人体的伤害，向内可侵犯肺脏，在外可留于皮肤，这种邪气能导致津液损伤的燥病。

从西北方来的风，叫做折风，它对人体的伤害，向内可侵犯小肠，在外则留滞于手太阳之脉，如脉气断绝的为邪气满溢，如脉气闭郁的为结聚不通，常常会发生突然死亡。

从北方来的风，名叫大刚风，它对人体的伤害，向内可侵犯于肾，在外可留滞于骨骼和肩背的膂筋，这种邪气能导致寒性病。

从东北方来的风，名叫凶风，它对人体的伤害，向内可侵犯大肠，在外可留滞于两胁腋骨下面的部位及上肢关节部。

从东方来的风，名叫婴儿风，这种邪气对人体的伤害，向内可侵犯肝脏。在外可留滞于筋脉的会聚之处，它能导致湿病。

从东南方来的风，叫做弱风，它对人体的伤害，向内可犯胃腑，在外可留滞肌肉，它能导致身体沉重的病变。

上述八种风，都是从当时时令方位相反的方向来的虚邪，所以能使人发病。如果是虚弱之体遇到岁气不及的虚年，并感受虚风之邪，三虚相合，就会急暴发病，突然死亡；如果有三虚中一虚，也可能发病，如受雨淋露，则会发生寒热病；常涉雨湿之地，感受湿邪，则会发生四肢不用的痿证。因此，善于养生的人，能像回避利箭飞石一样防避虚邪贼风。如果在三虚的情况下，又是偏中于邪风，就会发生如同骤然被击的昏仆倒地和半身不遂的病证。

·卷十三·

九针论第七十八

【原文】 黄帝曰：余闻九针于夫子，众多博大矣！余犹不能寤，敢问九针焉生？何因而有名？

【解读】 黄帝说：我听你讲解了九针的道理，真是学识渊博，内容丰富多彩呀！但我还有些问题不能领悟，请问九针的原理是怎样产生的？为什么各有不同的名称？

【原文】 岐伯曰：九针者，天地之大数也，始于一而终于九。故曰：一以法天，二以法地，三以法人，四以法四时，五以法五音，六以法六律，七以法七星，八以法八风，九以法九野。

【解读】 岐伯说：九针的产生，取法于天地的大数。天地的数理，从一起始，到九而终止，这是事物普遍的自然发展规律。所以说九针实际上相应于各种自然现象：第一针取法于天，第二针取法于地，第三针取法于人，第四针取法于四时，第五针取法于五音，第六针取法于六律，第七针取法于七星，第八针取法于八风，第九针取法九野。

【原文】 黄帝曰：以针应九之数奈何？岐伯曰：夫圣人之起天地之数也，一而九之，故以立九野，九而九之，九九八十一，以起黄钟数焉，以针应数也。

【解读】 黄帝说：为什么针和九数相应呢？岐伯说：古代的圣人，创立了天地的数理，是从一到九，因此把大地定为九个分野，若九与九相乘，九九等于八十一，从而建立黄钟之数，九针正与此数相应。

【原文】 一者，天也。天者，阳也。五脏之应天者，肺也。肺者，五脏六腑之盖也，皮者，肺之合也，人之阳也。故为之治针，必大其头而锐其末，令无得深入而阳气出。

【解读】 一数比象于天，天属阳。在人体五脏中，肺主呼吸，外与天气相应；又肺位最高，为五脏六腑的华盖。犹如天空覆盖万物一样。肺，外合皮毛，皮毛浅在体表，属于阳分，因此制成镵针，针的式样，必须针头大，针尖锐利，适于浅刺而限制深刺，用于治疗邪在皮肤的病症，以开泄阳气、解表退热。

【原文】 二者，地也。地者，土也。人之所以应土者，肉也。故为之治针，必筩其身而员其末，令无伤肉分，伤则气竭。

【解读】 二数比象于地，地属土，在人体应于肌肉。因此制成圆针，针的式样，取其针身又圆又直，如竹管状，针尖呈卵圆形，适用于治疗邪在肌肉的病症，刺时不得损伤分肉，损伤了就会使脾气衰竭。

【原文】 三者，人也。人之所以成生者，血脉也。故为之治针，必大其身而员其末，令可以按脉勿陷，以致其气，令邪气独出。

【解读】 三数比象于人。人能够维持生命，赖于血脉输给营养。所以为了适应治疗血脉的病症，应采用锓针，取其针身大，针尖圆而钝，可以按摩穴位，疏通血脉，引导正气得以充实，使邪气自然外出，不致因刺入过深，而引邪内陷。

【原文】 四者，时也。时者，四时八风之客于经络之中，为痼病者也。故为之治针，必筩其身而锋其末，令可以泻热出血，而痼病竭。

【解读】 四数比象于四时。若四时八方的风邪，侵入人体的经络中，能使血脉留滞瘀结，而渐成顽固性的病症，因此刺治时，必用锋针，取其针身长直，针尖锋利，用以刺络放血，泻其瘀热，能使顽固的疾病得以根除。

【原文】 五者，音也。音者，冬夏之分，分于子午，阴与阳别。寒与热争，两气相搏，合为痈脓者也。故为之治针，必令其末如剑锋，可以取大脓。

【解读】 五数比象于五音。音为五数，位于一、九两数的中间。一数，代表冬至一阳初生之时，月建在子，九数，代表夏至阳气极盛之时，月建在午。而五数正当一到九数的中央，暑往寒来，阴阳消长的变迁，由此可分。在人体如果寒热不调，两气搏结，形成痈肿化脓，所以适用铍针，取其针头锋利如剑，可以刺破痈疽，排出脓血。

【原文】 六者，律也。律者，调阴阳四时而合十二经脉。虚邪客于经络而为暴痹者也。故为之治针，必令尖如牦，且员且锐，中身微大，以取暴气。

【解读】 六数，比象于六律。六律调节声音，分为阴阳，应于四时、十二辰，合于人体十二经脉。如虚邪贼风，侵入人的经络，使阴阳失调，气血壅闭，就会暴发痹症。因此采用圆利针，取其针状如长毛，圆而锐利，针身略粗大，适于刺治急性病。

【原文】 七者，星也。星者，人之七窍。邪之所客于经，舍于络，而为痛痹者也。故为之治针，令尖如蚊虻喙，静以徐往，微以久留，正气因之，真邪俱往，出针而养者也。

【解读】 七数比象于七星，在人体应于七窍。人的通身孔窍很多，类如天空星辰密布，若邪从穴孔侵入经络之间，久留不去，就能发生痛痹。所以适用毫针，取其针尖微细，好像蚊虻咀那样。刺治时，要静候其气，慢慢地进针，轻微地提插，留针的时间要长，从而使正气得到充实，邪气一经消散真气也就随着恢复，出针以后，还要继续疗养。

【原文】 八者，风也。风者，人之股肱八节也。八正之虚风，八风伤人，内舍于骨解腰脊节腠理之间，为深痹也。故为之治针，必薄其身，锋其末，可以取深邪远痹。

【解读】 八数，比象于八风，在人应于八处大关节。如果四时八节的虚邪贼风侵袭人体，就会深入而留止在骨缝腰背关节与腠理之间，而成为邪深在里的痹症，所以选择针具，一定要用针身薄而针尖锋利的长针，这样就可以刺治邪深病久的痹症。

【原文】 九者，野出。野者，人之节解皮肤之间也。淫邪流溢于身，如风水之状，而溜不能过于机关大节者也。故为之治针，令尖如梃，其锋微员，以取大气之不能过于关节者也。

【解读】 九数，比象于九野，在人应于周身关节骨缝和皮肤之间。如邪气过盛蔓延于身，出现浮肿，状似风水病，这是由于水气流注，不能通过关节，以致肌肤积水为肿。因此要采用大针，取其针形如杖，针锋微圆，针身粗大，用它通利关节，运转大气，以消除积水。

【原文】 黄帝曰：针之长短有数乎？岐伯曰：一曰镵针者，取法于巾针，去末半寸，卒锐之，长一寸六分，主热在头身也。

【解读】 黄帝问：针的长短有一定度数吗？岐伯说：第一种叫镵针，摹仿巾针的式样制成，其针头大，在距离针的末端约半寸许，就尖锐突出，状如箭头，针的长度共一寸六分，适用于浅刺，以通泻在表皮的阳气，主治热在头身的病症。

【原文】 二曰员针，取法于絮针，筩其身而卵其锋，长一寸六分，主治分间气。

【解读】 第二种叫员针，摹仿絮针的式样制成，针身圆直如竹管状，针尖卵圆形，长一寸六分，主治邪在分肉间的疾病。

【原文】 三曰锃针，取法于黍粟之锐，长三寸半，主按脉取气，令邪出。

【解读】 第三种叫锃针，仿照黍粟的形状，圆而微尖，长三寸半，用它按摩经脉，行气活血，以驱邪外出。

【原文】 四曰锋针，取法于絮针，筩其身，锋其末，长一寸六分，主泻热出血。

【解读】 第四种叫锋针，摹仿絮针的式样制成，针身圆直，针尖锋利，长一寸六分，取它泻热，刺络放血。

【原文】 五曰铍针，取法于剑锋，广二分半，长四寸，主大痈脓，两热争者也。

【解读】 第五种叫铍针，摹仿剑锋制成，宽二分半，长四寸，主治寒热两气搏结，形成痈肿化脓的病症，可用作切刺排脓，以清除热毒。

【原文】 六曰员利针，取法于牦针，微大其末，反小其身，令可深内也，长一寸六分，主取痈痹者也。

【解读】 第六种叫员利针，摹仿长毛的形状制成，针尖稍大，针身反小，能使深刺，长一寸六分，主治痈肿和暴发性的痹症。

【原文】 七曰毫针，取法于毫毛，长一寸六分，主寒痛痹在络者也。

【解读】 第七种叫毫针，摹仿毫毛的纤细形态制成，长一寸六分，主治邪气在络的寒痛痹。

【原文】 八曰长针，取法于綦针，长七寸，主取深邪远痹者也。

【解读】 第八种叫长针，摹仿綦针的式样制成，长七寸，主治邪深病久之痹症。

【原文】 九曰大针，取法于锋针，其锋微员，长四寸，主取大气不出关节者也。针形皆矣。此九针大小长短之法也。

【解读】 第九种叫大针，针的形式，是摹仿梃的形状制作，针尖略圆而粗大如梃，长四寸，主治大气不能通利关节，积水成肿的病症。以上所述，就是九针的形状及其大小长短的法度。

【原文】 黄帝曰：愿闻身形应九野奈何？岐伯曰：请言身形之应九野也，左足应立春，其日戊寅己丑；左胁应春分，其日乙卯；左手应立夏，其日戊辰己巳；膺喉首头应夏至，其日丙午；右手应立秋，其日戊申己未；右胁应秋分，其日辛酉；右足应立冬，其日戊戌己亥；腰尻下窍应冬至，其日壬子。六腑及膈下三脏应中州，其大禁，大禁太一所在之日，及诸戊己。凡此九者，善候八正所在之处。所主左右上下身体有痈肿者，欲治之，无以其所直之日溃治之，是谓天忌日也。

【解读】 黄帝问：人的身形怎样和九野相应呢？岐伯说：请让我说说身形应九野的情况。春夏属阳，阳气从左而升，自下而上，所以人的左足应于艮宫（东北方）在节气应于立春，在日辰正当戊寅、己丑；左胁应于震宫（正东方），在节气应于春分，在日辰正当乙卯；左手应于巽宫（东南方），在节气应于立夏，在日辰正当戊辰、己巳；前胸、咽喉、头面应于离宫（正南方），在节气应于夏至，在日辰正当丙午，这是阳气极盛的时候；秋冬属阴，阴气从右而降，自上而下，所以右手应于坤宫（西南方），在节气应于立秋，在日辰正当戊申己未；右胁应于兑宫（正西方），在节气应于秋分，在日辰正当辛酉；右足应于乾宫（西北方），在节气应于立冬，在日辰正当戊戌、己亥，腰、尻、下窍，应于坎宫（正北方），在节气应于冬至，在日辰正当壬子，这是阴气极盛的时候。六腑和肝、脾、肾三脏，都在膈下腹中的部位，应于中宫。针刺人身各部位时，要注意禁忌日期，凡是正交八节（四立、二分、二至）的那一天，所谓"太一所在之日"，以及各个戊日或己日，也就是正当中宫土旺用事的时候，都属于大禁日期。掌握了人体九个部位和九个方位的相应关系，就可以测候八方当令节气的所在，及其相应于形体左右上下的各部位，从而也就明角了刺法上的禁忌日期。例如：身体某个部位发生了痈肿，如果正当太一所在及戊己所值之日，就不能用溃破法治疗，这叫做天忌日。

【原文】　形乐志苦，病生于脉，治之以灸刺。形苦志乐，病生于筋，治之以熨引。形乐志乐，病生于肉，治之以针石。形苦志苦，病生于咽喝，治之以甘药。形数惊恐，筋脉不通，病生于不仁，治之以按摩醪药。是谓五形志也。

【解读】　形体安逸而精神苦闷的人，生病多在于脉，治法宜于针灸。身形过于劳苦，但精神愉快的，生病多在于筋，宜用温熨导引的治法。形体和精神都很舒适，好逸恶劳的人，生病多在于肌肉，宜用针砭刺治。形体劳苦，精神也苦闷的人，生病多发生咽喝，宜用甘药调治。屡受惊恐神形不安的，易使筋脉之间气血不通，以致肢体麻木不仁，宜于按摩和药酒治疗。这就是五种形志生病各自的特点和治法。

【原文】　五脏气：心主噫，肺主咳，肝主语，脾主吞，肾主欠。

【解读】　五脏之气失调，各有所主的病症：心气不舒，发为噫气，肺气不利，发为咳嗽，肝气郁结，发为多语，脾气不和，发为吞酸，肾气衰惫，发为呵欠。

【原文】　六腑气：胆为怒，胃为气逆为哕，大肠小肠为泄，膀胱不约为遗溺，下焦溢为水。

【解读】　六腑之气失调，各有所主的病症：胆气郁而不舒，易于发怒，胃失和降，气逆为吐，为哕。小肠化物清浊不分，大肠传导不固，则为泄泻；膀胱气虚，不能约束，则为遗尿；下焦水道不通，则积水为肿。

【原文】　五味所入：酸入肝，辛入肺，苦入心，甘入脾，咸入肾，淡入胃，是谓五入。

【解读】　五味入胃后，按其属性各归其所合的脏腑：酸味属木入于肝，辛味属金入于肺，苦味属火入于心，甘味属土入于脾胃，咸味属水入于肾。这就是五味各自之所入。

【原文】　五并：精气并肝则忧，并心则喜，并肺则悲，并肾则恐，并脾则畏，是谓五精之气并于脏也。

【解读】　五脏精气相并各有其所生的病症：精气并于肝，则肝气抑郁，而生忧虑，并于心，则心气有余，而生喜笑，并于肺，则气郁胸窒，而生悲哀，并于肾，则水盛火衰，而心悸善恐，并于脾，则痰盛中虚，往往胆怯生畏。这就是五脏精气并于一脏所发生的各种病症。

【原文】　五恶：肝恶风，心恶热，肺恶寒，肾恶燥，脾恶湿，此五脏气所恶也。

【解读】 五脏之所恶：肝脏厌恶风，心脏厌恶热，肺脏厌恶寒，肾脏厌恶燥，脾脏厌恶湿，这就是五脏之气的所恶。

【原文】 五液：心主汗，肝主泣，肺主涕，肾主唾，脾主涎，此五液所出也。

【解读】 五脏化生五液：心主于汗，肝主于泪，肺主于涕，肾主于唾，脾主于涎，这是五液分别出于五脏的情况。

【原文】 五劳：久视伤血，久卧伤气，久坐伤肉，久立伤骨，久行伤筋，此五久劳所病也。

【解读】 五种劳逸过度所致的损伤：久视劳神，则伤心血；久卧阳气不伸，则伤肺气；久坐脾气不运，则伤肌肉；久立则伤骨，劳损在肾；久行则伤筋，劳损在肝。这是五种久劳所伤。

【原文】 五走：酸走筋，辛走气，苦走血，咸走骨，甘走肉，是谓五走也。

【解读】 五味各有走向：酸味入肝，肝主筋，故酸走筋，辛味入肺，肺主气，故辛走气，苦味入心，心主血脉，故苦走血，咸味入肾，肾主骨，故咸走骨；甘味入脾，脾主肌肉，故甘走肉。这就是五走。

【原文】 五裁：病在筋，无食酸；病在气，无食辛；病在骨，无食咸；病在血，无食苦；病在肉，无食甘。口嗜而欲食之，不可多也，必自裁也，命曰五裁。

【解读】 饮食的五裁：酸性收敛，病在筋不喜收，所以不能多食酸味；辛能发散，病在气不喜散，所以不能多食辛味；咸能软坚，病在骨不喜软，因此不能多食咸味；苦能化燥，病在血不喜燥，因此不能多食苦味；甘能壅满助湿，病在肉不喜壅滞，所以不宜多食甘味。即使因嗜好而欲食，也不可多食，必须自己加以节制，适可而止。这叫做五裁。

【原文】 五发：阴病发于骨，阳病发于血，以味病发于气，阳病发于冬，阴病发于夏。

【解读】 五病之所发：阴之为病，发骨疼等，阳之为病，发血痹等，五味为病，发于气不调，冬天阳气在内，所以阳病发于冬，夏天阳气在外，阴气在内，所以阴病发于夏。

【原文】 五邪：邪入于阳，则为狂；邪入于阴，则为血痹；邪入于阳，转则为癫疾；邪入于阴，转则为喑；阳入于阴，病静；阴出之于阳，病喜怒。

【解读】 邪扰五脏的病变：阳邪入于阳分，阳盛热极，能使神志受扰，昏乱为狂；阴邪入于阴分，阴盛则寒，能使血脉凝涩，发生痹症；头为诸阳之会，气逆上升，这是邪入于阳，邪气转聚于上，就发生头部巅顶疾患；五脏阴经通于喉舌之间，阳邪入于阴，转聚而不去，就会伤阴，导致喑哑；阳主动，阴主静，阳气敛降，入于阴分，其病态喜于静默；阳气上逆，由阴出阳，其病态激动易怒。

【原文】　五藏：心藏神，肺藏魄，肝藏魂，脾藏意，肾藏精志也。

【解读】　五脏各有所藏：心藏神，为生命活动的主宰。肺藏魄，体现为形体动作的感应能力；肝藏魂，体现为精神意识的感应能力；脾藏意，体现为人的思想活动能力；肾藏精与志，精能化髓，髓通于脑，脑为志所居，体现为人的记忆能力。

【原文】　五主：心主脉，肺主皮，肝主筋，脾主肌，肾主骨。

【解读】　五脏功能，各有所主：心主脉，以载运营血，输养全身；肺主皮毛，以布散卫气，保护体表；肝主筋，以约束关节，维持肢体活动；脾主肌肉，以充实形体；肾主骨，骨腔为藏髓的库所，骨干为身躯的支柱。

【原文】　阳阴多血多气，太阳多血少气，少阳多气少血，太阴多血少气，厥阴多血少气，少阴多气少血。故曰：刺阳明出血气，刺太阳出血恶气，刺少阳出气恶血，刺太阴出血恶气，刺厥阴出血恶气，刺少阴出气恶血也。

【解读】　六经气血的多少，各有不同，因此，凡用针刺时，根据各经的具体情况，只可泻其多，不可泻其少。一般的常规是：阳阴多血多气，刺宜出其气血；太阳多血少气，刺宜出血，不宜出气；少阳多气少血，刺宜出气，不宜出血；太阴多血少气，刺宜出血，不宜出气；厥阴多血少气，刺宜出血，不宜出气；少阴多气少血，刺宜出气，不宜出血。

【原文】　足阳明太阴为表里，少阳厥阴为表里，太阳少阴为表里，是谓足之阴阳也；手阳明太阴为表里，少阳心主为表里，太阳少阴为表里，是谓手之阴阳也。

【解读】　阳明胃经与太阴脾经相为表里，少阳胆经与厥阴肝经为表里，太阳膀胱经与少阴肾经为表里，这是足三阴经与足三阳经的表里配合；阳明大肠经与太阴肺经为表里，少阳三焦经与厥阴心包经为表里，太阳小肠经与少阴心经为表里。这是手三阴经和手三阳经的表里配合。

岁露论第七十九

【原文】　黄帝问于岐伯曰：经言夏日伤暑，秋病疟。疟之发以时，其故何也？岐伯对曰：邪客于风府，病循膂而下，卫气一日一夜，常大会于风府，其明日日下一节，故其日作晏。此其先客于脊背也，故每至于风府则腠理开，腠理开则邪气入，邪气入则病作，此所以日作尚晏也。卫气之行风府，日下一节，二十一日下至尾底，二十二日入脊内，注入伏冲之

271

脉，其行九日，出于缺盆之中，其气上行，故其病稍益至；其内搏于五藏，横连募原，其道远，其气深，其行迟，不能日作，故次日乃蓄积而作焉。

黄帝曰：卫气每至于风府，腠理乃发，发则邪入焉。其卫气日下一节，则不当风府，奈何？岐伯曰：风府无常，卫气之所应，必开其腠理，气之所舍节，则其府也。

黄帝曰：善。夫风之与疟也，相与同类，而风常在，而疟特以时休，何也？岐伯曰：风气留其处，疟气随经络沉以内搏，故卫气应乃作也。帝曰：善。

黄帝问于少师曰：余闻四时八风之中人也，故有寒暑，寒则皮肤急而腠理闭；暑则皮肤缓而腠理开。贼风邪气，因得以入乎？将必须八正虚邪，乃能伤人乎？少师答曰：不然。贼风邪气之中人也，不得以时，然必因其开也，其入深，其内极病，其病人也卒暴。因其闭也，其入浅以留，其病也徐以迟。

黄帝曰：有寒温和适，腠理不开，然有卒病者，其故何也？少师答曰：帝弗知邪入乎？虽平居，其腠理开闭缓急，其故常有时也。黄帝曰：可得闻乎？少师曰：人与天地相参也，与日月相应也。故月满则海水西盛。人血气积，肌肉充，皮肤致，毛发坚，腠理郄，烟垢著。当是之时，虽遇贼风，其入浅不深。至其月郭空，则海水东盛，人血气虚，其卫气去，形独居，肌肉减，皮肤纵，腠理开，毛发残，膲理薄，烟垢落。当是之时，遇贼风则其入深，其病人也卒暴。

黄帝曰：其有卒然暴死、暴病者，何也？少师答曰：三虚者，其死暴疾也；得三实者，邪不能伤人也。黄帝曰：愿闻三虚。少师曰：乘年之衰，逢月之空，失时之和。因为贼风所伤，是谓三虚。故论不知三虚，工反为粗。帝曰：愿闻三实。少师曰：逢年之盛，遇月之满，得时之和，虽有贼风邪气，不能危之也。黄帝曰：善乎哉论！明乎哉道！请藏之金匮，命曰三实。然此一夫之论也。

黄帝曰：愿闻岁之所以皆同病者，何因而然？少师曰：此八正之候也。黄帝曰：候之奈何？少师曰：候此者，常以冬至之日，太一立于叶蛰之宫，其至也，天必应之以风雨者矣。风雨从南方来者，为虚风，贼伤人者也。其以夜半至也，万民皆卧而弗犯也，故其岁民少病。其以昼至者，万民懈惰而皆中于虚风，故万民多病。虚邪入客于骨而不发于外，至其立春，阳气大发，腠理开，因立春之日，风从西方来，万民又皆中于虚风，此两邪相搏，经气结代者矣。故诸逢其风而遇其雨者，命曰遇岁露焉。因岁之和，而少贼风者，民少病而少死，岁多贼风邪气，寒温不和，则民多病而死矣。

黄帝曰：虚邪之风，其所伤贵贱何如？候之奈何？少师答曰：正月朔日，太一居天留之宫，其日西北风，不雨，人多死矣。正月朔日，平旦北风，春，民多死。正月朔日，平旦北风行，民病多者，十有三也。正月朔日，日中北风，夏，民多死。正月朔日，夕时北风，秋，民多死。终日北风，大病死者十有六。正月朔日，风从南方来，命曰旱乡，从西方来，命曰白骨，将国有殃，人多死亡。正月朔日，风从东方来，发屋，扬沙石，国有大灾也。正月朔日，风从东南方行，春有死亡，正有朔，天利温不风，糶贱，民不病；天寒而风，糶贵，民多病。此所谓候岁之风，伤人也。二月丑不风，民多心腹病。三月戌不温，民多寒热。四月巳不暑，民多瘅病。十月申不寒，民多暴死。诸所谓风者，皆发屋，折树木，扬沙石，起毫毛，发腠理者也。

【解读】 黄帝问岐伯说：医经中说，夏天被暑邪所伤，到秋天就发疟疾，发作有时间规律，这是什么原因？岐伯回答说：邪气从风府穴侵入后，沿着脊椎两旁向下行。卫气循行一日一夜后，均大会于风府穴，因邪气每天向下行一节脊椎，所以第二天疟疾的发作时间就向后推迟。由于邪气先客于脊背之内，卫气每次循行到风府时，腠理即开张，邪气乘机深入，疟疾即发作。这就是疟疾发作的时间每天向后延的原因。卫气每日大会于风府，而疟邪每日向下深入一节，第二十一天就下循到尾骶部，第二十二天进入脊内，注入伏冲之脉而向上行，循行九天后，向上出于左右缺盆的中间，由于疟邪每日向上行，所以疟疾发作的时间就一天比一天早。邪气深入搏击于五脏，横连于募原之间，其循行的道路已远，所在部位已深，循行速度已缓慢，因此疟疾不能每日发作，要积到第二天才发作。

黄帝说：卫气每次循行到风府，腠理就开张，邪气则乘机而入，使疟疾发作。但是卫气与疟邪每天在下一节脊椎相遇，并不在风府穴，为什么仍然发作？岐伯说："风邪所居部位并不固定，如果遇到卫气，正邪相争，必然使腠理开张，所以凡是邪气所侵犯的地方，就是发病的部位。

黄帝说：讲得好。风邪与疟邪是相类似的病邪，但风邪所致的证候常常持续出现，而疟疾的证候却只见按时发作与停止，这是为什么呢？岐伯说：风邪常停留于身体某处，疟邪则随经络深入，搏结于中，到了卫气与疟邪相遇出现正邪斗争的反应时，疟疾才发作。黄帝说：讲得好！

黄帝问少师说：我听说四时的八风侵犯人体，是因为寒暑变化异常而引起的。寒冷使人体皮肤致密，腠理密闭，暑热使人体皮肤松弛，腠理开泄。贼风邪气是在这种情况下乘机而入的呢？还是必须遇到四时八节反常气候才能伤害人体呢？少师回答说：不一定这样，有些贼风邪气侵犯人体没有时间规律，但一定要在人体肌腠开张时，才能乘虚深入，并很快侵入内脏，发病骤急，病情严重。如果人体腠理致密，邪气只能侵入浅表部位，发病比较迟缓。

黄帝说：有些时候天气寒温适度，人体腠理并不开疏。但仍有突然发病的，这是什么原因呢？少师回答说：你还不知道邪气侵犯人体的规律吧？虽然气候、起居正常，但腠理的开合疏密，是有一定的时间规律的。黄帝说：可以讲给我听听吗？少师说：人与自然界是密切相关的，人的生理活动与日月的运行是相应的。所以当月亮圆满时，海水盛于西方，人体气血旺盛，肌肉充实，皮肤致密，毛发坚韧，腠理闭固，皮脂布溢。这时虽然遇到贼风侵害，也是浅而不深的。到月亮亏缺的时候，海水盛于东方，人体气血偏虚，卫气不能固表，形体不得温煦，肌肉消减，皮肤弛缓，腠理开泄，毛发残落，肌肤纹理疏薄，皮脂剥落减少。这时若遇到贼风侵害，邪气就会深入于内，发病急暴。

黄帝说：有的突然死亡，有的人突然发病，这是什么原因？少师回答说：由于病人正气不足，又遇到三虚的影响，所以出现暴病暴死的情况；若是在三实的环境，就不会受邪气的侵害。黄帝说：希望听你讲讲三虚。少师说：在岁气不及的虚年，遇上月缺不全的日子，又逢上时令气候的反常，就容易受邪风伤害，这就是三虚。因此在医学理论方面如果不懂三虚致病的知识，就会成为治疗错误的粗工。黄帝说：希望听你讲讲三实。少师说：在岁气旺盛的年份，遇上月亮圆满的日子，再逢上调和的气候，虽有贼风邪气，也不能危害人体，这就是三实。黄帝说：你讲得很好！道理讲得很明白！请让我把这些理论藏在金匮之中。不过，上述只是指一个人的发病情况而言。

黄帝说：一年中有许多人得相同的病，我想听你说说是什么原因。少师说：这需要观测八方气候的变化才能弄清。黄帝说：怎样观测呢？少师说：观测的方法，通常以冬至这一天为始起，这时斗柄指向正北方向，这天必有风雨来临。如果风雨是从南方来的，是为虚风，也即能贼害伤人的邪气。如果虚风是在夜半袭来的，此时人们均卧于室内，不易受到侵犯，所以这一年生病的人就少。如果虚风是白天袭来的，这时人们劳倦懈怠，卫外不固，多被虚邪所侵犯，所以生病的人就很多。如果冬季虚邪侵犯机体，深伏于骨而不发病，到立春时，机体阳气发泄，腠理开张，再加上受西方来的虚邪侵袭，伏邪与新邪搏击于体内，留结于经脉，交替着贼害人体。因此，在一年中屡受风雨侵袭而生病，就叫做遇岁露。如果一年四季气候调和，很少有贼风伤人，生病的人就少，因病死亡的人也少。如果一年中常有贼风邪气出现，气候寒温不调，患病和因病死亡的人就多。

黄帝说：虚邪贼风伤人的程度怎样？应当怎样判断？少师回答说：在正月初一日，北斗星的斗柄指向东北方，这一天如果刮西北风而不下雨，人们多会生病死亡。正月初一这一天清晨刮北风，到春天人们多会生病死亡，死亡的可达十分之三。若这天中午刮起北风，到了夏季，人们多生病死亡。若这一天傍晚刮起北风，到秋天人们多生病死亡。若该日整天刮北风，得大病而死者可达十分之六。正月初一日，若风从南方刮来，叫做旱乡，风从西方刮来，叫做白骨。这两种情况预示国家将面临大的灾难，人们将大批死亡。正月初一日，若风从东方刮来，掀翻房屋，飞沙走石，预示国家将有大的灾祸。正月初一日，风从东南方刮来，到春天人们可能会生病死亡。正月初一日，天气温和，不刮风，是年景丰收、粮食价贱的征兆，人们生病少。如果这天天气寒冷而起风，是年景欠收、粮食价贵的征兆，人们多会生病。这些就是预测一年之中虚风贼邪伤害人体的情况。如果二月丑日不起风，人们多患心腹病。三月戌日不温暖，人们多得寒热病。四月巳日不炎热，人们多患瘅热病。十月申日不寒冷，人们多患急病而突然死亡。上述各种风邪，都是指毁损房屋，折断树木，飞沙走石的狂风，因此能使人毫毛竖起，腠理开泄而患病。

大惑论第八十

【原文】　黄帝问于岐伯曰：余尝上于清冷之台，中阶而顾，匍匐而前，则惑。余私异之，窃内怪之，独瞑独视，安心定气，久而不解，独转独眩，披发长跪，俛而视之，后久之不已也。卒然自止，何气使然？

【解读】　黄帝问岐伯说：我曾经攀登很高的清冷之台，走到台阶中层，向四处观望，再伏身前行，就感到眼花迷乱，我内心觉得奇怪，尽管自己闭目宁神，然后再张目试看，平心静气，力求镇定下来，但很久不能解除，仍然头转目眩，虽然披开头发，赤脚而行，力求形体舒缓，使精神轻快，但当向下俯视时，眩晕仍经久不止。可是这种症状在突然之间却又自动地消失。这是什么原因造成的呢？

【原文】　岐伯对曰：五脏六腑之精气，皆上注于目而为之精。精之窠为眼，骨之精为瞳子，筋之精为黑眼，血之精为络，其窠气之精为白眼，肌肉之精为约束，裹撷筋骨血气之精而与脉并为系，上属于脑，后出于项中。故邪中于项，因逢其身之虚，其入深，则随眼系以入于脑，入于脑则脑转，脑转则引目系急，目系急则目眩以转矣。邪其精，其精所中不相比也则精散，精散则视歧，视歧见两物。目者，五脏六腑之精也，营卫魂魄之所常营也，神气之所生也。故神劳则魂魄散，志意乱，是故瞳子黑眼法于阴，白眼赤脉法于阳也。故阴阳合揣而精明也。目者，心之使也，心者，神之舍也，故神分精乱而不揣。卒然见非常之处，精神魂魄，散不相得，故曰惑也。

【解读】　岐伯回答说：五脏六腑的精气，都上注于眼部，从而产生精明视物的作用。所以眼窝内精气的结晶，便形成为眼睛，其中骨之精主于肾，注于瞳子部分，筋之精主于肝，注于黑眼部分，血之精主于心，注于内外眦血络部分，气之精主于肺，注于白眼部分，肌肉之精主于脾，注于眼胞部分，上下眼胞包裹着筋、骨、血、气的精气，与脉络合并，而形成目系，上连属于脑，后出于项部的中间。若邪气侵入项部，乘人体虚弱，它就能够随着目系深入脑部，邪入于脑，便发生头昏脑转，从而引起目系紧急，出现两目眩晕的症状。由于眼斜不正，眼睛所看到的东西，影象不相统一，以致精神分散，出现视歧，把一物看成两物。人的眼睛，即是脏腑的精气所形成，也是营、卫、气、血、精、神、魂、魄经常通行和寓藏的所在，其精明视物的功能，主要出于神气的生养。所以人在精神过于疲劳的时候，就会使魂魄意志散乱，眼睛也就没有神气。眼的瞳子属肾，黑眼属肝，二者都是阴脏的精气所生；白眼属肺，赤脉属心，二者都是阳脏的精气所在。由于阴阳精气抟合，所以目能清晰地视物。特别是眼睛的视觉活动，主要受心的支配，这是因为心主藏神的缘故。所以精神散乱，阴阳精气便不相抟合。因此，人在居高临下的时候，突然见到异常的情景，就会引起心神散乱，魂魄不安，所以发生眩惑。

【原文】 黄帝曰：余疑其然。余每之东苑，未曾不惑，去之则复，余唯独为东苑劳神乎？何其异也？岐伯曰：不然也。心有所喜，神有所恶，卒然相感，则精气乱，视误，故惑，神移乃复，是故间者为迷，甚者为惑。

【解读】 黄帝说：我怀疑你所说的道理。因为我每次去东苑登高游览，没有一次不发生眩晕迷惑的，离开那里，就恢复正常，难道说我唯独在东苑的地方才劳神吗？为什么会出现这种异常的情况呢？岐伯说：不是这样。偶而登高游览，心情本是愉快的，但遇到异常的情景，往往使精神觉得厌恶，由于突然间喜恶交感，使精神一时散乱，所以视觉不正常而发生眩惑。待离开了当时的环境，精神也就转移，恢复正常状态。总之，出现这种症状，较轻的仅是精神一时迷糊，有如不辨方向之感，较重的眼花缭乱，即所谓眩惑。

【原文】 黄帝曰：人之善忘者，何气使然？岐伯曰：上气不足，下气有余，肠胃实而心肺虚。虚则营卫留于下，久之不以时上，故善忘也

【解读】 黄帝说：人若健忘，是什么原因使得这样呢？岐伯说：上气不足，是心肺虚；下气有余，是肠胃实。由于心肺气虚，就会使营卫之气留滞于肠胃间，经久不能及时向上宣达，因而神气失养不能周全，所以发生健忘。

【原文】 黄帝曰：人之善饥而不嗜食者，何气使然？岐伯曰：精气并于脾，热气留于胃，胃热则消谷，谷消故善饥。胃气逆上，则胃脘塞，故不嗜食也。

【解读】 黄帝说：人若容易饥饿而不想饮食，是什么原因使得这样？

岐伯说：饮食入胃，化生精气，归并于脾，阳热之气则稽留于胃。如胃中燥热过盛，消化力就增强，所以容易饥饿；再由于胃气上逆，失于和降，则胃脘滞塞，难以受纳，所以不欲饮食。

【原文】 黄帝曰：病而不得卧者，何气使然？岐伯曰：卫气不得入于阴，常留于阳，留于阳则阳气满，阳气满则阳跷盛，不得入于阴则阴气虚，故目不得瞑矣。

【解读】 黄帝说：因病而不能安眠的，是什么原因引起这样呢？岐伯说：卫气昼行于阳，则神出于目而入醒；夜行于阴，则神敛于脏而入睡。如果卫气不得入于阴分，常留在阳分，就会使在外的阳气充满，相应的，阳跷脉也就偏盛；卫气既不得入于阴分，就形成阴气虚，阴虚不能敛阳，所以不能闭目安睡。

【原文】 黄帝曰：病目而不得视者，何气使然？岐伯曰：卫气留于阴，不得行于阳，留于阴则阴气盛，阴气盛则阴跷满，不得入于阳则阳气虚，故目闭也。

【解读】 黄帝说：因得病而目不得视物，是什么原因引起的？岐伯说：由于卫气留滞在阴分，不得外行于阳分，留滞在阴分就使阴气偏盛，阴跷脉因此而盛满，卫气既不得行于阳分，便形成阳虚，以致阴盛于内，阳虚于外，所以喜闭目而不欲开目视物。

【原文】 黄帝曰：人之多卧者，何气使然？岐伯曰：此人肠胃大而皮肤涩，而分肉不解焉。肠胃大则卫气留久，皮肤涩则分肉不解，其行迟。夫卫气者，昼日常行于阳，夜行于阴，故阳气尽则卧，阴气尽则寤。故肠胃大，则卫气行留久；皮肤涩，分肉不解，则行迟。留于阴也久，其气不精，则欲瞑，故多卧矣。其肠胃小，皮肤滑以缓，分肉解利，卫气之留于阳也久，故少卧焉。

【解读】 黄帝说：有的人多嗜睡，是什么原因所致？岐伯说：这一类人肠胃较大，而皮肤滞涩，分肉之间不滑利。由于肠胃较大，卫气稽留的时间就比较长久；皮肤滞涩，分肉不滑利，卫气运行于外也就迟缓。卫气循行的常规，是昼行于阳，夜行于阴。当卫气行于阳分已尽，由表入里时，人便入睡；卫气行于阴分已尽，由里出表，人便觉醒。既然人的肠胃道较大，卫气在内稽留的时间，就比较长久；再兼皮肤滞涩分肉不滑利，因此卫气运行于体表也就迟缓。由于卫气久留阴分，阳气内敛，使精神不能振作，所以闭目嗜眠，困倦多卧。至于肠胃较小的人，皮肤滑润松缓，分肉之间通利，因此，卫气行于阳分的时间也比较长久，阳气外张，使精神易于振奋，所以人少睡眠。

【原文】 黄帝曰：其非常经也，卒然多卧者，何气使然？岐伯曰：邪气留于上膲，上膲闭而不通，已食苦饮汤，卫气久留于阴而不行，故卒然多卧焉。

【解读】 黄帝说：有的人不是经常好睡，而是突然多喜睡眠，这种现象是什么原因所致？岐伯说：这是因为有邪气留滞在上焦，使上焦闭阻不通，又因饱食之后，暴饮汤水，迫使卫气留滞在肠胃之内，卫气久留于阴分，而不能外行于阳分，所以突然多卧嗜睡。

【原文】 黄帝曰：善。治此诸邪。奈何？岐伯曰：先其脏腑，诛其小过，后调其气，盛者泻之，虚者补之，必先明知其形志之苦乐，定乃取之。

【解读】 黄帝说：讲得很好。上述这些病症怎样治疗呢？岐伯说：治疗这些病症，首先观察脏腑，辨明病变的所在，虽然邪微病轻，也必须先除其邪，随后再调理其营卫之气，邪气盛的用泻法，正气虚的用补法。对于患者形体的劳逸，情志的苦乐，必先了解清楚，然后作出诊断，有了定见，才可着手治疗。

痈疽第八十一

【原文】 黄帝曰：余闻肠胃受谷，上焦出气，以温分肉，而养骨节，通腠理；中焦出气如露，上注溪谷，而渗孙脉，津液和调，变化而赤为血。血和则孙脉先满溢，乃注于络脉，皆盈，乃注于经脉。阴阳已张，因息乃行，行有经纪。周有道理，与天合同，不得休止。切而调之，从虚去实，写则不足，疾则气减，留则先后。从实去虚，补则有余，血气已调，形气乃持。余知血气之平与不平，未知痈疽之所从生，成败之时。死生之期，有远近，何以度之？可得闻乎？岐伯曰：经脉留行不止，与天同度，与地合纪。故天宿失度，日月薄蚀，地经失纪，水道流溢，草萱不成，五谷不殖，径路不通，民不往来，巷聚邑居，则别离异处。血气犹然，请言其故。夫血脉营卫，周流不休，上应星宿，下应经数。寒邪客于经络之中则血注，血注则不通，不通则卫气归之，不得复反，故痈肿。寒气化为热，热胜则腐肉，肉腐则为脓。脓不写则烂筋，筋烂则伤骨，骨伤则髓消，不当骨空，不得泄泻，血枯空虚，则筋骨肌肉不相荣，经脉败漏，薰于五藏，藏伤故死矣。

黄帝曰：愿尽闻痈疽之形，与忌、日、名。岐伯曰：痈发于嗌中，名曰猛疽。猛疽不治，化为脓，脓不写，塞咽，半日死。其化为脓者，写则合豕膏，冷食，三日而已。

发于颈，名曰夭疽。其痈大以赤黑，不急治，则热气下入渊腋，前伤任脉，内熏肝肺。熏肝肺十余日而死矣。

阳留大发，消脑留项，名曰脑烁。其色不乐，项痛而如刺以针。烦心者，死不可治。

发于肩及臑，名曰疵痈。其状赤黑，急治之，此令人汗出至足，不害五藏。痈发四五日，逞焫之。

发于腋下赤坚者，名曰米疽，治之以砭石，欲细而长，疏砭之，涂以豕膏，六日已。勿裹之。其痈坚而不溃者，为马刀、挟瘿，急治之。

发于胸，名曰井疽。色青，其状如大豆，三四日起，不早治，下入腹不治，七日死矣。

发于膺，名曰甘疽，其状如谷实菰菰，常苦寒热，急治之，去其寒热，十岁死，死后出脓。

发于胁，名曰败疵。败疵者，女子之病也，灸之，其病大痈脓，治之，其中乃有生肉，大如赤小豆，剉䔖翘草根各一升，以水一斗六升，煮之，竭为取三升，则强饮，厚衣坐于釜上，令汗出至足也。

发于股胫，名曰股胫疽。其状不甚变，而痈脓搏骨，不急治，三十日死矣。

发于尻，名曰锐疽。其状赤坚大，急治之，不治，三十日死矣。

发于股阴，名曰赤施。不急治，六十日死。在两股之内，不治，十日而当死。

发于膝，名曰疵痈。其状大痈，色不变，寒热，如坚石，勿石，石之者死，须其柔，乃石之者生。

诸痈疽之发于节而相应者，不可治也。发于阳者百日死，发于阴者三十日死。

发于胫，名曰兔啮。其状赤至骨，急治之，不治害人也。

发于内踝，名曰走缓。其状痈也，色不变，数石其输，而止其寒热，不死。

发于足上下，名曰四淫。其状大痈，急治之，百日死。

发于足傍，名曰厉痈。其状不大，初如小指发，急治之，去其黑者，不消辄益，不治，百日死。

发于足指，名脱痈。其状赤黑，死不治；不赤黑，不死。不衰，急斩之，不则死矣。

黄帝曰：夫子言痈疽，何以别之？，岐伯曰：营卫稽留于经脉之中，则血泣不得行，不行则卫气从之而不通，壅遏而不得行，故热。大热不止，热胜则肉腐，肉腐则为脓，然不能陷，骨髓不为焦枯，五藏不为伤，故命曰痈。

黄帝曰：何谓疽？岐伯曰：热气淳盛，下陷肌肤，筋髓枯，内连五藏，血气竭，当其痈下，筋骨良肉皆无余，故命曰疽。疽者，上之皮夭以坚，上如牛领之皮；痈者，其皮上薄以泽。此其候也。

【解读】 黄帝说：我听说肠胃受纳谷物，卫气从上焦出发，散布到体表，以温润肌肉，涵养骨骼关节，开通腠理。营气从中焦出发散布并营养全身，就像雨露滋润草木一样，它上行注入溪谷，即分肉之间的会合处，渗透到细小的孙脉里，津液和调，于是变化成为红色的血液。血行和顺，首先充满孙脉。然后注入络脉，络脉注满之后，才注入经脉。阴阳经脉营卫血气已经变得充实，才能随着呼吸的节奏运行。营卫血气的运行有一定的秩序，周游循环有一定的规律，与天体的运行一致，周而复始，永无休止。应当专注地调理虚实，用泻的方法治实证，泻得过分将导致正气不足。快出针可使邪气减退，久留针可补正气不足。用补的方法治虚证，补得过分将导致邪气反盛。血气虚实调和，形体和精神才能互相保守而不相失。我已经知道血气平衡与不平衡的道理，但还不知道痈疽生成的原因，治疗成败的时机，死生远近的期限，怎么才能断得准确呢？可以说来听听吗？

岐伯说：经脉的流动，永无休止，与天体的运行同一规律，与大地的转动一个道理。所以，天上的日月星辰失去了固有的运行规律，就会出现日食月食这些异常的天象；大地的大江河失去了原来的通道，就会水流泛滥，草木不生，五谷不长，路途不通，人民不能互相往来，里巷村落，被洪水分割包围，别离异处。人体的血气也是这样，请让我讲讲其中的道理。血液经脉营气卫气，循环不止，上与星宿相应，下与江河相合，邪气滞流在经络之中，血液就凝涩，血液凝涩就不通，血液不通，血气就蕴积不畅，血液不能往来流动，所以痈疽。寒气久郁转化为热气，热气太盛就会腐烂肌肉，肌肉腐烂就化成脓，脓不能排泄就腐烂筋，筋腐烂就伤骨，骨受伤，骨髓就消失。如果痈肿不在骨节的空隙处，骨中的热毒不能排泄，因而血液日益枯竭空虚，使筋骨肌肉得不到营养，经络坏死，脉气泄漏，热毒薰蒸五脏，五脏受到损伤，人也就死了。

黄帝说：希望详细了解痈疽的形状，患痈疽的死生忌日以及痈疽的名称。岐伯说：痈疽长在咽喉里面的，因毒势猛烈，名叫猛疽。猛痈不治愈，就化成脓，脓不排出，就会堵塞咽喉，半天就会死人。如果已经化脓，把脓排除之后，再把猪油含在口里，不要急忙吞下，使疮口得到滋润，三天就会好。

痈疽长在左右颈上耳后一寸三分致命之处，难治易死，名叫天疽。如果痈疮较大而呈赤黑色，不及时治疗，热毒就会下行走入腋下三寸的渊腋穴，前面会伤及任脉，里面会薰蒸肝肺，薰蒸肝肺，十几天就会死人。

热邪大发，滞留在项部，能消烁脑髓，名叫脑烁。病色深沉，项部剧痛如用针刺，如果心情烦躁，是不能治愈的死症。

痈疽长在肩胛和上臂，浮浅如疵，名叫疵痈。呈赤黑色，应及时治疗。

这种痈疽，能使人出汗直至足部，但不会伤害五脏。发病后五天即可治愈，应尽快用灸法治疗。

痈疽长在腋下，色赤而坚硬的，名叫米疽。应当用石针治疗，针要细而长，细不伤肉，长能深刺，稀稀地针刺患处，然后用猪油涂上，六天就会好，不必包裹。如果痈疮坚硬而不溃散的，这是马刀挟瘿，应尽快治疗。

痈疽长在胸部，名叫井疽。形状如大豆，三四天即发病，不及早治疗，就会下行至腹部，再不治疗，七天就会死人。

痈疽长在膺部，即两乳之间，名叫甘疽。病色发青，形状像穀实和瓜蒌，时常发寒发热得厉害，应当赶快治疗，排除寒热，不治愈，十天就会死，死后出脓。

痈疽长在胁部，名叫败疵。败疵是女子的病，时间长了，痈疮较大而且化脓，中间长出肉芽，大的像赤小豆。治疗时，用切断的菱角、连翘的根各一升，用水一斗六升煮，煮干到只剩三升时，强迫饮下，加厚衣服，坐在盛有热汤的锅上，使汗水流出直到脚背，即可痊愈。

痈疽长在大小腿上，名叫股胫疽。形状不会发生大的变化，痈疽化脓贴近骨骼，不尽快治疗，三十天就会死人。

痈疽发生在屁股骶骨名叫锐疽，又叫鹤口疽，色赤，坚硬，肿大，应赶快治疗。不治疗，三十天就会死人。

痈疽发生在阴股，即大腿内侧，因有火毒，名叫赤施，不赶快治疗，六十天就会死人。如两阴股都长疽，不治疗，十天就会死人。

痈疽长在膝盖上，名叫疵疽。形状较大，颜色不变，发寒发热而且坚硬，不要用砭石刺治。如果用砭石刺治，会死人的。要等到痈疮变软时，再用砭石刺治，就可得救。

长在关节上的各种痈疽，如有内外、上下、左右的反应的，是不治之症。长在三阳经经过的部位，毒浅在腑，百天之内会死人；长在三阴经经过的部位，毒深在脏，三十天就会死人。

痈疽长在小腿上，名叫兔啮，外形红肿，毒深至骨，应赶快治疗，如不治疗，会危及生命。

痈疽长在内踝上，因邪留在脉上不移动，所以名叫走缓。形状是痛，但肉色不变。应当用石针多次刺穴位，使发寒发热的症状消退，没有死人的危险。

痈疽长在脚背和脚心上，名叫四淫。形状像大痈，如不赶快治疗，一百天就会死人。

痈疽长在脚的旁边，名叫厉痈。形体不大，初发生时如小指。发病后，应赶快治疗，消除其黑色。如黑色不消退，就会一天天加重，那就没法治了，一百天就会死人。

痈疽长在脚趾上，名叫脱痈。如呈赤黑色，是不能治愈的死症；如没有赤黑色，就不会死人。经过治疗无好转，应赶快砍断患病的足脚，如不砍断，毒气危及脏，会死人的。

　　黄帝问：先生讲痈疽，痈和疽怎么区别呢？岐伯说：营气稽留在经脉之中，血就凝涩而不流通。血不流通，卫气因而也不流通，被堵塞住而不能运行，所以发生毒热。如毒热不消退，热气太盛，肌肉就腐烂，肌肉腐烂就化成脓。但这种热毒还只是停留在表浅部位，没能深入骨髓，骨髓不会变枯焦，五脏也不会受到伤害，所以名叫痈。

　　黄帝问：什么叫疽？岐伯说：热毒重而大，深陷至肌肤之下，筋髓枯萎，连及五脏也随之萎缩，血气枯竭。正当痈疮的下面，筋骨好肉不复存在，所以名叫疽。疽的特征是，上面的皮肤暗淡无光，坚硬，状如牛颈项上的皮。痈的特征是，上面的皮肤薄而光泽。这就是痈和疽的区别。